普通高等教育"十一五"国家级规划教材

新世纪全国中医药高职高专规划教材

中药加工、贮藏与养护

（供中药类专业用）

主　编　王世清　（贵阳中医学院）

副主编　廖志涌　（成都中医药大学峨眉学院）

　　　　刘　岩　（山东中医药高等专科学校）

　　　　刘春生　（北京中医药大学）

U0307681

中国中医药出版社

·北　京·

图书在版编目（CIP）数据

中药加工、贮藏与养护/王世清主编. —北京:中国中
医药出版社,2006.6（2022.8重印）
新世纪全国中医药高职高专规划教材
ISBN 978-7-80231-004-9

Ⅰ.中… Ⅱ.王… Ⅲ.①中药加工－高等学校:技术
学校－教材②中药材－贮藏－高等学校:技术学校－教材
Ⅳ.R282·4

中国版本图书馆 CIP 数据核字（2006）第 042789 号

中 国 中 医 药 出 版 社 出 版
北京经济技术开发区科创十三街 31 号院二区 8 号楼
邮政编码:100176
传真:010-64405721
山东百润本色印刷有限公司印刷
各地新华书店经销

*

开本 787×1092 1/16 印张 20.25 字数 378 千字
2006 年 6 月第 1 版 2022 年 8 月第 11 次印刷
书号 ISBN 978-7-80231-004-9

*

定价:58.00 元
网址 www.cptcm.com

全国高等中医药教材建设

专家指导委员会

李庆生（云南中医学院院长　教授）

李连达（中国中医科学院研究员　中国工程院院士）

李佃贵（河北医科大学副校长　教授）

吴咸中（天津医科大学教授　中国工程院院士）

吴勉华（南京中医药大学校长　教授）

张伯礼（天津中医药大学校长　中国工程院院士）

肖培根（中国医学科学院教授　中国工程院院士）

肖鲁伟（浙江中医药大学校长　教授）

陈可冀（中国中医科学院研究员　中国科学院院士）

周仲瑛（南京中医药大学　教授）

周　然（山西中医学院院长　教授）

周铭心（新疆医科大学副校长　教授）

洪　净（国家中医药管理局科技教育司副司长）

郑守曾（北京中医药大学校长　教授）

范昕建（成都中医药大学党委书记、校长　教授）

胡之璧（上海中医药大学教授　中国工程院院士）

贺兴东（世界中医药学会联合会　副秘书长）

徐志伟（广州中医药大学校长　教授）

唐俊琦（陕西中医学院院长　教授）

曹洪欣（中国中医科学院院长　教授）

梁光义（贵阳中医学院院长　教授）

焦树德（中日友好医院　教授）

彭　勃（河南中医学院院长　教授）

程莘农（中国中医科学院研究员　中国工程院院士）

谢建群（上海中医药大学常务副校长　教授）

路志正（中国中医科学院　教授）

颜德馨（上海铁路医院　教授）

秘 书 长　王　键（安徽中医学院党委书记、副院长　教授）

　　　　　　洪　净（国家中医药管理局科技教育司副司长）

办公室主任　王国辰（中国中医药出版社社长）

办公室副主任　范吉平（中国中医药出版社副社长）

前　言

随着我国经济和社会的迅速发展，人民生活水平的普遍提高，对中医药的需求也不断增长，社会需要更多的实用技术型中医药人才。因此，适应社会需求的中医药高职高专教育在全国蓬勃开展，并呈不断扩大之势，专业的划分也越来越细。但到目前为止，还没有一套真正适应中医药高职高专教育的系列教材。因此，全国各开展中医药高职高专教育的院校对组织编写中医药高职高专规划教材的呼声愈来愈强烈。规划教材是推动中医药高职高专教育发展的重要因素和保证教学质量的基础已成为大家的共识。

"新世纪全国中医药高职高专规划教材"正是在上述背景下，依据国务院《关于大力推进职业教育改革与发展的决定》要求："积极推进课程和教材改革，开发和编写反映新知识、新技术、新工艺和新方法，具有职业教育特色的课程和教材"，在国家中医药管理局的规划指导下，采用了"政府指导、学会主办、院校联办、出版社协办"的运作机制，由全国中医药高等教育学会组织、全国开展中医药高职高专教育的院校联合编写、中国中医药出版社出版的中医药高职高专系列第一套国家级规划教材。

本系列教材立足改革，更新观念，以教育部《全国高职高专指导性专业目录》以及目前全国中医药高职高专教育的实际情况为依据，注重体现中医药高职高专教育的特色。

在对全国开展中医药高职高专教育的院校进行大量细致的调研工作的基础上，国家中医药管理局科教司委托全国高等中医药教材建设研究会于2004年6月在北京召开了"全国中医药高职高专教育与教材建设研讨会"，该会议确定了"新世纪全国中医药高职高专规划教材"所涉及的中医、西医两个基础以及10个专业共计100门课程的教材目录。会后全国各有关院校积极踊跃地参与了主编、副主编、编委申报、推荐工作。最后由国家中医药管理局组织全国高等中医药教材建设专家指导委员会确定了 10 个专业共 90 门课程教材的主编。并在教材的组织编写过程中引入了竞争机制，实行主编负责制，以保证教材的质量。

本系列教材编写实施"精品战略"，从教材规划到教材编写、专家审稿、编辑加工、出版，都有计划、有步骤地实施，层层把关，步步强化，使"精品意识"、"质量意识"始终贯穿全过程。每种教材的教学大纲、编写大纲、样稿、全稿都经专家指导委员会审定，都经历了编写启动会、审稿会、定稿会的反复论证，不断完善，重点提高内在质量。并根据中医药高职高专教育的特点，在理论与实践、继承与创新等方面进行了重点论证；在写作方法上，大胆创新，使教材内容更为科学化、合理化，更便于实际教学，注重学生实际工作能力的培养，充分体现职业教育的特色，为学生知识、能力、素质协调发展创造条件。

在出版方面，出版社严格树立"精品意识"、"质量意识"，从编辑加工、版面设计、装帧等各个环节都精心组织、严格把关，力争出版高水平的精品教材，使中医药高职高专教材的出版质量上一个新台阶。

在"新世纪全国中医药高职高专规划教材"的组织编写工作中，始终得到了国家中医药管理局的具体精心指导，并得到全国各开展中医药高职高专教育院校的大力支持，各门教材主编、副主编以及所有参编人员均为保证教材的质量付出了辛勤的努力，在此一并表示诚挚的谢意！同时，我们要对全国高等中医药教材建设专家指导委员会的所有专家对本套教材的关心和指导表示衷心的感谢！

由于"新世纪全国中医药高职高专规划教材"是我国第一套针对中医药高职高专教育的系统全面的规划教材，涉及面较广，是一项全新的、复杂的系统工程，有相当一部分课程是创新和探索，因此难免有不足甚至错漏之处，敬请各教学单位、各位教学人员在使用中发现问题，及时提出宝贵意见，以便重印或再版时予以修改，使教材质量不断提高，并真正地促进我国中医药高职高专教育的持续发展。

全国中医药高等教育学会

全国高等中医药教材建设研究会

2006 年 4 月

新世纪全国中医药高职高专规划教材
《中药加工、贮藏与养护》编委会

主　编　王世清　（贵阳中医学院）

副主编　廖志涌　（成都中医药大学峨眉学院）

　　　　刘　岩　（山东中医药高等专科学校）

　　　　刘春生　（北京中医药大学）

编　委　（以姓氏笔画为序）

　　　　王　建　（广西中医学院）

　　　　王世清　（贵阳中医学院）

　　　　白润娥　（山西生物应用职业技术学院）

　　　　刘　岩　（山东中医药高等专科学校）

　　　　刘春生　（北京中医药大学）

　　　　刘海良　（南阳张仲景国医学院）

　　　　李　玮　（贵阳中医学院）

　　　　张学愈　（遵义医药高等专科学校）

　　　　廖志涌　（成都中医药大学峨眉学院）

编 写 说 明

　　本教材是根据全国中医药高职高专教学的专业与课程设置编写的国家规划教材。根据目前我国中药类高职高专培养目标，针对中药加工、保管、养护岗位，培养适应社会需求的人才，充分考虑到中药类高职高专的整体教学目的与本学科的关系，将本门课程设定为专业课。

　　全书分总论和各论，共十一章。第一至第八章为总论，主要介绍中药加工、贮藏与养护的基本理论与技术；第九至第十一章为各论，分别介绍中药材、中药饮片、中成药的加工、贮藏与养护方面的知识与技能。本书附录中收载了中药材贮藏安全水分表、28 种毒性中药材名单、42 种国家重点保护的野生药材名单、54 种进口药材名单、中药商品贮藏条件与养护方法术语、植物油脂和提取物贮藏条件与养护方法表、中药材贮藏条件与养护方法表、中药饮片贮藏条件与养护方法表、中成药贮藏条件与养护方法表，便于读者在学习及工作中参考使用。

　　本教材的编写分工为王世清负责第一、二、三章及附录的编写；李玮负责第四、五章的编写；王建负责第六章的编写；刘岩负责第七、八章的编写；刘春生负责第九章中的根及根茎类中药的编写；张学愈负责第九章中的茎木类、皮类、叶类、花类、藻菌类、树脂类、其他类中药的编写；刘海良负责第九章中果实及种子类、全草类中药的编写；白润娥负责第九章中动物类、矿物类中药的编写；廖志涌负责第四章第三节、第十章、十一章的编写。全书定稿后，由王世清主编负责通篇总校和统稿工作。贵阳中医学院高晨曦、洪迪清两位同志参与部分文字校对工作。希望全国中医药高职高专院校的同仁们或读者在使用过程中多提宝贵意见，以便今后修订。

《中药加工、贮藏与养护》编委会

2006 年 5 月

目 录

总 论

各 论

总 论

第一章

概 论

第一节 含义、研究对象及范围

中药加工、贮藏与养护是研究中药在加工、贮藏、养护过程中的质量变化规律与管理规律，应用科学的方法、措施防止或延缓中药质变，保证中药质量的一门应用学科。

中药加工、贮藏与养护是在继承中药商品传统的加工、贮藏与养护经验基础上，运用现代科学技术手段和质量控制与管理的理论、方法，研究中药的来源、产地、加工、贮藏、养护方法、质变现象和管理规律，保证人民用药质量与安全，促进中药商品的产、供、销、用的发展，为不断提高人民的健康水平服务。

中药加工、贮藏与养护是一门以中药质量和管理为核心内容，阐述中药在加工、贮藏与养护过程中的质量变化规律，以及保证中药质量的有关技术与管理的基本理论知识。换言之，中药加工、贮藏与养护就是一门研究中药商品在加工、贮藏与养护过程中如何保证中药安全性和有效性的学科。

中药加工、贮藏与养护研究的范围主要有中药的名称、来源、产地、采收与加工、商品规格与等级、质量要求、成分、包装、贮藏、养护、检查、含量要求等。

中药是指在中医药理论和临床经验指导下用于防治疾病和医疗保健的药物，包括中药材、饮片和中成药（成方制剂）。

中药材是来源于天然的未经加工或仅经过简单加工的药物，习称"药材"，通常分为植物药、动物药和矿物药三大类。

根据治疗疾病的需要，将中药材经过净制、切制或炮制后的加工品称之为饮片。

中药材和饮片既可供调配中医临床处方使用，也可作为生产中药成方制剂或提取有效化学成分的原料药。

中成药是以中药材或饮片为原料，根据不同处方的要求，采用相应的制备工艺和加工方法，制备成不同的剂型。中成药具有固定的形式和特性，包括丸剂、片剂、注射剂等40余种剂型。

中药商品是市场流通、交换和经营中的特殊商品。国家及有关药品标准（称法定标准）中规定使用的中药均为商品中药。

第二节　中药加工、贮藏与养护的意义与主要任务

一、中药加工、贮藏与养护的意义

中药绝大部分是来源于自然界的天然产物。中药数量较多、来源各异、品种复杂，导致其形状不同、大小不一，为满足临床用药需要，必须对中药进行加工处理。中药通过加工一方面能防霉、防蛀，保持药效，另一方面便于其贮藏、保管和运输。

中药是特殊商品，其贮藏与养护对保证中药质量十分关键。常言道："生产好，收购强，保管不好也白忙。"贮藏与养护的意义，一是保证中药的质量与疗效，保障人民的身体健康，贮藏条件与养护方法不当易使中药变质失效，有的甚至产生有毒物质，危害患者的健康与生命；二是贮藏与养护的工作具有经济与政治意义，我国人口众多，中药的需求量较大，保管不当一方面造成国家财产损失，另一方面使供应紧张，影响防病、治病工作的开展，可能影响社会安定；三是有些中药是危险品，毒性中药、麻醉药品、易燃品，如马钱子、罂粟壳、海金沙等，保管不当，易引起事故。

中药性质不同，加工炮制方法各异，有的怕热，有的怕燥，或怕湿，有的具毒性，情况复杂而特殊。为保证中药的质量，应按其不同性质及剂型特点在适当条件下正确保管。中药在贮藏过程中，日光、空气、温度、湿度、微生物、时间等均对其质量有一定的影响。这些因素能够相互促进，综合作用，加速了中药的质变，如高温及日光可加速药品的氧化作用，使中药快速变质。因此需综合分析各种可引起中药变质的因素，针对主要问题，选择适宜的贮藏方法与养护措施，防止中药变质或减缓中药变质速度。作为药学工作者，特别是从事中药加工、保管、养护、质量管理岗位的人员必须了解各类中药的理化性质及各种外界因素对

中药材、中药饮片、中成药可能产生的不良影响，按其性质不同选择不同的加工、贮藏与养护方法，采取不同的措施，保证中药的质量。

二、中药加工、贮藏与养护的主要任务

1. 研究中药的加工方法，探索中药在加工过程中的质变规律和管理规律，保证中药加工的质量。

根据中药功效、性质、使用要求不同，采用不同的加工与炮制方法，得到质量合格、疗效确切的中药，保证加工中药的质量。

2. 研究中药的贮藏方法，探索贮藏过程中的质变规律和管理规律，保证贮藏中药的质量。

根据中药的性质、形态（中药材、中药饮片、中成药）不同，探索不同贮藏方法的特点及适用范围；研究空气、温度、湿度、光线、含水量、霉菌、仓虫等对贮藏过程中中药质量的影响；探索贮藏过程中的管理规律，提高管理水平和效益，保证贮藏中药的质量，满足临床需要。

3. 研究中药的养护技术、质变规律和管理规律，保证养护中药的质量。

针对中药的性质、形态不同，研究不同的中药养护方法对中药质量的影响，探索养护过程中的管理规律，做到养护科学化、现代化，如建立中药材养护档案、修建符合养护规范要求的库房、实现库房温度和湿度的自动控制、计算机辅助管理、数字化管理等。

第二章

中药加工、贮藏与养护的沿革

第一节 古代重要本草著作

从秦代到清代，我国共有本草著作 400 多部，收录中药约 3000 余种，内容涉及中药的品种、栽培、采收、加工、鉴别、炮制、贮藏、运输、应用。历代本草中关于中药材的加工、炮制、贮藏及养护等方面的知识，是中医药学的重要组成部分，是值得我们学习与继承的宝贵经验和财富。

秦、汉时期的《神农本草经》总结了汉代以前的药物知识，是我国已知最早的药物学专著。载药 365 种，分上、中、下三品。每药以药性和主治为主。在其序录中记载，药"有毒无毒，阴干暴干，采造时月，生、熟、土地所出，真伪陈新，并各有法"。并对药物的产地、采集时间、方法以及辨别药物形态真伪的重要性，有一些原则性的概括。

南北朝时期（梁代），医药有显著的进步与分工，由《百官志》中藏药局的分工记载推知，在当时已专门设有贮藏药物的机构。陶弘景的《神农本草经集注》总结了魏晋以来 300 余年的药学发展。指出药材产地、采制方法、贮藏时间与其疗效的关系。其序录中说："凡狼毒、枳实、陈皮、半夏、麻黄、吴萸，皆欲得陈久良，其余维须新精也。"说明当时已经知道狼毒等药材贮藏时间宜陈久，以防辛燥刺激，不利服用。

唐代，李勣、苏敬等的《新修本草》（《唐本草》）是由政府组织编辑颁行的我国和世界上最早的一部药典。全书共 54 卷，收药 850 种。在唐代，人们已经认识到药材的采集时节、炮制方法、贮藏方法与药材质量有密切关系，如孙思邈著的《千金翼方》云："夫药采取不知时节，不知阴干暴干，虽有药名，终无药实，故不以时采取，与朽木不殊，虚费人功，卒无裨益。"又说"凡药皆须采之有时日，阴干暴干，则有气力"。全书共记载 238 味药材的采集时节，并注明阴干、暴干。孙思邈著的《备急千金要方》："凡药皆不欲数数暴晒，多见风日，气力即薄歇，宜熟知之。诸药用者，候天大晴时，于烈日中暴之，令大干，以新瓦器贮之，泥头密封。须用开取，即急封之，勿令中风湿之气，虽十年不坏。诸杏仁及子等药，瓦器贮之，则鼠不能得之也。凡贮药法，皆须去地二四尺，则上湿之气不中也"。据考证，盛唐时期就有中药的密封、吸湿、硫黄熏蒸、通风、清洁等养护方法。

宋代，唐慎微的《经史证类备急本草》，又称《证类本草》，共 31 卷，载药1746 种。为宋以前本草的总结，是我国现存最早的完整本草。

明代，李时珍的《本草纲目》，共 52 卷，载药 1892 种，为明以前本草大成。本书采用生态型分类方法，为自然分类的先驱，是我国最伟大的一部药学著作。明代陈嘉谟的《本草蒙筌》："凡药藏贮，宜常提防，倘阴干、暴干、烘干未尽去湿，则蛀蚀、霉垢、朽烂不免为殃。当春夏多雨水浸淫，临夜晚或鼠虫吃耗。心力弗惮，岁月堪延。见雨久着火频烘，遇晴明向日旋暴。粗糙悬架上，细腻贮坛中。"并记载了一些药材特殊的贮藏方法："人参须和细辛，冰片必同灯草，麝香宜蛇皮裹，硼砂共绿豆收，生姜择老砂藏，山药候于灰窖。沉香、真檀香甚烈，包纸须重；茧水、腊雪水至灵，埋阱宜久。类推隅反，不在悉陈。庶分两不致耗轻，抑气味尽得完具。辛烈者免走泄，甘美者无蛀伤。陈者新鲜，润者干燥。用斯主治，何虑不灵。"

在长期的医药实践中，我们的祖先积累了丰富的中药加工、贮藏与养护的宝贵经验，创造出了不少实用的、有价值的方法、措施。我们要在继承的基础上，进一步对其研究、探讨与提高。

第二节　现代中药加工、贮藏与养护的发展

随着时代的发展和科学技术的进步，中药的加工、贮藏与养护的方法及技术逐步发展与改进。在中药加工方面有手提木工电刨、超微粉碎、微波干燥、远红外加热干燥等设备的应用。中药贮藏方法与养护技术方面逐步出现应用电子计算机信息化管理系统，具备现代化设备和仪器，商品进出作业机械化、控制自动化、温、湿度调控自动化，管理现代化与规范化，人员专业化，管理制度健全及规范化的现代化中药仓库及现代仓储设备。

在中药贮藏与养护中运用的新技术、新方法有：①通过控制空气中氧气含量的方法：除氧剂封贮法、气调贮藏法（充氮降氧法、充二氧化碳降氧法、自然降氧法）；②通过控制药材含水量及环境温度、湿度的方法：低温贮藏技术、微

波干燥技术、远红外加热干燥技术、太阳能集热器干燥技术、气幕防潮技术；③其他方法：气体灭菌、核辐射灭菌、化学药剂熏蒸、蒸气加热技术、挥发油熏蒸防霉法、制冷降温、机械吸潮、无菌包装等。

第三章
中药的质量

第一节 中药的质量

一、中药质量的含义

辨证施药是中医临床上治病救人的主要方法。疾病的康复与医生的诊断水平与药物的质量密切相关，医生说："看得准，摸得清，药材不好也不行。"质量是中药的生命，它关系到人民生命与健康，关系到中药的临床疗效和中药国际化的大问题。

中药（中药材、中药饮片、中成药）按照法定标准检验合格，即认为其质量合格。中药质量包括内在质量与外在质量两个方面，涉及中药的安全、有效、稳定、均一、经济、包装、方便服用等内容。

中成药质量的含义更为广泛，即一个药品要从物理、化学及生物药剂学三方面考查其安全性、有效性、稳定性和均一性。具体说来，物理指标包括药品活性成分、辅料的含量、制剂的重量、制剂的外观；化学指标包括活性成分、生物化学特性变化；生物药剂学指标包括药品的崩解、溶出、吸收；安全性指标包括药品的"三致"（致畸、致癌及致突变作用）、毒性、不良反应、副作用、药物相互作用、配伍、使用禁忌；有效性指标包括药品针对规定的适应证在规定的用法、用量条件下治疗疾病的有效程度指标；稳定性指标包括药品在规定的贮藏条件下在规定的有效期限内保持其质量稳定的指标；均一性指标包括药品活性成分在每个单位药品（片、粒、瓶、支、袋）中的质量等同程度；其他指标还包括包装材料、标签、使用说明、广告、宣传中的信息等。

二、中药的真伪与优劣

中药的真、伪、优、劣，即指中药品种的真假和质量的好坏。

"真"，即正品，凡是国家药品标准所收载的中药均为正品。

"伪"，即伪品，凡是不符合国家药品标准规定中药的品种或以非药品冒充中药或以它种药品冒充正品的均为伪品。

"优"，即质量优良，是指符合国家药品标准质量规定的各项指标的中药。

"劣"，即劣药，是指不符合国家药品标准质量规定的中药。

中药品种不真或质量低劣，会给药品科研、生产和临床使用带来的一系列问题，轻则造成经济损失，重则误病害人。对此前人早有认识，李时珍就有"一物有谬，便性命及之"的名言。

中药质量的优劣主要取决于有效成分或有效物质群的含量。对中药质量的科学评价目前常以其有效成分的含量、稳定性、安全性为指标。有一些中药有效成分尚不明确或无准确的含量测定方法，可用浸出物测定法来帮助考察其质量。近年对中药质量的评价方法发展很快，有用药效学、免疫活性以及化学模式识别结合药效学、指纹图谱等方法评价中药的质量。

中药真、伪、优、劣等问题的最终解决有其复杂性和艰巨性，要做到中药的名称准确，品质可靠，必须努力提高从业人员的执业道德和业务素质，大力发展道地药材规范化种植，加强对市场的监督、管理与执法力度，杜绝假冒、伪劣药材。

三、影响中药质量的主要因素

中药的品种明确后，必须注意检查质量，如品种虽正确但不符合药用质量要求时，同样不能入药。除品种外，影响中药材质量的主要因素有栽培条件不当、不同的采收期和不同的加工方法、道地药材与非道地药材、贮藏时间长短、养护方法不同、运输的方式与有害物质污染情况、非药用部位掺入、人为掺假、人参、西洋参、三七、五味子、黄柏等药材经提取部分成分后再流入市场等。影响中药饮片和中成药质量的因素更为复杂。

第二节　中药质量标准

一、中药质量标准的含义

中药质量的优劣直接关系到人民的健康与生命安危，制定中药规范化的质量标准是保证临床用药安全、有效、稳定、可控，促进中药现代化和国际化的关键。正式批准生产的中药（包括中药材、饮片及中成药）都要制定质量标准。

中药标准是国家对中药质量及其检验方法所作的技术规定，是药品监督管理的技术依据，是中药生产、经营、使用、检验和监督管理部门共同遵循的法定依据。制定质量标准应充分体现"安全有效、技术先进、经济合理"的原则。中药质量标准包括中药材、饮片和中成药的质量标准，要求中药的来源和处方要固定，采收加工、炮制方法和生产工艺要固定，临床疗效要确定，对有害物质要限量检查，对有效成分或有效物质群有定性鉴别和含量测定等。

二、标准的类型

《中华人民共和国药品管理法》第五章第 32 条规定："药品必须符合国家药品标准，中药材饮片按照国家药品标准炮制，国家药品标准没有规定的，必须按照省、自治区、直辖市人民政府药品监督管理部门制定的炮制规程炮制。国务院药品监督管理部门颁布的《中华人民共和国药典》和药品标准为国家药品标准。"中药标准是对中药的品质要求和检验方法所作的技术规定，按其内容具体分为中药材、中药饮片、中成药标准，是中药生产、供应、使用、检验和监督管理部门遵循的法定依据。

（一）国家药品标准

1. 国务院药品监督管理部门颁布的《中华人民共和国药典》（简称《中国药典》）是国家监督管理药品质量的法定技术标准。它规定了药品的各项要求，全国药品生产、供应、使用、检验和管理部门等单位都必须遵照执行。中华人民共和国成立以来，《中国药典》先后共颁布了 8 版：1953 年版一部，1963 年版、1977 年版、1985 年版、1990 年版、1995 年版到 2000 年版均分一部和二部，2005 年版分三部。2005 年版药典一部收载中药材及饮片、植物油脂和提取物、成方制剂和单味制剂等 1146 种；二部收载化学药品、抗生素、生化药品、放射性药品以及药用辅料等 1967 种；三部收载生物制品 101 种。

2. 国务院药品监督管理部门颁布的药品标准是指《中华人民共和国卫生部药品标准》，简称《部颁药品标准》，包括中药材、中药成方制剂和进口药材的部颁标准。《中华人民共和国卫生部药品标准》中药材，第一册，收载中药材 101 种，作为药品生产、经营、使用以及监督等部门检验质量的法定依据。由卫生部颁布，1991 年 12 月 10 日起执行。《中华人民共和国卫生部药品标准》中药成方制剂，分 20 册，共 4052 种，其中 1～19 册收载中成药 3736 种，已经逐步颁布施行。对于进口药材，1960 年有关部门制订了 50 种进口药材的质量标准初稿；1975 年卫生部审定批准了《进口药材暂行标准》（44 种）；1986 年卫生部从 1975 年标准中选定较成熟的 31 个品种，作为《中华人民共和国卫生部进口药材标准》颁布，1987年5月1日起施行，作为对外签订进口药材合同条款及检验的法定依据；"中国医药经"（1992年9号）发布了57种进口药材名录。

3.《七十六种中药材商品规格标准》收载了76种中药材商品，作为全国统一的中药商品规格标准。由国家医药管理局与卫生部制定，1984年3月试行。

4.《全国中药炮制规范》1986年版，简称《全国炮制规范》，收载554种常用中药炮制品及其最适宜的炮制工艺；《全国中药炮制规范》（1988年版）按各地通用的药用部位及来源共分为12类，各类药材按中文正名笔画编排。

5.《中药材运输包装标准》由国家标准局颁布。

（二）省、自治区、直辖市药品标准

国家药品监督管理部门对未收录入国家标准的各地习用中药材、中药饮片、中成药则制定"地区习用中药规范"进行标准化管理。省、自治区、直辖市药品标准是地方药品标准，收载的品种均为地区范围内使用的中药，只能在省内使用，如《贵州省中药材、民族药材质量标准》2003年版等，调往外省（自治区、直辖市）销售使用的中药必须经过调入省的药品监督管理部门批准；否则，外省可按假药处理。不少省、自治区、直辖市还有本地区的中药饮片炮制规范，是各地控制中药饮片的主要技术标准。目前，地方药品标准仅有中药材，中药饮片标准。

三、中药质量标准的特点

（一）权威性

《中国药典》记载药品所规定的各个项目，对于保证药品的安全性、真实性、质量和正确应用具有法律约束力。

（二）科学性

中药质量标准是对具体中药的研究结果，其检测方法的确定与规定均有充分的科学依据，它有适用性的限制，如在不同中成药中检测某一相同中药成分，有时不能使用同一种方法，而要根据处方、工艺及剂型特点选用不同的检测方法与手段。

（三）时间性

中药质量标准是对中药的阶段性认识与小结，即使是法定标准也难免其局限性。随着科学技术的发展和检测手段及水平的不断提高，一般每5年须对药品标准进行修订与完善。新药的质量标准有二年的试用期，在标准转正前仍可补充完善。

四、中药质量标准的基本内容和要求

（一）中药材质量标准主要内容

《中国药典》2005 年版一部中，中药材质量标准规定的项目包括名称、汉语拼音、药材拉丁名、来源、性状、鉴别、检查、浸出物、含量测定、炮制、性味与归经、功能与主治、用法与用量、注意及贮藏等。

（二）中药饮片质量标准主要内容

《全国中药炮制规范》1988 年版中药饮片质量标准规定的项目有处方用名、来源、炮制方法、成品性状、性味与归经、功能与主治、用法与用量、贮藏、注意事项等。

（三）中药成方制剂（中成药）质量标准内容

《中国药典》2005 年版一部中药成方制剂质量标准规定的项目包括名称、汉语拼音、处方、制法、性状、鉴别、检查、含量测定、功能与主治、用法与用量、规格、贮藏等。

第三节 中药材的品质、规格与等级

一、划分药材商品规格、等级的意义

中药材的品质与规格，是衡量中药材商品质量真、伪、优、劣的准则。品质是对药材品种与质量的原则要求；规格是划分药材质量的具体细分标准。中药材的品质、规格与等级是进行中药材质量控制与管理的基础与依据。

中药材是特殊商品，一方面它使用的特殊性要求其质量必须优良，只有合格品才准许进入临床，以保证药品的安全、有效，确保患者的生命与健康。另一方面，中药材是商品，必须符合商品销售规律，按质论价，按等级付费。在品种确定的前提下，规格与等级正是其质量的具体体现。因此划分中药的规格与等级正是为了按质论价，便于中药材商品的销售和广大患者使用。

二、划分中药材商品规格、等级的一般原则

由国家医药管理局与卫生部制定的《七十六种中药材商品规格标准》收载了 76 种中药材商品，作为全国统一的中药商品规格标准。目前全国大多数药材尚无统一的规格、等级标准。近年来国家药品监督管理部门加强对中药材内在质量控制，要求进行含量测定的品种不断增加。《中国药典》2005 年版一部中应用薄层扫描法进行含量测定的为 45 项；应用高效液相色谱进行含量测定的品种达 479 种，涉及 518 项。但这些测定方法，需要较为高级的仪器设备和专业技术人员，耗时较长，在实际工作中判定与衡量中药材的规格与等级，大部分仍以外观质量（性状特征）为主要指标，其一般原则是以国家或地方中药材标准为依据，按质论价。药材规格与等级标准的制定要有利于促进优质中药材生产发展，不断改进加工技术和提高生产效益。在质量稳定的前提下，力求简化药材规格与等级标准。标准要便于量化，易于操作与执行，并注意新标准要有试用期。

三、中药材商品规格、等级的制定

中药材商品规格标准通常以产地、采收季节、产地加工方法、药材的外部形态、药材大小或重量、药材的老嫩程度、药用部位、药材的基源不同为依据进行划分。一般包括品名、来源、干鲜品、药用部位、商品特征、品质要求、非药用部位的去留程度等。

中药材的等级，是指同种规格或同一品名的药材按加工部位的形状、色泽、大小、重量等性质要求制定出若干标准，每一个标准即为一个等级。通常以质量最优者为一等品，最次者（符合药用标准）为末等，一律按一、二、三、四⋯⋯的顺序排列。统货是对无规格、无等级的药材的通称，对品质基本一致或部分经济价值较低、优劣差异不大、不影响生产加工的药材，均称为"统货"。中药材的等级标准较规格标准更为详细。

第四章

中药的加工

第一节 中药材的产地加工

一、产地加工的目的

中药材采收后大多是鲜品，含水量大，易于霉烂变质，药效成分也易分解散失，影响药物的质量和疗效，因此必须在产地对采收的药材进行必要的初步加工处理。产地加工是指中药材采收后，在产地进行净选、清洗、切制、干燥等的初步加工。这些加工与使用前的炮制加工不同，所以称为产地加工。除少数药材要求鲜用，如鲜石斛、生姜、鲜地黄、鲜芦根等外，绝大多数药材均需在产地进行不同的加工，其目的是：

1. 除去药材的非药用部位、劣质部分、杂质，保证药材的质量。
2. 防止药材霉烂变质，确保药材的药效。
3. 便于对药材进行商品规格的分级、分等，利于包装、贮藏与运输。
4. 有利于药材的进一步加工炮制。

二、产地加工要求

中药材来源广泛，品种繁多，药用部位各不相同，其形、色、气、味、质地各不相同，药材所含化学成分有较大差异，因此对其进行加工的要求也不一样。但一般都应达到外形完整，含水量适度，色泽好，气味正常，有效物质损失少的要求，从而确保药材商品的规格与质量。

三、常用的产地加工方法

中药材种类较多，药材的商品规格不一，各地的传统习惯也不尽相同，因而产地加工方法也不一致。常用的加工方法如下：

（一）修整

药材采收后，应及时除去非药用部位及劣质部分，使药材整齐，便于捆扎和包装。多采用修剪、切削、整形等方法。如牛膝、党参等去芦头，威灵仙、广豆根等去残茎，鳖甲去肉取骨，蛤蚧、乌梢蛇去内脏，整理加工成型以及切削药材不平滑部分、截短、去心、去毛等。

（二）清洗

将采收的新鲜药材，于清水中洗涤以除去药材表面的泥沙，同时除去残留枝叶、粗皮、须根，如人参、白芍等。特别是需要蒸、煮、烫的药材更需洗涤，以保持药物色泽，如天麻、天冬等。但多数直接晒干或阴干的药材，不用水洗，以免损失有效成分，影响质量，如木香、白芷、薄荷、细辛等。清洗有毒药材如半夏、天南星以及对皮肤有刺激、易发生过敏反应的药材如银杏、山药时，应做好劳动保护，穿戴好防护手套、统靴，或用菜油等涂擦手脚，以免造成伤害。

（三）去壳

此法主要针对果实种子类药材。将果实采收后，有些需要去壳取仁后，再进行干燥，如桃仁、杏仁、郁李仁等；有些是先连果实干燥后再去壳取出种子，如车前子、连翘心、菟丝子等；有些是连壳干燥，待用时再去壳，目的是为了不损失种子的有效成分，利于贮存，如白果、白豆蔻、草果等。

（四）去皮

某些根、根茎及树皮类药材需去皮，使药材外表光洁，有利于干燥和贮藏，如桔梗、白芍、黄柏、杜仲等。对于干燥后难于去皮的药材，应趁鲜除去外皮，如白芍、丹皮、半夏等。有的药材洗净后，需投入沸水中稍烫，再刮去外皮，如明党参、白沙参等。

（五）切制

较大的根及根茎、坚硬的藤木类和肉质的果实类药材大多趁鲜在产地切制，便于干燥和包装。如佛手、香橼切成薄片；木瓜纵切成瓣；鸡血藤、大血藤横切成片；大黄、何首乌、葛根等也要切成厚片或段、块等。对含挥发性成分的芳香药材或有效成分易氧化变质的药材不宜切制，如川芎、当归、白芷、槟榔等，否则会增加有效成分的损失，影响药材质量。

（六）蒸

蒸是将药材装入蒸制容器内，利用蒸汽进行加热处理的方法。含浆汁、糖分、淀粉多的药材，一般方法难于干燥，用此法处理后，其细胞组织被破坏，酶被杀死，缩短了干燥时间。同时，采用此法还可使药材外观饱满，色泽明快，如天麻。此外，五倍子、桑螵蛸蒸后杀死了虫卵，防止孵化变质。要注意蒸的程度和时间，如天麻、红参等要蒸透心；菊花蒸的时间要短，熟地、附片蒸的时间要长。

（七）煮

一般用于含淀粉多的根类药材，如白芍、黄精、明党参、北沙参等。煮可使淀粉糊化，增加透明度，破坏酶的活性，有利于干燥。此外，盐水煮全蝎利于保存，碱水煮珍珠母清洁药物，水煮穿山甲则是便于取甲片。煮时不得过熟，过熟则软烂，使药材品质变差。

（八）烫

药材采收后，放入沸水中浸烫片刻。此法主要针对含水量较高的肉质根、鳞茎类药材，如天门冬、百合、百部、太子参等。某些肉质的全草类如马齿苋、垂盆草等也可采用此法。目的是使药物容易干燥，质地明润。同时，由于使酶灭活，有利于保存药材中的有效成分。

（九）熏燎

为了保持药材的色泽或使色泽增白，防止霉烂，半夏、山药、泽泻、银耳、白芷等需用硫黄熏；此外，乌梅、乌梢蛇要用烟熏至乌黑色；香附、狗脊、骨碎补等需用火燎去表面的毛须等。火燎法处理时，以燎尽表面毛须为度，防止烧焦。值得注意的是有研究表明药材经过大量硫黄熏后，硫化物残留量增加，影响药材的安全性；有的药材在熏硫黄后，有效成分下降。同时，熏硫黄后可造成环境的污染，故硫黄熏蒸方法值得进一步研究探讨。

（十）发汗

有些药材在加工过程中，需堆积起来，或经过微煮、蒸后堆积起来发热，使其内部水分向外渗透，当药材堆内含水汽达到饱和，遇堆外低温，水汽就凝结成水珠附于药材表面，此过程称为"发汗"。某些药材用此法加工，具特殊的色泽，或气味更浓烈，或干燥后更显油润，如厚朴、杜仲、玄参等；山药、川芎、白术、茯苓、大黄经过发汗处理，加快了干燥速度，内外干燥一致。但在堆积发汗时应注意检查，做到发汗适度，防止堆积发霉变质。同时，要掌握好发汗的时间和次数。

（十一）盐渍

盐渍是指将药材放入饱和食盐溶液中进行浸渍的加工方法。其主要目的是防止药材生虫、生霉变质。如将肉苁蓉、附子等放入饱和盐水中浸泡一定时间后，取出干燥。

（十二）撞

有些药材为了除去表面的须根、粗皮、泥沙等，将经过干燥的药材装入特制的撞笼或麻袋、筐、筛等工具中，进行反复的撞击，通过药材间及药材与工具间的反复碰撞摩擦，使之表面洁白、光滑，如黄芩、黄连、姜黄、贝母、三七、麦冬、川芎等。

（十三）揉搓

有些药材在干燥过程中，皮肉易分离或易空心，影响质量。为了保证药材质量，在干燥过程中必须进行反复揉搓，使之油润饱满、柔软坚实，如天麻、党参、麦冬等。

（十四）干燥

干燥是药材产地加工的重要环节，是指利用天然或人工热能除去药材中过多水分的加工方法。它是药材产地加工过程中最普遍最主要的加工方法。干燥后能使药材体积缩小，重量减轻，避免发霉、虫蛀以及有效成分的分解和破坏，便于运输、贮藏，保证药材的质量。

任何一种中药均含有一定量的水分，药材的含水量应控制在安全水分之内。中药的安全水分是指在一定条件下，能使其安全贮存，质量不发生其他变异的临界含水量。在干燥时，要根据药材的性质和数量，各地的气候和设备条件，因地制宜地选择不同的干燥方法。具体药材的安全水分各有不同，多数药材的安全水分为10%～15%。在此水分范围内，药材可长时间贮存，其质量一般不会发生变异。

1. 干燥方法 干燥的总体要求是干得快，干得透，温度不能过高，以保持药材固有的气味和色泽。常用的方法有以下几种：

（1）晒干：又称日晒法。是利用太阳直接晒干药材的方法，是一种最常用的既经济又简便的干燥方法，多数药材可用此法干燥。选择晴朗的天气，将药材摊开在席子上或干净的水泥地上晒干即可。晒时应注意翻动，夜间将药材收回盖好以防雨、防露、防被风吹走及返潮，直至晒干。但含挥发油的药材如薄荷、金银花等不宜采用此法，某些晒后易变色者如白芍、黄连、槟榔、红花等以及在烈日下暴晒易爆裂者如郁金、白芍等也不宜采用此法。某些白色的药材如桔梗、浙贝母宜用日晒，越晒越白。晒干要根据药材的性质，有时须与其他产地加工方法如蒸、煮、烫、发汗等结合使用，以加速干燥，保证药材的质量。

（2）烘干：是利用人工加热使药材干燥的方法。此法适合大多数药材的应用，具有效率高、省劳力、省费用、不受天气限制的优点，特别适用于阴湿多雨的季节。其方法是将药材置于烘房、火炕上加热干燥。一般药材温度控制在50℃～60℃；芳香性药材控制在30℃～40℃；含维生素 C 的多汁果实类如山楂、木瓜等可用70℃～90℃的温度迅速干燥。在烘干时，应严格控制温度，适时翻动，以防烘枯烤焦，影响药材质量。

（3）阴干：也称摊晾法，是把药材置于室内或阴凉通风处，避免阳光直射，借空气的流动使之干燥的方法。适用于含挥发性成分的花类、叶类、全草类药材，或者日晒易变色、变质的药材，如荆芥、薄荷、紫苏、玫瑰花、红花、细辛等，又如枣仁、知母、柏子仁、苦杏仁、火麻仁等若暴晒，则易走油。

（4）远红外干燥：远红外线辐射药材，使分子运动加剧，内部发热，温度升高，热扩散与湿扩散由内向外，最终使药材干燥。此法具有干燥速度快，药材质量好，具有较高的杀菌、杀虫及灭卵能力，便于自动化生产等优点。

（5）微波干燥：是由微波能转变为热能使药材干燥的方法。此法干燥速度快，时间短，加热均匀，热效率高，且能杀灭微生物，具有消毒作用，可以防止发霉、生虫及药材质量好等优点。

2. 干燥标准 总的要求是达到安全水分范围内。利用仪器测定药材含水量的方法很多，各有特点。这里仅介绍经验鉴别药材干燥程度的方法。

（1）干燥的药材质地硬，较脆。质地柔软的，表明没有干透。

（2）干燥的药材断面色泽一致，中心与外层无明显界线。断面色泽不一致，说明尚未干透，如断面色泽仍与新鲜时一致，也是未干透的标志。

（3）干燥的药材如果互相撞击，应发出清脆的响声。如发出闷声，说明没有干透。

（4）干透的叶、花、茎或全草类药材，容易折断。叶、花在手中可以搓成粉末状。未干透则柔软，不易折断或成粉末状。

（5）果实类、种子类药材干透后用手能轻易插入其中，感到无阻力；用牙咬、手掐感到很硬。如果手插入有湿润感，果实、种子黏附在手上，或者插入阻力大，不易插到底，牙咬、手掐感到较软，则表明尚未干透。

（十五） 挑选分级

挑选分级是对加工后的药材，按药材商品区分规格等级的标准，进行挑选、分等分级的加工方法。这是产地加工的最后一道工序。挑选的标准是按药材的长短、大小、色泽、完整程度或规定重量中支头数等进行。从而区别同种药材的不同质量，便于贯彻按质论价的原则。

四、中药材的质量控制

中药材包装前，质量检验部门应对每批药材，按《中华人民共和国药典》、部（局）颁中药材标准或经审核批准的中药材标准进行检验。检验项目至少应包括：药材性状与鉴别、杂质、水分、灰分与酸不溶性灰分、浸出物（或标准提取物）、指标性成分或有效成分含量。农药残留、重金属限度及微生物限度检查均应符合国家或地方标准。

第二节 中药饮片的加工

一、饮片加工的目的

中药材一般不直接应用于临床，必须制成适合于患者应用的形式（饮片或剂型）后才能配方或直接使用。

（一） 降低或消除药物的毒性或副作用

有的药物虽有较好的疗效，但因毒性或副作用太大，临床使用不安全，须通过炮制降低其毒性或副作用。历代本草对有毒中药的炮制都很重视，均有许多较好的解毒方法和炮制作用的论述。如川乌、草乌有用浸、漂、蒸、煮、加辅料制等炮制方法，以降低毒性。马钱子加热炮制也可以降低毒性，同样可用加热炮制去毒的有相思子、蓖麻子、苍耳子、萱草根等。

炮制也可除去或降低副作用。汉张仲景提出，麻黄"生则令人烦，汗出不可止"，说明麻黄生用有"烦"和"出汗多"的副作用，用时"皆先煮数沸"，则可除去其副作用。柏子仁有宁心安神、润肠通便的作用，如果用于宁心安神而要避免服后产生滑肠致泻的副作用，通过去油制霜法即可达到目的。古人认为厚朴生用"棘人喉舌"，通过姜制可消除对咽喉的刺激性。

（二）改变或缓和药物的性能

中药以寒、热、温、凉及酸、苦、甘、辛、咸来表达其性能。性和味偏盛的药物，在临床应用时，往往会带来一定的副作用。如太寒伤阳，大热伤阴，过酸损齿伤筋，过苦伤胃耗液，过甘生湿助满，过辛损津耗气，过咸助痰湿等。为了适应不同病情和患者体质的需要，一方面可通过配伍的方法，另一方面可用炮制的方法来改变或缓和药物偏盛的性和味。就药性而言，炮制可使药性由寒转温，如生地制成熟地、生甘草制成炙甘草；亦可使药性由温转凉，如天南星制成胆南星；有的药性向寒、热两方面转化，如黑大豆，性味甘平，用青蒿、桑叶煎汁作辅料制成的淡豆豉，性变辛凉，用于外感风热，而用紫苏、麻黄作辅料加工的淡豆豉，性变辛温，用于外感风寒；有的药性不变，功用发生改变，如生石膏辛甘大寒，能宣散热邪，生津止渴，用于壮热烦渴，肺热喘咳，而煅石膏涩寒，能收敛生肌，外用于疮口不敛，湿疹，烫伤。以上药性的改变，导致了功效的改变，其实，味也大多改变了。而液体辅料对味的改变显得更明显、更直接，如酒之辛味，醋之酸味，蜜之甘味，盐之咸味，胆汁之苦味，均随之改变了药物的味，乃至功效。如炒炭之涩，使药物产生或增强了止血作用。另外，唐代孙思邈曾提到桂枝应生用，但用于孕妇，则要"熬"后用，以防"胎动"。"熬"即现在的炒。

（三）增强药物的疗效

中药除了通过配伍来提高疗效外，炮制是达到这一目的的又一有效途径和手段。作为药物，起作用的是活性成分。药物所含的活性成分，通过适当的炮制处理，可以提高其溶出率，从而增强药物的疗效。如药材切制成饮片后，表面积增大，也使细胞破损，煎煮时有利于有效成分的煎出。对种子、果实类药物，多数被有硬壳，亦不利有效成分的煎出，炒后种皮或果皮爆裂，有效成分便于煎出，故有"逢子必炒"之说。土炒白术能增强其补脾止泻作用；醋制延胡索可使其止痛的有效成分延胡索乙素与醋酸结合，生成醋酸盐而易溶于水，从而增强止痛作用；蜜炙款冬花、紫菀可增强润肺止咳的作用等。

（四）改变或增强药物的作用部位和趋向

炮制可以引药入经及改变其作用部位和趋向。如大黄苦寒，其性沉而不浮，其用是走而不守。酒制后能引药上行，以清上焦实热为主，治疗上焦实热引起的牙痛等症。黄柏禀性至阴，气薄味厚，主降，生品多用于清下焦湿热，上清丸中的黄柏经酒制后，转降为升，可用于热壅上焦诸证。

一种药物往往归入数经，在临床使用时常嫌其作用分散，通过炮制适当调整，使其作用专一。如柴胡，入肝、胆经，经醋制后，作用专于肝经，从而更有效地治疗肝经疾病。小茴香、益智仁、橘核等经盐炙后，有助于专行肾经，能更好地治疗肾经方面的疾病。前人从医疗实践中总结出一些规律性的认识，如"酒制升提，姜制发散，入盐走肾脏仍仗软坚，用醋注肝经且资住痛……"等。

再如莱菔子，古人认为能升能降，生莱菔子，升多于降，用于涌吐风痰；炒莱菔子，降多于升，用于降气化痰，消食除胀。李时珍谓之曰："生能升，熟能降"。

（五）便于调剂和制剂

大多数植物类、部分动物类及藻菌类中药材，须经软化处理后，切制成一定规格的片、丝、段、块等，便于调剂时分剂量（称准分匀）和配方。矿物类、动物的贝壳类及骨甲类药物，如自然铜、磁石、代赭石、象皮、石决明、穿山甲等，这类药物质地坚硬或坚韧，很难粉碎，不便制剂和调剂，而且在短时间内也不易煎出其有效成分，因此必须经过油酥、煅、煅淬、烫制等炮制方法使其质地变为酥脆，易于粉碎，使有效成分易于煎出。

（六）有利于贮藏及保存药效

药物在加工炮制过程中，都要经过干燥处理，使药物含水量降低，避免霉烂变质，有利于贮存。某些昆虫类、动物类药物经过加热处理，如蒸、炒等能杀死虫卵，便于贮存，如桑螵蛸等。植物种子类药物经过加热处理，如蒸、炒、燀等，能终止种子发芽，便于贮存而不变质，如芥子、莱菔子等。某些含苷类成分的药物经加热处理，破坏与苷共存的酶的活性，避免有效成分的损失，以利久贮，如黄芩、苦杏仁等。

（七）矫臭矫味，便于服用

某些动物类中药如紫河车、乌梢蛇、黄狗肾等，动物的粪便如五灵脂、夜明砂、蚕砂等，动物的加工品如阿胶、鹿角胶等有腥臭味；僵蚕会导致患者心理厌恶；部分树脂类药材如乳香、没药等具有特殊的不快气味；豆科的药材多具豆腥味等，这些药物在服用时有恶心、呕吐、心烦等不良反应，往往为患者所厌恶。为了利于服用，常用水漂、炒制、加辅料制等方法处理，以除去不快气味而达到矫臭矫味的目的，有利于病人服用。

（八）提高药物净度，确保用药质量

中药在采收、运输、保管等过程中，常混有沙土、杂质、霉烂品及非药用部位。因此，必须通过净选、清洗等加工处理，使其达到一定的净度，这对保证临床用药的剂量准确有着重要的意义。如种子类药物要去沙土、杂质，根类药物要去芦头，皮类药物要去粗皮，某些昆虫类药物要去头、足、翅等。有些药物虽属同一植物，但由于药用部位不同，其作用也不同，更应区分入药。

（九）扩大中药的品种和应用范围

有些动物、植物本身并不直接入药，如稻谷、大麦、粟谷、大豆、棕榈、人发、淡竹、鸡蛋等，但经过加工炮制后，可成为一种中药，如谷芽、麦芽、粟谷、大豆黄卷、淡豆豉、黑豆馏油、棕榈炭、血余炭、竹沥、蛋黄油等。有的药物经发酵后，改变其原有性能，产生新的功效，如六神曲、半夏曲等，使中药的品种和应用范围得到扩大，以满足中医临床辨证用药的需要。

二、饮片加工的方法

（一）净选

净选，亦称净制，是指中药材在切制、炮炙或调配、制剂前，选取规定的药用部分，除去非药用部分、杂质及霉变品、虫蛀品、灰屑等，使其达到药用净度标准。经过净选后的中药材称"净药材"。净选是将中药材制成饮片的基础工作。

1. 清除杂质 中药材来源于植物、动物、矿物，在净选前，杂质是相当多的。根据方法的不同，分为挑选、筛选、风选和水选等。

（1）挑选：是指清除混在药材中的杂质如枯枝、杂草、腐叶、柄、木屑、砂石以及虫蛀、霉变品等，或将药物按大小、粗细等进行分档，使药材洁净或便于进一步加工处理。如藿香、淡竹叶等常夹有枯枝、腐叶、杂草等，在挑选时须除去。再如半夏、天南星、白芍等须按大小、粗细分档。挑选常常用手工或者借助一定工具进行，也可利用机械进行。在实际操作中挑选往往配合筛簸交替进行。

（2）筛选：是指根据药物和杂质的体积大小不同，选用不同规格的筛和箩，以筛去药物中的砂石等杂质，使其达到洁净；或者根据药物形体大小不等，选取不同孔径的筛子，进行大小分档。筛选的方法，传统一般使用竹筛、铁丝筛、铜筛、马尾筛等。亦可用机械操作，如振荡式筛药机和小型电动筛药机。

（3）风选：是指利用药物和杂质的质量不同，借助风力将杂质除去，以得到洁净药物的目的。此法常用于细小的果实、种子类药物，一般采用簸箕或风车进行。

（4）水选：是指将药物通过水洗或者浸漂除去杂质的方法。有些药物常附着泥砂、盐分等杂质，用筛选或风选不易除去，可采用水选，如山茱萸、海藻、昆布等。某些质地较轻的药物，如蝉蜕、蛇蜕、地鳖虫等，将药物置水中搅拌，使药物中的杂质漂浮于水面或沉于水底而除去。水选时应掌握时间，不要在水中浸泡太久，以免有效成分损失，降低药效，并应及时干燥，防止霉变。

2. 分离不同的药用部位和除去非药用部位 按中药净选的要求，要除去非药用部位。同时，药用部位不同，其作用可能也不一样，亦须分离。

（1）去残根、残茎：去残根是指药用部位为茎或根茎的药物，一般主根、支根和须根都需要除去，如荆芥、薄荷、黄连、芦根、益母草等。去残茎是指药用部位为根的药物，须除去残茎，如龙胆、丹参、续断、防风、秦艽等。另如麻黄茎和根均入药，但功效不一样，须分离后分别入药。去残根、残茎常用剪、切、揉搓、风选、挑选等法。

（2）去皮壳：去皮壳的药物大体有三类：①树皮类：如杜仲、黄柏、厚朴、肉桂等药物的栓皮属非药用部位，不具疗效，或栓皮内有效成分含量甚微，且表面有苔藓等，可用刀刮去。②根及茎类药：如知母、桔梗、北沙参、明党参等，应除去根皮，且多在产地趁鲜去皮，干后不易除去。天冬、白芍等采挖后，需置于沸水中烫或煮至透心，再刮去外皮。③果实种子类：白果等可砸破皮壳，去壳取仁；苦杏仁、桃仁等可燁去皮。此外，削取茯苓的外皮即得茯苓皮，白扁豆可用燁法分离扁豆仁和扁豆衣，分别入药。

（3）去毛：有些药物表面或内部常着生许多绒毛，服后会刺激咽喉引起咳嗽等副作用，故须除去。如鹿茸可用刃器（瓷片或玻片）刮去毛，再置酒精灯上轻燎一下；枇杷叶、石韦等可用毛刷刷去毛；骨碎补、狗脊、马钱子等可烫去毛；金樱子可纵剖两瓣，挖去毛核；香附可与瓷片放在竹笼中撞去毛。

（4）去心：心一般指根类药物的木质部或种子的胚芽。如牡丹皮、远志、巴戟天、五加皮等木质心不入药，须除去，以保证用量的准确。又如莲子心（胚芽）与莲子肉的作用不同，须分别入药。去心多在产地趁鲜进行，如根类药物趁鲜抽去木心比较容易，莲子可用竹签插出莲子心。

（5）去芦：芦亦称"芦头"，一般指中药的根茎、根头、叶基、残茎等部位。传统上认为"芦"为非药用部位，应该除去。习惯认为需要去芦的药物有人参、党参、桔梗、地榆、丹参、续断等。

（6）去核：有些果实类药物，常用其果肉而不用核或种子。有的核（或种子）为非药用部位，故须去除，如山茱萸、乌梅、诃子等；有的果核与果肉作用不同，须分别入药。

（7）去瓤：某些果实类药物，因瓤无治疗作用或质次，需去瓤用，如枳壳。

（8）去枝梗：去枝梗是指除去某些果实、花、叶类药物中的非药用部位，如枝梗、果柄、花柄、叶柄、嫩枝、枯枝等，使其纯净，用量准确，如菊花、女贞子、桑叶、侧柏叶等。

（9）去头尾、皮骨、足、翅：一些动物类或昆虫类的药物，需要去头尾、足、翅，目的是除去有毒部分或非药用部分，如斑蝥、红娘子等须去头、足、翅，乌梢蛇、金钱白花蛇、蕲蛇须去头尾，蜈蚣须去头、足，蛤蚧须去鳞片、头、爪。去头尾、皮骨，一般采用浸润切制、蒸制剥除等方法。去头、足、翅，一般采用掰除、挑选等方法。

（10）去残肉：某些动物类药物，需除去残肉筋膜等非药用部位，纯净药材，也有利于药物的保存，如龟甲、鳖甲等。其方法一般是原药材用适量清水浸泡，然后用刷子洗去残肉；或原药材经浸洗，蒸制后刷去残肉筋膜。龟甲、鳖甲也可用胰脏净制法或酵母菌法进行。

3. 其他加工 主要是指碾捣、制绒、揉搓、拌衣等加工方法。

（1）碾捣：某些矿物、动物、植物类药物，由于质地特殊或形体较小不便切制，不论生、熟均须碾或捣碎。果实种子类大多数含有脂肪油或挥发油，为避免其泛油变质或挥发，碾捣好的药材一般不宜久贮。

（2）制绒：某些药物根据其特性及临床需要，需碾成绒状，以缓和药性或易于点燃、便于使用。如麻黄制绒后，发汗作用缓和；艾叶制绒后，便于制作"灸"法所用的艾条或艾柱。

（3）揉搓：某些质地松软而呈丝条状的药物，常揉搓成团，便于调剂和煎熬，如竹茹、谷精草等。此外，桑叶、荷叶须揉搓成小碎块，便于调剂。

（4）拌衣：某些药物为适应临床的特殊需要，需在药物表面拌附上特定的药物细粉，发挥协同作用，增强药物的疗效。现主要有朱砂拌、青黛拌。其方法是将药物表面用水湿润，加入一定量的拌衣细粉，拌匀，使细粉黏附于药物表面，然后晾干。如朱砂拌茯神、茯苓、远志，青黛拌灯心草等。

（二）饮片切制

饮片切制是将净选后的药物进行软化，切成一定规格的片、丝、块、段等的炮制工艺。切制饮片传统为手工操作，现大生产则采用机器切制。

1. 药材软化 中药切制前，原药材需进行软化处理。软化方法可分为水软化法及特殊软化法。

（1）水软化法：①淋法（喷淋法）：将药材整齐堆放，用清水均匀喷淋，喷淋的次数根据药材质地而异，一般 2 ~ 3 次，每次需稍润，内外湿度一致时即可切制。此法适用于气味芳香、质地疏松的全草类、叶类和有效成分易随水流失的药材，如薄荷、枇杷叶、甘草等。②淘洗法：将药材投入清水中，经淘洗或快速洗涤后，及时取出，稍润，即可切制。由于药材与水接触时间短，故又称"抢水洗"。适用于质地松软、水分易渗入、有效成分易溶于水的药材，如瓜蒌皮、龙胆、石斛等。③泡法：先将药材洗净，再注入清水淹没药材，浸泡一定时间，中途一般不换水，捞起，润软后切制。适用于质地坚硬、水分难渗入的药材，如川芎、乌药、木香等。④漂法：将药材置多量清水中，每日换水 2 ~ 3 次进行漂洗的方法。适用于毒性药材、用盐腌制过的药材及具腥臭异常气味的药材，如川乌、昆布、紫河车等。⑤润法：将泡、洗、淋过的药材，用适当器具盛装，或堆积于润药台上，用湿物覆盖或适时喷洒适量清水，保持湿润状态，使药材内外湿度一致，利于切制。适用于质地较坚硬的药材，如三棱、槟榔等。润的具体方法分为浸润、伏润、露润等，润时应注意"水尽药透"。

（2）特殊软化法：对于某些不适宜用水软化法处理的药材，可采用酒处理、烘软、蒸、煮等方法进行软化处理，如酒润黄连、胶类药材阿胶烘软、红参蒸软等。

2. 饮片类型与规格 根据药材的不同质地和临床的需要，需将药材切制成不同的饮片类型，常见的饮片类型和规格有：

（1）极薄片：厚度为 0.5mm 以下。适宜于木质类及动物骨、角质类药材，如鹿茸、羚羊角、苏木、降香等。

（2）薄片：厚度为 1 ~ 2mm。适宜于质地坚实致密、切薄片不易破碎的药材，如白芍、乌药、槟榔、三棱等。

（3）厚片：厚度为 2 ~ 4mm。适宜于质地松泡、黏性大、切薄片易破碎的药材，如泽泻、山药、天花粉、大黄等。

（4）斜片：厚度为 2 ~ 4mm。适宜于长条形而纤维性强的药材。倾斜度小的称瓜子片，如桂枝、桑枝；倾斜度稍大而体粗者称马蹄片，如大黄；倾斜度更大而药材较细者称柳叶片，如甘草、黄芪等。

（5）直片：亦称顺片，厚度为 2 ~ 4mm。适宜于形状肥大、组织致密、色泽鲜艳和需突出其鉴别特征的药材，如木香、白术、附子、大黄等。

（6）丝：分细丝和宽丝，细丝 2 ~ 3mm，宽丝 5 ~ 10mm。适宜于皮类、叶类和较薄的果皮类药材，如黄柏、枇杷叶、陈皮、瓜蒌皮等。

（7）段（咀、节）：长为 10 ~ 15mm，长段称"节"，短段则称"咀"。适宜于全草类和形态细长，内含成分易于煎出的药材，如麻黄、荆芥、白茅根、夏枯草等。

（8）块：为 8~12mm³ 的立方块。有些药材煎熬时，易糊化，需切成不等的块状，如阿胶、茯苓、粉葛根、神曲等。

（9）粉：规格有最粗粉、粗粉、中粉、细粉、最细粉、极细粉。

3. **切制方法** 可分为手工切制、机器切制和其他切制等。

（1）手工切制：手工切制工具主要有切药刀（铡刀）和片刀。操作时，将软化好的药材，整理成把（称"把活"）或单个（称"个活"）置于刀床上，用手或一特别的压板向刀口推进，然后按下刀片，即切成饮片。切药刀一般用于切制全草类、木质类和部分根及根茎类药物，也用于切横薄片，如荆芥、白芍、桂枝等。片刀的应用更广，切厚片、直片、斜片、方块片等多用片刀，如白术、黄芪、地黄等。

（2）机器切制：机器切制的特点是生产能力大，速度快，节省劳力，减轻劳动强度，提高生产效率。①剁刀式切药机：一般根、根茎、全草类均可切制，不适宜颗粒状药材的切制。②旋转式切药机：可以进行颗粒状药材的切制，但全草类药材则不适宜。③多功能切药机：主要适用于根茎、块状及果实类中药材的圆片、直片以及多种规格斜片的切制。④镑片机：适宜不同硬度药材的镑前加工。⑤粉碎机：粉碎机的种类较多，适宜于需粉碎的药材。

（3）其他切制：对于木质及动物骨、角类药材，切制比较困难，应根据不同情况，采用镑刀镑片（如羚羊角、水牛角、鹿茸等）、刨刀刨片（如檀香、苏木、松节等）、钢锉锉为末（如马宝、狗宝、羚羊角等）、用斧劈成块或厚片（如降香、松节等），以及碾捣、磨、研等。

（三）炮炙

中药炮炙方法甚多，不同的炮制方法其作用也不同。

1. **炒法** 分清炒法和加辅料炒法。

（1）清炒法：①炒黄（包括炒爆）：将净制或切制后的药物，置预热的炒制容器内，用文火或中火加热，并不断翻动或转动，炒至药物表面呈黄色或颜色加深，或发泡鼓起，或炸裂爆花，并透出药物固有气味。②炒焦：将净制或切制后的药物，置预热的炒制容器内，用中火或武火加热，炒至药物表面呈焦黄或焦褐色，内部颜色加深，并具有焦香气味。③炒炭：将净制或切制后的药物，置预热的炒制容器内，用武火或中火加热，炒至药物表面呈焦黑色或焦褐色，内部呈棕褐色或棕黄色。

（2）加辅料炒法：所用辅料均为固体辅料。①麸炒：将净制或切制后的药物用麦麸熏炒至一定程度的方法，麦麸的用量一般为药物的 10%~15%。②米炒：将净制或切制后的药物与米共同拌炒的方法，米的用量一般为药物的20%。③土炒：将净制或切制后的药物与灶心土（伏龙肝）共同拌炒的方法，亦有用黄土、赤石脂拌炒者，土的用量一般为药物的25%～30%。④砂炒：将净制或切制后的药物与热砂共同拌炒的方法，砂的用量以能掩盖药物为度。⑤蛤粉炒：将净制或切制后的药物与蛤粉共同拌炒的方法，蛤粉的用量一般为药物的30%～50%。⑥滑石粉炒：将净制或切制后的药物与滑石粉共同拌炒的方法，滑石粉的用量一般为药物的40%～50%。以上方法所用火力除砂炒用武火外，一般用中火。

2．**炙法** 分为酒炙法、醋炙法、蜜炙法、姜炙法、盐炙法、油炙法等。所用辅料均为液体辅料，除油炙法稍有差异外，其他方法的操作一般有先拌辅料闷润后再炒药以及先炒药后加辅料二种方法。后一种方法除了某些因药物性质特殊而采用外，一般多采用前一种方法。所用火力一般为文火。

（1）酒炙法：将净制或切制后的药物，加入定量的酒拌炒至规定程度的方法，酒的用量一般为药物的10%～20%。

（2）醋炙法：将净制或切制后的药物，加入定量的米醋拌炒至规定程度的方法，醋的用量一般为药物的20%～30%，最多不超过50%。

（3）蜜炙法：将净制或切制后的药物，加入定量的炼蜜拌炒至规定程度的方法，炼蜜的用量除另有规定外，一般为药物的25%。

（4）姜炙法：将净制或切制后的药物，加入定量的姜汁拌炒的方法，生姜的用量一般为药物的10%。

（5）盐炙法：将净制或切制后的药物，加入定量的食盐水溶液拌炒的方法，食盐的用量一般为药物的2%。

（6）油炙法：将净制或切制后的药物，加入定量的食用油脂共同加热处理的方法，常用的油脂有麻油、羊脂油、菜油、酥油等，操作方法有油炒、油炸、油脂涂酥烘烤等。油脂的用量因操作方法及药物不同，差异较大。

3．**煅法** 将药物直接放于无烟炉火中或适当的耐火容器内煅烧的一种方法，分明煅法、煅淬法及扣锅煅法。

（1）明煅法：药物煅制时，不隔绝空气的方法，又称直火煅法。

（2）煅淬法：将药物按明煅法煅烧至红透后，立即投入规定的液体辅料（淬液）中骤然冷却的方法。常用的淬液有醋、酒、药汁等。

（3）扣锅煅法：又称密闭煅、闷煅、暗煅，是将药物在高温缺氧的条件下煅烧成炭的方法。

3．**蒸煮燀法** 为"水火共制法"，分为蒸法、煮法、燀法。

（1）蒸法：将净制或切制后的药物加辅料或不加辅料装入蒸制容器内隔水

加热至一定程度的方法。其中不加辅料者为清蒸；加辅料者为加辅料蒸。常用的辅料为醋、酒、药汁等。药物在密闭条件下隔水蒸者也称"炖法"。

（2）煮法：将净制后的药物加辅料或不加辅料放入锅内，加适量清水同煮的方法。固体辅料需先捣碎或切制。常用的辅料有醋、药汁、豆腐等。

（3）**焯法**：将药物置沸水中浸煮短暂时间的方法。

5．复制法 将净制后的药物加入一种或数种辅料，按规定操作程序，反复炮制的方法。复制法没有统一的方法，具体方法和辅料的选择可视药物性质而定。

6．发酵、发芽法 可分为发酵法、发芽法。

（1）发酵法：经净制或处理后的药物，在一定的温度和湿度条件下，由于霉菌和酶的催化分解作用，使药物发泡、生衣的方法，如六神曲、淡豆豉、半夏曲等。

（2）发芽法：将净制后的新鲜成熟的果实或种子，在一定温度或湿度条件下，促使萌发幼芽的方法，如麦芽、粟芽、大豆黄卷等。

7．制霜法 分为去油制霜法、渗析制霜法、升华制霜法、煎煮制霜法等。

（1）去油制霜法：药物经过适当加热去油制成松散粉末的方法，如巴豆霜、千金子霜、柏子仁霜等。

（2）渗析制霜法：药物与物料经加工析出细小结晶的方法，如西瓜霜。

（3）升华制霜法：药物经高温加工处理，升华成结晶或细粉的方法，如砒霜。

（4）煎煮制霜法：药物经过多次长时间煎熬处理后所剩下的粉渣而另作药用的方法，如鹿角霜。

8．其他制法 没有在以上炮炙方法中列出的方法，如烘、焙、煨、提净、水飞、干馏等统列为其他制法。

（1）烘焙法：将净制或切制后的药物用文火直接或间接加热，使之充分干燥的方法，如焙虻虫、焙蜈蚣。

（2）煨法：将药物用湿面或湿纸包裹，置于加热的滑石粉中，或将药物直接置于加热的麦麸中，或将药物铺摊吸油纸上，层层隔纸加热，以除去部分油质的方法，如煨肉豆蔻、煨诃子、煨木香等。

（3）提净法：某些矿物药，特别是一些可溶性无机盐类药物，经过溶解、过滤、除净杂质后，再进行重结晶，以进一步纯净药物的方法，如芒硝、硇砂。

（4）水飞法：某些不溶于水的矿物药，利用粗细粉末在水中悬浮性不同，将不溶于水的矿物、贝壳类药物经反复研磨，而分离制备极细粉末的方法，如水飞朱砂、雄黄、滑石。

（5）干馏法：将药物置于容器内，以火烤灼，使其产生汁液的方法，如竹沥、蛋黄油等。

三、中药饮片的质量控制

中药饮片质量的控制，应从原药材开始，包括产地、采收及加工、炮制工艺、贮存方法和时间等，都是影响中药饮片质量的重要因素。控制中药饮片的质量主要从外观和内在质量来检测。外观质量主要是检查饮片的净度、片型及破碎度、色泽、气味、包装等；内在质量主要检查饮片的水分、灰分、浸出物、有毒成分、有效成分、有害物质（主要指重金属、砷盐及农药残留）、微生物限度检查等。其中的净度、片型、色泽、水分等具体标准参见国家中医药管理局颁布的《中药饮片质量标准通则（试行）》。

第三节　中成药的加工

中药制剂学是在中医药理论指导下，运用现代科学技术，研究中药药剂的配制理论、生产技术、质量控制与合理应用等内容的一门综合性应用技术科学。

中药制剂（中成药）的生产有非常悠久的历史，它随着中医药事业的发展而壮大。中药制剂的技术水平不仅反映了当时的药剂学的水平，而且与当时的科学技术发展水平密切相关。不论是传统的丸、散、膏、丹、汤剂，还是现代的颗粒剂、片剂、胶囊剂、注射剂，都是历代医药学工作者智慧的结晶，同时也是中医药学的重要组成部分。

《中华人民共和国药典》2005 年版一部收载中药材及饮片、植物油脂和提取物、成方制剂和单味制剂等 1146 种。据查，我国经国家及地方有关部门注册、批准的中成药制剂约有数千种，剂型约 40 种，现国家有关部门正在对这些中药成方制剂进行整理与提高。以下将对常用的中药剂型及其特点进行介绍。

一、丸剂

丸剂系指药材细粉或药材提取物加适宜的黏合剂或辅料制成的球形或类球形制剂。其主要特点是在胃肠道内崩解缓慢，药效缓和持久，某些毒剧药或有刺激性的药物制成丸剂，可降低毒副作用和刺激性，能掩盖某些药物的不良气味，分剂量较准确，贮存、运输、服用和携带较方便。不足之处为服用剂量较大（除浓缩丸外），儿童服用不便，制备技术不良易导致丸剂溶散时限不合格。

（一）水丸

又称水泛丸。系指药材细粉以水（或根据制法用黄酒、醋、稀药汁、糖液等）黏合制成的丸剂。制备工艺过程有原料处理、泛丸、干燥、（上衣）、撞光、包装等。与其他丸剂比较具有体积较小，崩解快、显效速，成本低等优点。

（二）蜜丸

蜜丸系指药材细粉以蜂蜜为黏合剂制成的丸剂。其中每丸重量在 0.5g（含 0.5g）以上的称大蜜丸，每丸重量在 0.5g 以下的称小蜜丸。制备工艺过程有原辅料处理、合药、搓条、制丸、（包衣）、包装等。与其他丸剂比较具有崩解、吸收缓慢，作用缓和，口感好，成本较高等特点。多用于治疗慢性和需要滋补的疾病。

（三）糊丸

糊丸系指药材细粉以米糊或面糊等为黏合剂制成的丸剂。制备工艺过程有原料处理（含制糊）、制丸（塑制或泛制）、干燥、包装等。与其他丸剂比较具有质地硬，体积小，崩解慢，作用持久等特点。多将含毒剧药或刺激作用强的药的处方制成糊丸，如黎峒丸、西黄丸等。近年来为简化操作，有的将部分糊丸改制成水丸（如一粒珠、白金丸）或蜜丸（如控涎丹）。

（四）蜡丸

蜡丸系指药物细粉以蜂蜡作黏合剂制成的丸剂。制备工艺过程有原辅料处理、制丸、干燥、包装等。与其他丸剂比较具有溶化十分缓慢，疗效持久的特点。多将解毒消肿、散瘀止痛类处方制成蜡丸。

（五）浓缩丸（药膏丸、浸膏丸）

浓缩丸系指药材或部分药材提取的清膏或浸膏，与适宜的辅料或药物细粉，以水、蜂蜜或蜂蜜和水为黏合剂制成的丸剂。根据所用的黏合剂不同，分为浓缩水丸、浓缩蜜丸和浓缩水蜜丸。与其他丸剂比较具有体积小，含药浓度高，服用剂量小等优点，但因含清膏或浸膏量大，黏性强，崩解较慢。

（六）滴丸

滴丸系指固体或液体药物与基质加热溶化混匀后，滴入不相混溶的冷凝液中，收缩冷凝而制成的制剂。制备工艺过程分为基质与冷却剂的选择、药材处理、药液配制、滴制、干燥、包装等。与其他丸剂比较具有疗效迅速、生物利用度高，质量易控制，重量差异小，含药量准，质量稳定等优点。缺点是含药量低，服用量较大。

二、散剂

散剂系指一种或多种药材混合制成的粉末状制剂。分内服散剂和外用散剂。制备工艺过程有备料、粉碎、过筛、混合、分剂量、灭菌、包装等。由于散剂有效表面积大，服用后仅受到胃肠液的浸润、溶出速度的限制，故生物利用度高于胶囊剂、片剂、丸剂，奏效迅速。散剂还有制作简单、携带方便等优点，但也有口感不良，易引起呛咳，易吸湿，挥发成分易散失等缺点。有的散剂现已制成胶囊剂，克服了上述缺点。

三、颗粒剂（冲剂）

颗粒剂系指药材提取物与适宜的辅料或与药材细粉制成的颗粒状制剂。按其溶解性能可分为可溶性颗粒剂、混悬性颗粒剂和泡腾性颗粒剂。亦有含糖和不含糖颗粒剂。制备工艺过程有药材处理、提取、浓缩、制粒、干燥、整粒、包装。颗粒剂具有口感好、体积小、服用和携带方便，疗效快，比汤剂稳定等优点。

四、片剂

片剂系指药材细粉或药材提取物加细粉或辅料压制而成的片状或异形片状的制剂。分为药材原粉片和浸膏（半浸膏）片等。制备工艺过程有原料处理、制粒、压片（包衣）、包装等。片剂在制备时所加入的黏合剂或药物本身有较强的黏性，压制时又受到撞击加压的作用，减少了药物的有效面积，服用后延长了在胃内的崩解过程，从而减慢了药物从片剂中释放、溶出到胃肠液的速度。糖衣片由于在包衣过程中加入了胶浆、糖浆、滑石粉等材料，经过层层干燥，形成了牢固的衣层，使崩解时间进一步延长，故糖衣片的生物利用度相对较低，药效较慢。片剂具有质量稳定，疗效比丸剂快，服用、携带运输、贮存方便，机械化生产成本低等优点，但也有儿童、昏迷病人不易吞服，少数片剂服用量较大等缺点。

五、锭剂

锭剂系指药材细粉与适宜黏合剂（或利用药材本身的黏性）制成规定形状的固体制剂。制备工艺过程有备料、原辅料处理（粉碎、过筛）、混合、制软材、捏搓或压制或泛制、整修、干燥、（包衣）、包装等。锭剂因以液体研磨或粉碎后与液体混匀供内服或外用，故具有疗效快、制法简单、使用方便等优点。

六、煎膏剂

煎膏剂系指药材用水煎煮、去渣浓缩后，加炼蜜或糖制成的半流体制剂。制备工艺过程有药材煎煮、浓缩、加糖收膏、包装等。有含药量较高，服用量小，作用缓和，服用方便，易于贮藏等优点，尤其适用于儿童、老人、需长期服药的慢性病患者。

七、胶剂

胶剂系指动物皮、骨、甲或角，用水煎取胶质，浓缩成稠胶状，经干燥后制成的固体块状内服制剂。胶剂制备工艺有原料材料选择与处理，熬取胶汁、过滤澄清，浓缩收胶、凝胶切块、干燥、包装等。胶剂主要成分为动物水解蛋白类物质，尚加有一定的糖、油、酒等辅料。具有很好的滋补强壮、补血、止血、祛风、调经作用和易吸收的特点，可直接应用，也可配方用，还可作有关剂型的赋形剂。

八、糖浆剂

糖浆剂系指含有药物、药材提取物和芳香物质的浓蔗糖水溶液。中药糖浆剂的制备工艺过程有备料、浸提、配制、过滤、灌装等。糖浆剂具有口感好、吸收快等优点，尤适用于儿童。

九、合剂

合剂系指药材用水或其他溶剂，采用适宜方法提取，经浓缩制成的内服液体制剂（单剂量包装者又称口服液）。合剂若以蔗糖作为附加剂，其含蔗糖量不得高于20％。中药合剂的制备工艺有药材处理、浸提、过滤、浓缩、调配、分装、灭菌等。合剂具有汤剂吸收快、奏效迅速的优点，又克服了汤剂用量大、服用、携带、贮藏不便的缺点。

十、胶囊剂

胶囊剂分硬胶囊剂、软胶囊剂（胶丸）和肠溶胶囊剂。

硬胶囊剂系指将一定量的药材提取物加药材细粉或辅料制成均匀的粉末或颗粒，充填于空心胶囊中制成，或将药材粉末直接分装于空心胶囊中制成。制备工艺过程有制备空胶囊壳、药物处理、药物填充、封口与洁净、包装。

软胶囊剂系指一定量的药材提取物加适宜的辅料密封于球形、椭圆形或其他形状的软质囊材中，用压制法制备。软质囊材是由明胶、甘油或其他适宜的药用材料制成。制备工艺过程有囊材制备、药液制备、压制或滴制、包装。

肠溶胶囊剂系指硬胶囊或软胶囊经药用高分子材料处理或用其他适宜方法加工而成。其囊壳不溶于胃液，但能在肠液中崩解而释放活性成分。

胶囊剂具有分散快、吸收好、生物利用度高，稳定性好，并可掩盖药物不良气味，外形美观，服用、携带方便等优点。

十一、酒剂（药酒）

酒剂系指药材用蒸馏酒浸提制成的澄明液体制剂。制备工艺过程有药材处理、浸提、澄清过滤、灌装等。酒剂具有使用方便、易于保存，能通血脉，行药势等优点。常见于跌打损伤类、祛风湿类、补益类成药。

十二、酊剂

酊剂系指药物用规定浓度的乙醇浸出或溶解而制成的澄清液体制剂，亦可用流浸膏稀释制成。中药酊剂制备工艺过程基本同药酒。酊剂具有奏效快，易保存等优点。

十三、流浸膏剂与浸膏剂

流浸膏剂或浸膏剂系指药材用适宜的溶剂提取有效成分，蒸去部分或全部溶剂，调整浓度至规定标准而制成的制剂。中药流浸膏剂的制备工艺过程有药材处理、浸提、澄清过滤、蒸去部分溶剂、调整浓度、包装。流浸膏剂直接用于临床的品种不多，常用于配制酊剂、合剂、糖浆剂等制剂。浸膏剂多作片、丸、散、冲剂和胶囊剂的原料。

十四、膏药

膏药系指药材、食用植物油与红丹炼制而成的外用制剂。膏药制备工艺过程有备料、炸药、炼油、下丹成膏、去火毒、摊涂、包装。膏药具有内外兼治的功能，且疗效可靠，作用持久，用法简单。

十五、凝胶剂

凝胶剂系指药材提取物加基质制成的具有凝胶性质的半固体或稠厚液体制剂。凝胶剂制备工艺有原辅料选择与处理，药材有效成分的提取与纯化、调配混合、灌装等。凝胶剂具有服用、携带方便，易吸收等特点。

十六、露剂

露剂系指含挥发成分的药材用水蒸气蒸馏法制成的芳香水剂。露剂的制备工艺有药材加工处理、水蒸气蒸馏、蒸馏液收集、调配、灌装等。药露具有服用方便、易吸收、显效快等特点。

十七、橡胶膏剂

橡胶膏剂系指药材提取物、药物与橡胶等基质混匀后，涂布于布上的外用制剂。中药橡胶膏剂制备工艺过程有药材提取或粉碎、炼胶、打胶、加入基质和药料、搅匀、涂膏、盖衬、切片、包装。橡胶膏剂具有不需预热软化，不沾污皮肤和衣服，美观，使用、携带方便等优点，但没有膏药药力持久。

十八、软膏剂

软膏剂系指药物、药材、药材提取物与适宜基质制成具有适当稠度的膏状外用制剂。常用基质分为油脂性、水溶性和乳剂性基质，其中用乳剂型基质的亦称乳膏剂。软膏剂制备工艺过程有药材与基质处理、配制、灌装、封口、包装。软膏剂主要有保护创面、润滑皮肤和局部治疗作用。某些软膏剂中的药物透皮吸收后，亦能产生全身治疗作用。含有大量（25% ~ 70%）吸湿性、收敛性粉末的软膏状制剂称为糊剂，主要起收敛和局部保护作用。

十九、栓剂

栓剂系指药材或药粉与适宜的基质制成供腔道给药的固体制剂。栓剂制备工艺过程有基质熔融、加药物混匀、（过滤）、灌模、冷却、切割整理、包装。栓剂可克服口服剂型可能对胃肠道的刺激和可能发生的肝脏首过效应，具有全身治疗或局部治疗作用。

二十、曲剂

曲剂系指药材细粉与面粉混合，加水揉和均匀，切制成块，经发酵制成的块状制剂，供配方或制备其他制剂的原料。曲剂制备工艺有原辅料处理，粉碎、过筛、加辅料揉匀、装模、发酵、切块、干燥、包装等。曲剂主要用于配方或制备中成药的原料。

二十一、注射剂

中药注射剂系指将从药材中提取的有效成分制成的供注入体内包括肌肉、穴位、静脉注射和静脉滴注使用的灭菌溶液、乳状液或混悬液，以及供临用前配成溶液或混悬液的无菌粉末或浓溶液。注射剂具有吸收快、显效速、剂量准等优点。缺点是使用不便，注射部位疼痛，反复使用易致皮下硬结，有时可产生过敏反应等。多属于急救类或治疗危重病症的成药。中药注射液制备工艺过程有中药提取、安瓿处理、配液、滤过、灌注、熔封、灭菌、质检、印字、包装。

注射剂的类型与要求：除小剂量水溶液型供肌肉和穴位注射的注射剂外，其余类型应符合下列要求。

（1）静脉注射和静脉滴注液：静脉注射和静脉滴注液是供静脉给药的无菌水溶液或以水为连续相的无菌乳剂。静脉注射液除可供静脉推注外，一般临用前需加入适当的溶剂中供静脉滴注。本类型除应符合注射剂的一般要求外，还应无热原、草酸盐、钾离子、不溶性微粒符合规定。并尽可能与血液等渗。静脉注射乳剂分散球粒大小绝大多数（80%）应在 $1\mu m$ 以下，不得有大于 $3\mu m$ 的球粒，应无热原，能耐热压灭菌，贮存期间稳定，不得用于椎管注射。

（2）注射用混悬液：除另有规定外，药物的细度应控制在 $15\mu m$ 以下，含 $15\sim20\mu m$（间有个别 $20\sim50\mu m$）者不应超过 10%。本类型不得用于静脉与椎管注射。

（3）注射用无菌粉末：供直接分装成注射用无菌粉末的原料药应无菌。用冷冻干燥法者，其药液应无菌，灌装时装量差异应控制在 ±4% 以内。成品应无菌，无热原，不溶性微粒应符合规定，标签上应有用前配制方法的说明。

临用时溶解或混悬使用的注射剂，其名称中应冠以"注射用"的文字，用时需加适当的溶剂。

二十二、茶剂

茶剂系指含茶叶或不含茶叶的药材或药材提取物用沸水冲服、泡服或煎服用的制剂。分为茶块（含块状冲剂）、袋装茶或煎煮茶。茶块系指药材粗粉或碎片、药材提取物与适宜的黏合剂或蔗糖等辅料压制成块状的茶剂。袋装茶系指茶叶、药材粗粉或部分药材吸取药材提取液干燥后，装入包（袋）的茶剂；装入饮用茶袋中的又称袋泡茶。煎煮茶系指将药材片、块、段、丝或粗粉，装入包（袋）制成供煎服的茶剂；药材粗粉制成的煎煮茶又称煮散剂。茶剂制备工艺过程有备料、药材处理、（压制）、干燥、分装等。茶剂具有吸收快，奏效迅速，使用方便，适合于机械化生产等优点。

二十三、气雾剂、喷雾剂

气雾剂系指药材提取物或药材细粉与适宜的抛射剂装在具有特制阀门系统的

耐压严封容器中，使用时借助抛射剂的压力将内容物呈细雾状或其他规定的形态释出的制剂。不含抛射剂借助手动泵的压力将内容物以雾状等形态释出的制剂称为喷雾剂。气雾剂和喷雾剂按内容物组成分为溶液型、乳液型或混悬型。按给药途径分为呼吸道吸入、皮肤或黏膜给药等。气雾剂的制备过程有容器与阀门系统的处理与装配、药材的提取、分装、充填抛射剂、质量检查等。气雾剂的主要优点有：①药物以微小的雾粒喷出，分布均匀且直达患部，用药量小，吸收完全，奏效迅速；②药物装在密闭容器内，可保持清洁和无菌状态，故保存性好，有利于保持药物稳定；③使用方便，由于用时只需按动推钮，药液即可直接均匀地喷洒于病变组织，又能减少局部涂药的痛苦和机械刺激作用。其主要缺点是成本高，制备操作较复杂；工艺不当可致失效或发生爆炸；供吸入用气雾剂，其药物在肺部吸收，药效受到多种因素的影响。

二十四、眼用制剂

眼用制剂系指由药材提取物、药材制成的直接用于眼部发挥治疗作用的制剂。眼用制剂可分为眼用液体制剂（滴眼剂）、眼用半固体制剂（眼膏剂）和眼用固体制剂。也有以固态药物形式包装，另备溶剂，在临用前配成溶液或混悬液的制剂。滴眼剂制备工艺有原辅料处理、药材有效成分提取与纯化、配制过滤、灭菌（含容器清洗后灭菌）、无菌操作分装、质检、印字包装等或按安瓿剂生产工艺生产。眼膏剂制备工艺基本同软膏剂，但对药粉细度、基质质量、pH 值和卫生标准要求更严。眼用制剂主要经过眼角膜和结膜两条途径吸收。具有使用、携带方便，显效较快的特点。

二十五、鼻用制剂

鼻用制剂系指药材提取物、药材与化学药物制成的直接用于鼻腔发生局部或全身治疗作用的制剂。鼻用液体制剂制备工艺有原辅料选择与处理、药材有效成分提取与纯化、调配、灌装、灭菌等。鼻用膏剂制备工艺基本同软膏，鼻用散剂制备基本同散剂，但对药料细度、卫生标准等要求要严些。鼻腔给药能发挥局部和全身治疗作用，吸收迅速，但对多数药物吸收较差，生物利用度较低。滴鼻剂主要供局部消毒、消炎、收缩血管和麻醉之用，某些药物经鼻吸收后亦可发挥全身治疗作用。鼻用制剂具有携带、应用方便，显效较快等特点。

二十六、贴膏剂

贴膏剂系指药材提取物、药材或化学药物与适宜的基质和基材制成的供皮肤贴敷，可产生局部或全身性作用的一类片状外用制剂。包括橡胶膏剂、巴布膏剂和贴剂等。橡胶膏剂制备工艺有原辅料处理、制膏料、涂膏、盖衬、切片及包装等。橡胶膏剂中不含药物的氧化锌橡胶膏（如胶布）作敷料用，含药物的橡胶膏药（如伤湿止痛膏）多用于风湿关节痛、肌肉痛、扭伤等，尚有穴位贴膏法治疗气管炎、哮喘、高血压、心绞痛、痛经等。橡胶膏剂可直接贴于皮肤上，不沾污皮肤和衣物，携带使用方便。但不宜用于皮肤糜烂、化脓等病变。巴布膏剂制备工艺有药材和基质处理、药材有效成分提取、混合或溶解、摊涂、包装等。贴膏剂不受肝脏首过效应影响，生物利用度高；比橡胶膏剂制备工艺简单，刺激性小；比软膏剂投药量准确，应用简便；贴敷性、保湿性好。

二十七、丹剂

丹剂是指用汞和某些矿物类药物，在高温条件下经烧炼制成的不同结晶形状的无机化合物，又称丹药。丹剂的制备工艺分升法和降法，有配料、坐胎、封口、烧炼、收丹、去火毒、包装贮存等操作。

丹剂有毒，可以粉末形式，或制成药条、药线或外用膏剂等应用，具有用量少，容易分散，奏效快，疗效高等特点。

第五章
中药的包装

中药的包装是保证其质量以及使用安全的一个重要环节。根据中药商品的不同属性，按照不同的包装分类及选择原则不同，选择恰当的包装方式、材料、方法，可以达到保护药物、便于流通、促进销售和方便使用的目的。因此，中药生产和销售企业十分重视中药的包装。在激烈的市场竞争中，人们对中药的包装将会提出更新、更严格的要求。

第一节　中药包装的含义、作用与分类

一、包装的含义

中药的包装是指根据中药的自然属性，选取适当的包装材料或包装容器，采取一定的技术，将中药包裹封闭，并进行必要的装潢，印刷适当的标记和标志的过程或操作。

包装是中药不可缺少的组成部分，无论是中药材、中药饮片或中成药，只有选择适当的包装材料、包装方法和包装技术，才能更有效地保证中药的质量和临床用药的安全有效。可以把中药包装概括为两个方面：一是指包装中药所用的物料、容器及辅助物；二是指包装中药时的操作过程，它包括包装方法和包装技术。因此，中药的包装既包含包装容器，又包括包装技术和方法。

二、包装的作用

（一）保护药物

保护商品是包装的主要目的之一，中药包装对中药质量起着保护作用。中药在流通过程中要经过运输、装卸、贮存、批发、零售等诸多环节，在空间位移和时间延续的周转过程中，难免会跌落、碰撞、摩擦，还会受到日光、空气、温

度、湿度、微生物以及其他生物（如鼠、虫等）等因素的影响，产生变色、潮解、溶化、风化、走油、腐败、虫蛀、霉变等，使中药质量发生变化。包装后可以有效地与上述影响因素隔离，抵抗各种外界因素的破坏，提高药物质量的稳定性，延缓药品变质，达到保证药物质量的目的。

（二）便于流通

包装为商品流通提供了条件和方便。中药在流通过程的各个环节中，要进行数量的交接、搬运、堆码、零售等工作，因此，中药包装的数量、重量、尺寸、规格、形态等要考虑贮运和使用过程中的方便性，同时也要适应机械化、专业化和自动化的需要，便于识别和统计。若无适当的包装，势必增加流通过程中的困难。对中药进行恰当的包装，能够顺利地进行计量与清点，合理地利用各种运输工具，提高运输、装卸和堆码效率，提高仓容利用率和贮存效果，加速流转，提高流通过程中的经济效益。此外，恰当的中药包装可以使货架及陈列或临床使用过程中摆设更为方便，有利于消费者选购或临床使用。

（三）促进销售

良好的包装体现了商品的高质量，是一种商品广告宣传的特殊表达方式，给人以美的享受，能诱导和激发消费者的购买欲望。同样，良好的中药包装可以建立其良好的销售形象，起到促进销售的作用。新颖别致的包装设计和造型、独特的美术装潢、醒目的商标、明快的色彩，均会对购药行为产生影响。因此，包装和装潢在购买者与中药商品之间既起着联结、媒介作用；又起着宣传、美化商品、推销商品的作用。特别是对中药材和中药饮片而言，以前许多中药材和中药饮片只进行简单的包装或未经包装就在市场上进行销售，其中也包含许多优质贵重中药，不利于树立其品牌形象，也不利于建立信誉度。

无论是中药材、中药饮片，还是中成药，包装还能提高其附加值，使商品增值。这是因为一方面由于中药包装的精心构思与设计、装潢美术与精巧制作是一种复杂劳动，体现了很高的价值，当这些复杂劳动附加在药品上时，会在销售中得到补偿，提高了价值；另一方面原药材或中药饮片进行必要的整理和包装后，改变了中药材或饮片的外在形态，这些劳动也转化到了商品中，提高了附加值，同时可以促进销售。

（四）方便使用

中药包装不仅具有以上作用，而且要方便使用。对中成药而言，销售包装是随同商品一起出售给消费者的，为了帮助医生、患者选准、用好药品，包装是一个好的"商品讲解员"。在包装上标示有药品名称、成分、规格、适应证、用法用量、不良反应、禁忌证、注意事项、生产日期、生产批号、有效期、贮藏、批准文号、生产企业、商标等内容，对消费者起指导作用；同时还要方便携带、使用和保存。对中药材和中药饮片而言，在每件药材或饮片的包装上，应注明品名、规格、产地、重量、批号、包装日期、生产单位，并附有质量合格的标志，以便于计量，易于分剂量和调配使用。

总之，中药的包装是非常重要的。包装质量的好坏，从一个侧面反映了一个国家的生产、科学技术和文化艺术的发展水平，反映出人民的生活与消费水平。包装甚至会对患者产生心理影响，从而影响药物的疗效。

三、包装的分类

中药品种繁多，对包装需求的目的、形态、方式和方法多种多样，包装的类别也有所不同，应根据中药商品的特点，进行恰当地选择。现就包装的分类作简略介绍。

（一）按形态不同分类

根据《药品包装、标签和说明书管理规定（暂行）》第八条的规定，药品的包装可分为内包装和外包装。

内包装是指直接与药品接触的包装。内包装应能保证药品在生产、运输、贮藏及使用过程中的质量，并便于医疗使用。

外包装是内包装以外的包装，按由里向外分为中包装和大包装。外包装应根据药品的特性选用不易破损的包装，以保证药品在运输、贮藏、使用过程中的质量。

（二）按包装目的分类

可分为销售包装和运输包装等两大类。

销售包装主要以满足销售的需要为目的，通常与药品一起销售到消费者手中的包装。具有保护、美化、宣传产品的作用，同时要便于陈列展销以及帮助消费者识别选购，对销售起促进作用。因此，医药企业无不对销售包装非常重视。此外，销售包装还要便于携带，方便使用，利于保存。

运输包装主要以满足运输、装卸、贮存需要为目的，通常不随药品卖给消费者。具有保障药品的安全、避免破损、方便储运装卸、加速交接、点验等作用。运输包装还应标明运输包装标志，以便于识别货物，利于对货物的收发管理；明示物流中应采取的防护措施；识别危险货物，提示应采用的防护措施。特殊管理药品及外用药品应有专用标签。

（三）按包装材料分类

可分为纸类包装、塑料类包装、金属类包装、玻璃和陶瓷类包装、木材和复合材料类包装等五大类以及其他包装材料包装。

（四）按运输方式分类

可分为铁路运输包装、公路运输包装、船舶运输包装、航空运输包装等。

（五）按包装方法分类

可分为真空包装、充气包装、防潮包装、防锈包装、灭菌包装、贴体包装、组合包装、缓冲包装、收缩包装等。

第二节　中药包装材料和选择原则

一、中药包装材料

不同种类的中药材、中药饮片和中成药，具有不同的特性，有的须防潮，有的须防压，有的须防冻，有的须避光，因此，对包装材料的要求也各有不同。

（一）常用的中药材、中药饮片包装材料

1. **麻袋**　麻袋是目前中药材包装使用较多的一种包装材料。麻袋应符合GB731-81《麻袋的技术条件》规定的技术条件。其优点是容量大，透气性较好，使用期限长，且可重复使用，成本较低；其缺点是麻絮易脱落，空隙大易进灰尘，容易使药材受污染、虫蛀。因此，不适宜于易生虫、易吸潮、易霉变药材的包装。中药饮片包装现已基本不用麻袋包装。

2. **塑料编织袋**　塑料编织袋也是目前中药材包装使用较多的一种包装材料，以聚丙烯树脂为主要原料。其优点是强度高，较为结实耐用，耐腐蚀，重量轻、成本较低等；但仍有一定空隙容易进灰尘、易泄露粉末等缺点。主要适用于包装矿石类、贝壳类药材。在包装时亦可采用双层或多层塑料编织袋进行包装。在塑料编织袋内衬聚乙烯薄膜形成复合包装后则可防潮、防湿、隔绝空气，可用于易吸潮、易霉变、易氧化饮片的包装，也可用于粉碎后矿物药的包装。

3. **塑料袋**　塑料袋目前在中药饮片的小包装上用得较多，多采用聚乙烯为

原料制成的透明袋。其优点质轻而柔软，耐酸、碱、盐水溶液的腐蚀，密封性能好，防潮、防湿、防霉变；其缺点是强度较低，耐热性差，80℃以上高温易引起变形。既可用于一般药材饮片的包装，也可用于易生虫、易霉变、易冷冻、易潮解的中药饮片及蜜炙等炮炙后饮片的包装，还可用作充气、真空等包装技术的包装材料。但不适宜包装易挥发的液体类药品。

4. **瓦楞纸箱**　中药材瓦楞纸箱运输包装件适用于中药材国内流通的运输包装。其优点是有较高的强度，比较坚挺，有良好的保护和防震作用，价格低廉，美观，便于堆码，方便运输等；但其强度大小与瓦楞形状、种类以及环境湿度密切相关，如环境相对湿度增大，瓦楞纸板含水量增加，强度就下降。为了更好地防潮，可在瓦楞纸箱内衬防潮纸。瓦楞纸箱还可用于塑料袋、纸盒、纸袋等小包装的大包装。

5. **药用玻璃**　玻璃包装材料适用于易吸湿、易挥发、贵重、毒剧中药的包装，也可用于液体或半固体中药的包装。其优点是阻隔性优良，化学稳定性好，耐腐蚀，密封性好，卫生，价格便宜，可重复使用等优点；其缺点是耐冲击性差，重量大等。

6. **其他包装材料**　木箱有较好的防潮和隔热性能，抗压性好，但成本较高，非必需一般不采用。除此之外，传统还使用金属容器、陶瓷容器、蒲包、席片、竹篓（筐）、柳条筐等等。

（二）常用的中成药包装材料

1. **药用玻璃**　药用玻璃以其良好的化学稳定性、抗热震性、密封性、一定的机械强度及光洁透明、易于药品的包装及贮存等一系列优异的理化性质而成为药品最常用的包装材料。各类药用玻璃容器以其不同的性状及性能特点，适用于不同剂型的包装。如玻璃药瓶可用于片剂、胶囊剂、口服液的包装，安瓿可用于水针剂的包装等。

2. **塑料**　塑料具良好的柔韧性、弹性和抗撕裂性，抗冲击的能力强，用作包装材料既便于成型，又不易破碎，体轻好携带。其用途十分广泛，可做成形式各异、大小不同的瓶、罐、袋、管，亦可作泡罩包装，有逐步取代部分玻璃容器和金属容器之势。常用的塑料有聚乙烯、聚丙烯、聚苯乙烯、聚氯乙烯、聚酰胺、聚碳酸酯等。

3. **复合膜**　复合膜是指由各种塑料与纸、金属或其他材料通过层合挤出贴面、共挤塑等工艺技术将基材结合在一起而形成的多层结构的膜。复合膜具有防尘、防污、阻隔气体、透明（或不透明）、防紫外线、蒸煮杀菌、防静电、微波加热等功能，且便于装潢、印刷、易成型、重量轻、费用低，强度适用于机械加工或其他各种封合方式，任何一种单一的材料都无法达到这些功能。

4. 纸 纸质包装具有重量较轻、加工性能好、便于成型、成本低、易于印刷、有一定的弹性和强度等优点，同时还可与塑料薄膜、铝箔等复合，成为性能更优良的包装材料。常见的纸质包装有各型纸袋、纸盒、瓦楞纸箱、纸桶、纸板等。

5. 金属 金属包装材料具有坚固性好、密封性好、强度大、耐压等优点。金属包装材料主要是以薄钢板、马口铁、镀锌铁皮、铝及铝合金等加工制作而成的包装物。常见的金属包装容器如用于包装霜剂等半固体制剂的软质铝管、用于包装泡腾片或喷雾剂的硬质铝管、用于盛装液体药品的金属桶以及在药品包装中使用愈来愈广泛的铝箔等。

6. 陶瓷 陶瓷具有很好的耐热、耐酸、耐碱、耐磨、遮光、绝缘等优点，而且造型各异、美观，所以中药中的名贵药品，尤其是易吸潮变质的药品喜选用陶瓷容器做包装。但陶瓷较重，抗震动及抗冲击较差，有逐渐被复合材料取代的趋向。

7. 橡胶 橡胶具有非常好的弹性以及机械强度，主要用作制作各种瓶塞。由于直接与药品接触，因此要求有非常好的稳定性和优良的密封性，以保证药品的质量稳定。药用包装主要采用卤化丁基橡胶，我国大批量使用卤化丁基橡胶瓶塞的时间还不长。

8. 其他包装材料 中成药其他包装材料尚有木材以及包装中药蜜丸的蜡壳等。

（三）中药包装材料的要求

1. 应能够保护所包装的药品。
2. 应是清洁、干燥、无污染、无破损，并符合药品质量要求。
3. 应无毒。
4. 应性质稳定，不与包装药品发生反应。
5. 应不改变药品的气和味。
6. 应能承受机械化加工处理，印刷性、着色性好。

二、包装材料的选择原则

（一）对等性原则

在选择中药包装时，要考虑保证中药的质量，但同时也应考虑中药的品性或相应的价值，所选用的包装材料应与之对等。也就是说，对于贵重或附加值高的中药，应选择价格性能比较高的包装材料；对价格适中的中药，除考虑美观外，要多考虑经济性，选择价格性能比适中的包装材料；对于价格较低的中药，在确保其具有安全性，能保护中药的同时，应注重实惠性，选择价格较低的包装材料。

（二）适应性原则

适应性原则要求中药的包装材料的选用应与流通条件如气候、运输方式、流通对象与流通周期等相适应。气候条件是指中药包装材料应考虑流通区域的温度、温差、湿度等，如我国南方与北方在气候上差异较大，流通时就必须考虑到这些因素；特别对气候条件恶劣的环境，选择包装材料时就更应该注意。运输方式包括公路、铁路、船舶、航空运输，运输方式不同，对包装材料的性能要求也不相同，如振动程度不同则对包装材料抗震性及防跌落等的要求亦不同。流通对象是指中药的接受者，由于国家、地区、民族、文化及消费习俗的差异，对包装材料的包装形式、美术装潢、规格等均有差异，应与之相适应。流通周期是指药品到达消费者手中的预定时间，所选用的包装材料应在有效期内确保中药质量的稳定。

（三）协调性原则

协调性原则是指中药包装应与该包装所承担的功能相协调。中药包装对保护药物的稳定性关系极大，因此，要根据中药的性能来选择不同的包装材料。如竹沥为液体药材，就应该选用不渗漏的包装材料如玻璃等作为包装材料；蜜炙的中药饮片容易吸潮，应该选用聚乙烯塑料袋作为包装材料；山茱萸、蕲蛇等可选用瓦楞纸箱，并加防潮纸。选用的包装材料要有足够的强度，以保证包装材料和容器在贮运和销售过程中不致损坏。除了注意选择包装材料的种类外，还应注意同种材料的不同规格。如不同类型饮片可采用不同厚度、不同规格的聚乙烯塑料袋，据实验，易生虫的党参、薏苡仁、白芷，易霉变的五味子、金银花、玉竹，易泛油、泛糖的苦杏仁、桃仁、枸杞、百合、远志、款冬花等的蜜炙品等均可采用3.5～4道的塑料袋，而质地坚硬的阳起石、石膏等则可采用5～7道塑料袋，效果较好。中成药则要根据药物制剂的剂型选择包装材料、容器。在不影响中药包装质量的前提下，应选用价格便宜的材料；在满足强度要求的前提下，选用质量轻的材料。中药包装材料不应与被包中药发生反应，不吸附药物，不能有包装材料进入药物，不改变药物的性能；而且还应该是洁净的，应该对在贮存或使用时能损坏或污染药物的可预见的外界因素，具有足够的保护作用。

（四）美学性原则

美学性原则要求所选择的中药包装材料要注意颜色、挺度、外形、种类等，应美观，符合美学要求。这样能产生好的陈列效果，提高中药商品的价值。

（五）包装材料与药物相容性原则

包装材料与药物相容性原则是指包装材料与药物间的相互影响或迁移。它包括物理相容、化学相容和生物相容。在选择包装材料时，应选用对药物无影响、对人体无伤害的中药包装材料。如常用来包装液体药材的玻璃虽然有很多优点，但也存在着两个主要缺点：会释放出碱性物质和有不溶性的薄片脱落。也就是说，在选择包装材料时，既要充分考虑包装和包装对所包中药的影响，也要考虑所包中药对包装的影响，以便能更好地保护中药的质量。

（六）无污染原则

无污染原则指的是在选择中药包装材料时要有利于环保，有利于节约资源。因此，包装材料的回收利用及再生也是一个不可忽视的内容，而且是努力的方向。

第三节　中药包装方法

中药材、中药饮片及中成药种类繁多，价值相差悬殊，产区分布广泛，使用的包装也多种多样。目前，我国对同一种中药材、中药饮片无统一的包装标准。经营中药材的专业公司，多数也未制定相关的包装标准。有的药材，不同产区使用包装不同；有的药材，在同一产区因销售渠道不同，包装也不相同。因此，规范中药材及中药饮片的包装，显得非常迫切和必要。近年来，随着包装技术的进步，中药材及中药饮片的包装有了很大的改进。中药包装应遵循的一般原则如下：

1. 中药包装必须适合药品质量的要求，方便贮存、运输和医疗使用。

2. 发运中药材必须有发运包装。在每件包装上，必须注明品名、产地、日期、调出单位，并附有质量合格的标志。

3. 生产中药饮片，应选用与药品性质相适应及符合药品质量要求的包装材料和容器，严禁选用与药品性质不相适应和对药品质量可能产生影响的包装材料。中药饮片的标签必须印有或者贴有标签，中药饮片的标签注明品名、规格、产地、生产企业、产品批号、生产日期，实施批准文号管理的中药饮片还必须注明批准文号。中药饮片在发运过程中必须要有包装，每件包装上，必须注明品名、产地、日期、调出单位等，并附有质量合格的标志。对不符合上述要求的中药饮片，一律不准销售。

一、中药材、中药饮片包装

中药材包装应按标准操作规程操作，并有批包装记录，其内容应包括品名、规格、产地、批号、重量、包装工号、包装日期等。

（一）中药材袋运输包装件

1. 包装材料 主要有麻袋和塑料编织袋。

（1）麻袋：以洋麻、黄麻为主要原料的机制麻袋。麻袋应符合 GB 731 – 81《麻袋的技术条件》规定的技术条件。

（2）塑料编织袋：以聚丙烯树脂为主要原料，主要适用于包装矿石类、贝壳类药材。塑料编织袋的编织，应符合 SG 213 – 80《聚丙烯编织袋》规定的技术条件。

（3）缝合材料：使用机制麻线，直径 2～3mm。

2. 中药材袋装时的含潮率 中药材袋装时的含潮率应符合国家有关规定。

3. 缝合技术要求 袋口缝合时应卷口两道，采用交叉法，针距不得大于 40mm。两角要留 150mm 小辫，扎紧扣死。双袋包装的袋口缝合，应先里层后外层，分两次缝合，里层袋口缝合可不卷口、不留小辫。

4. 净重 包装件内装净重分 10、20、25、30、35、40、45、50kg，共 8 个重量数。

5. 其他 每个包装件内应附有药材质量合格证。麻袋和塑料编织袋的内装品种、规格、重量的具体要求参见 GB 6264 – 1986《中药材袋运输包装件》。

（二）中药材压缩打包运输包装件

中药材压缩打包运输包装件适用于轻泡中药材压缩打包，国内流通的运输包装。

1. 压缩打包的机箱规格 压缩打包的机箱规格共有 5 种规格，每种规格的机箱内径尺寸及压缩打包件的最大规格尺寸参见 GB 6265 – 1986《中药材压缩打包运输包装件》。

2. 包装材料 压缩打包运输包装件的包装材料包括裹包材料、捆扎材料、防潮材料及缝合材料。裹包材料有麻布、粗平布、塑料编织布，捆扎材料有棕丝绳、麻绳、铁元丝，防潮材料为防潮纸，缝合材料为麻线，其技术要求参见 GB

6265－1986《中药材压缩打包运输包装件》。加固用的支撑材料要求如下：①夹板以竹片、荆条、紫槐条或其他质量相当的材料编成。夹板的边长应小于相应的箱内径40mm。②不使用夹板时，在包装件上下面各放置长度合适的竹竿，竹片宽30mm，厚4～6mm。荆条、紫槐条中间直径8mm以上。③包装材料应该干燥，无虫蛀，不影响药材质量。

3. 技术要求 压缩打包件的技术要求如下：

（1）压缩打包件中药材的净重分20、30、40、50、60kg，共5个重量数。

（2）加固用的支撑材料，应放在裹包材料与防潮材料中间。

（3）中药材压缩成包时，要根据药材的性质，在保证质量的前提下，包装件压紧。

（4）包装件捆扎缝合要求：①包装件的捆扎用绳子或铁元丝横捆5～7圈，一圈结一圈死扣，不致滑扣松捆。②裹包材料的缝接处，用麻线缝合，针距不大于20mm。③包装件外观应六面平整，八角饱满，商品不得外露。

4. 其他 压缩打包时，中药材的含潮率应符合国家有关规定。每个包装件内应附有药材质量合格证。用标准箱型压缩打包时，各中药材具体品种的重量、压缩高度、内衬物、支撑材料、密度参见GB 6265－1986《中药材压缩打包运输包装件》。用保留箱型压缩、打包时，各中药材具体品种除重量、压缩高度可以适当变动外，其余的同《中药材压缩打包运输包装件》的要求。重量变动时要符合"技术要求"中第1点的规定。重量、压缩高度变动后，压缩打包件的密度应与标准箱型的密度相同，误差不超过10%。

（三）中药材瓦楞纸箱运输包装件

中药材瓦楞纸箱运输包装件适用于中药材国内流通的运输包装。

1. 包装材料及技术要求 包装材料及技术要求如下：

（1）瓦楞纸为双瓦楞结构，主要用料及技术要求参见GB 6266－1986《中药材瓦楞纸箱运输包装件》。

（2）瓦楞纸箱内衬材料：瓦楞纸板，材质不限。聚丙烯塑料袋、膜要求符合食品卫生材料的有关规定，厚度为0.08～0.12mm。防潮纸要清洁，能起防潮作用，不污染药材。麻布或本色布，麻布应符合GB 736－81《麻布的技术条件》规定，本色布应符合GB 406－78《本色棉布技术要求》规定的粗平布（编号101～111号）。

（3）捆扎和箱外裹包材料：塑料捆扎带，应符合SG 234－81《塑料打包带》规定，规格宽不得小于15mm。瓦楞纸箱外需要另加裹包时，选用下列材料：麻布应符合GB 736－81规定的1～6号麻布；麻袋应符合GB 731－81《麻袋的技术条件》规定的 1～5 号麻袋；机制麻线直径 2～3mm，用于缝合箱外裹包材料的接合处。

2．成型瓦楞纸箱物理性能

（1）外观：箱盖刈齐，误差±2mm。箱表刀口不毛，不碎裂；箱体方止，八角折叠处无漏洞，误差不大于 4mm。瓦楞高度 2.5mm；裱长黏合牢固，表层不开胶，不起泡。钉箱口对齐，误差±4mm；双钉口钉距均匀，钉针钉透，钉距不大于 55mm，位置正确，偏差±10mm。瓦楞纸箱应清洁不污，箱表涂防潮油。

（2）抗压力空箱不低于 450kg（在含潮率 14%～16% 测试）。黏合牢度（3×12cm）拉力不低于 10kg。

3．箱型、箱号、箱规格　箱型为扁长方形大盖纸箱。纸箱编号共 10 个、其具体规格参见 GB 6266－1986《中药材瓦楞纸箱运输包装件》。每个箱号高度可以根据药材规格，上下浮动不大于 30mm。每个包装件净重规定 5、10、15、20kg，共 4 个重量数。

4．瓦楞纸箱内衬材料使用要求　瓦楞纸箱下底上盖，衬垫瓦楞纸板各一块。规格与纸箱内径相适应。对不同药材，可选用下列衬垫方法：用塑料薄膜作衬垫，薄膜热合制成与箱内径相适应的袋，高度要适应折叠；用防潮纸作衬垫要衬垫严密，不破不漏；用麻布或本色布作衬垫，要缝合成与箱内径相适应的袋，袋口要缝合牢固。

5．封口、捆扎技术要求　瓦楞纸箱下底上盖，使用黏合剂黏合，黏合处要平整、牢固。

瓦楞纸箱使用塑料捆扎带捆扎牢固，不得有倾斜松动。瓦楞纸箱包装件重量在 15kg（包括 15kg）以内的，捆扎双十字形；包装件重量在 15kg 以上的，捆扎井字形。瓦楞纸箱黏合后，需要用麻布或麻袋裹包的包装件，麻布或麻袋的接合处，用麻线缝合牢固，针距不得大于 20mm。捆扎同上之要求。

6．其他　中药材装箱时的含潮率，应符合国家有关规定。每个包装件内应附有药材质量合格证。中药材装箱的具体品种重量、使用箱号、内衬物的具体要求参见 GB 6266－1986《中药材瓦楞纸箱运输包装件》。

（四）中药饮片包装

1．根类、根茎类、种子类、果实类、花类、动物类药材饮片全部采用小包装加大包装的方法。小包装采用无毒聚乙烯塑料透明袋，每袋规格一般为 0.5、1.5、2kg。饮片检验合格后装袋，每个小包装内均须装入饮片检验合格证后方可封口，然后装入大包装中。大包装可用瓦楞纸箱或大铁盒。

2．全草类、叶类药材饮采用无毒聚丙烯塑料编织袋包装。每袋规格为 10～

15kg一件。同样，饮片经检验合格后装袋，每个包装内均须装入饮片检验合格证后方可封口。

3. 矿物类及外形带钩刺药材饮一般采用双层或多层无毒聚丙烯塑料编织袋包装，其规格有大、中、小型可供选用。

4. 贵重、毒剧药材饮宜采用小玻璃瓶、小纸盒分装到一日量或一次量的最小包装，并贴上完整的使用说明标签。

5. 对贵重药材饮片，也可进行特殊的、精致的精品包装，既保证了饮片质量，又提高了商品价值。其规格一般较小，在小包装外再进行精美的外包装。如珍珠粉、人参、西洋参、天麻、西红花、羚羊角等常可在市场上见到精品包装。

6. 随着包装技术的进步，对于易霉变、易泛油、易虫蛀的饮片，亦可采用真空包装机进行真空包装；对于花类药材如金银花、菊花等以及色泽、成分不稳定，易氧化药材饮片亦可采用充气包装，方法是将饮片密封并抽出袋中空气后，再充入惰性气体如氮气、二氧化碳等。在小包装外，应再有大包装。

7. 包装后，应对包装进行检查，以确保饮片的质量。

（五）中药材、中药饮片包装前的质量要求

1. 水分含量要符合规定要求，否则会影响中药材、中药饮片包装后的质量。绝大多数中药发生质量和数量的变化，水分是主导因素。会发生诸如腐烂、霉变、走油、走味、色泽改变、风化、潮解、虫蛀等。特别是一些含糖分、黏液质成分较高的中药材、中药饮片或体积较大的中药材、厚度较大的饮片，一方面要注意干燥达到一定标准，另一方面也应注意及时包装。如以北方地区为例，在温度30℃时，把红枣的含水量控制在12%～17%，党参为11%～16%，麦冬为11%～15%就不易发生质量变异。一般炮制品的水分含量宜控制在7%～13%；《中药饮片质量标准通则（试行）》规定：蜜炙品不得超过15%；酒炙品、醋炙品、盐炙品、姜汁炙品、米泔水炙品、蒸制品、煮制品、发芽制品、发酵制品均不得超过13%；烫制后醋淬制品不得超过10%。见附录中收载的中药材安全水分表。

2. 检查中药材、中药饮片的净度是否达到要求。中药材要达到一定的净度，方可进行包装。《中药饮片质量标准通则（试行）》要求：不应该含有泥沙、灰屑、霉烂品、虫蛀品、杂物及非药用部位等。果实种子类、全草类、树脂类含药屑、杂质不得过3%；根类、根茎类、叶类、花类、藤木类、皮类、动物类、矿物类及菌藻类等含药屑、杂质不得过2%。炒制品中的炒黄品、米炒品等含药屑、杂质不得过1%；炒焦品、麸炒品等含药屑、杂质不得过2%；炒炭品、土炒品等含药屑、杂质不得过3%；炙品中酒炙品、醋炙品、盐炙品、姜炙品、米

泔炙品等含药屑、杂质不得过 1%；药汁煮品、豆腐煮品、煅制品等含药屑、杂质不得过 2%；发酵制品、发芽制品等含药屑、杂质不得过 1%；煨制品含药屑、杂质不得过 3%。

3. 中药饮片片型应符合《中国药典》及《全国中药炮制规范》的规定。饮片应均匀、整齐，色泽鲜明，表面光洁，无污染，无泛油，无整体，无枝梗，无连刀、掉边、翘边等。《中药饮片质量标准通则（试行）》规定：异形片不得超过 10%；极薄片不得超过该片标准厚度 0.5mm；薄片、厚片、丝、块不得超过该片标准厚度 1mm；段不得超过该标准厚度 2mm。

4. 中药材、中药饮片都有固有的色泽，色泽改变会影响药品的质量。特别是含有脂肪油、挥发油、黏液质、糖类等较多的药材，容易泛油，此时往往伴随着变色。《中药饮片质量标准通则（试行）》规定，饮片的色泽应符合该品种的标准外，色泽要均匀，炒黄品、麸炒品、土炒品、蜜炙品、酒炙品、醋炙品、盐炙品、油炙品、姜汁炙品、米泔水炙品、烫制品等含生片、糊片不得超过 2%；炒焦品含生片、糊片不得超过 3%；炒炭品含生片和完全炭化者不得超过 5%；蒸制品应色泽黑润，内无生心，含未蒸透者不得超过 3%；煮制品含未煮透者不得超过 2%，有毒药材应煮透；煨制品含未煨透者及糊片不得超过 5%；煅制品含未煅透及灰化者不得超过 3%。

5. 对于水制、火制或水火共制的饮片必须凉透后方可包装，否则会出现结露和霉变现象。

6. 其他如饮片的气味、灰分、浸出物、有效成分、有毒成分、重金属、农药残留、微生物限度检查等方面的要求应根据具体饮片的相关标准规定进行相应的检查。

7. 在选择包装时，易破碎的药材应使用坚固的箱盒包装；毒性、麻醉性、贵细药材应使用特殊包装，并应贴上相应的标记。

8. 在包装前，中药材可按药材商品规格标准划分等级进行包装，分成一定的规格，按质论价。如天麻有"冬麻"、"春麻"，冬麻质好，春麻质次；有一等（每千克 26 支以内）、二等（每千克 46 支以内）、三等（每千克 90 支以内）、四等（每千克 90 支以上）干货。同样，中药饮片亦可进行质量等级划分，并在饮片包装上注明。

二、中成药包装

（一）总体规定

1. 药品包装、标签、说明书必须按照国家食品药品监督管理局规定的要求印制，其文字及图案不得加入任何未经审批同意的内容。药品包装、标签内容不得超出国家食品药品监督管理局批准的药品说明书所限定的内容。

2. 药品包装、标签上印刷的内容对产品的表述要准确无误，除表述安全、合理用药的用词外，不得印有各种不适当宣传产品的文字和标识，如"国家级新药"、"中药保护品种"、"GMP 认证"、"进口原料分装"、"监制"、"荣誉出品"、"获奖产品"、"保险公司质量保险"、"公费报销"、"现代科技"、"名贵药材"等。

3. 药品商品名须经国家药品监督管理局批准后方可在包装、标签上使用。商品名不得与通用名连写，应分行。中药的商品名经商标注册后，仍须符合商品名管理的原则。通用名与商品名用字的比例不得小于 1∶2（指面积）。通用名字体大小应一致，不加括号。未经国家药品监督管理局批准作为商品名使用的注册商标，可印刷在包装标签的左上角或右上角，其字体不得大于通用名的用字。

4. 同一企业，同一药品的相同规格品种（指药品规格和包装规格两种），其包装、标签的格式及颜色必须一致，并不得使用不同的商标。同一企业的相同品种如有不同规格，其最小销售单元的包装、标签应明显区别或规格项应明显标注。

5. 药品的最小销售单元，系指直接供上市、销售药品的最小包装。每个最小销售单元的包装必须按照规定印有标签并附有说明书。

6. 麻醉药品、精神药品、医疗用毒性药品、放射性药品等特殊管理的药品、外用药品、非处方药品在其大包装、中包装、最小销售单元和标签上必须印有符合规定的标志；对贮藏有特殊要求的药品，必须在包装、标签的醒目位置中注明。

7. 经批准异地生产的药品，其包装、标签还应标明集团名称、生产企业、生产地点；经批准委托加工的药品，其包装、标签还应标明双方企业名称、加工地点。

8. 凡在中国境内销售和使用的药品，包装、标签所用文字必须以中文为主并使用国家语言文字工作委员会公布的现行规范文字。民族药可增加本民族文字。企业根据需要，在其药品包装上可使用条形码和外文对照；获我国专利的产品，亦可标注专利标记和专利号，并标明专利许可的种类。

9. 包装标签有效期的表达方法，按年月顺序。一般表达可用有效期至某年某月，也可只用数字表示。如有效期至 2005 年 11 月，也可表达为有效期至2005.11 或 2005/11 或 2005-11 等。年份用四位数字表示，1~9 月份数字前须加0 以两位数表示月份。

（二）中药制剂包装、标签内容

1. **内包装标签内容** 包括药品名称、规格、功能与主治、用法用量、贮藏、生产日期、生产批号、有效期及生产企业。因标签尺寸限制无法全部注明上述内容的，可适当减少，但至少须标注药品名称、规格、生产批号三项，如安瓿、注射剂瓶等。中药蜜丸的蜡壳上至少须标注药品名称。

2. **直接接触内包装的外包装标签内容** 包括药品名称、成分、规格、功能与主治、用法用量、贮藏、不良反应、禁忌证、注意事项、包装、生产日期、生产批号、有效期、批准文号及生产企业。由于包装尺寸的原因而不能注明不良反应、禁忌证、注意事项，均应注明"详见说明书"字样。

3. **大包装标签内容** 包括药品名称、规格、生产批号、生产日期、有效期、贮藏、包装、批准文号、生产企业及运输注意事项或其他标记。

第四节　中药包装标志

中药包装标志是指在中药包装外部制作的特定记号或说明。其主要作用是识别药物，便于对药物的收发管理；明示应采取的防护措施；识别危险品，明示应采用的防护措施，以保证安全。中药包装上的标志按其内容和作用，可分为：①收发货标志，也称包装识别标志；②储运图示标志；③危险品标志。

《中药材生产质量管理规范（试行）》规定："在每件药材包装上，应注明品名、规格、产地、批号、包装日期、生产单位，并附有质量合格的标志。"

一、收发货标志

收发货标志是在流通过程中辨认货物而采用的，运输袋应有收发货标志。中药收发货标志由运输货签与包装件刷写的文字和图案组成。

中药材袋运输包装件运输货签项目包括运输号码、品名、发货件数、到达站、收货和发货单位、发站，采用刷写在货签上，挂挂在包装件两端。包装件刷写文字和图案项目包括医药分类标志、品名、规格（等级）、毛重、净重、产地及包装单位、日期。

中药材压缩打包运输包装件运输货签项目与中药材袋运输包装件相同，采用刷写并粘贴或挂挂在包装件两端。包装件刷写文字和图案项目亦与中药材袋运输包装件相同。

中药材瓦楞纸箱运输包装件运输货签项目包括：运输号码、品名、发货件数、毛重、到达站、收货和发货单位、发站，粘贴在瓦楞纸箱指定部位。用麻布或麻袋裹包的，采用刷写或拴挂在包装件上。瓦楞纸箱印刷文字和图案项目包括医药分类标志、品名、规格（等级）、毛重、皮重、净重、产地、包装单位及日期。

中药饮片包装外面均应标明饮片品名、规格、数量、生产批号、生产厂名等。对于采用小包装加大包装方法的，其大、小包装外面均应标明饮片品名、规格、数量、生产批号、生产厂名等。

中成药大包装应标明药品名称、规格、生产批号、生产日期、有效期、贮藏、包装、批准文号、生产企业等。

经批准异地生产的药品，其包装、标签还应标明集团名称、生产企业、生产地点；经批准委托加工的药品，其包装、标签还应标明双方企业名称、加工地点。

二、储运图示标志

包装储运图示标志是根据中药的某些特性（如怕热、怕震、怕湿、怕冻等）而确定的标志。其目的是为了在运输、装卸和贮存过程中，引起作业人员的注意。储运图示标志应符合国家标准 GB 195－85《包装储运图示标志》的规定。

储运图示标志有：小心轻放（用于碰震易碎、需轻拿轻放的运输包装件）、禁用手钩（用于不得使用手钩搬动的运输包装件）、向上（用于指示不得倾倒、倒置的运输包装件）、怕热（用于怕热的运输包装件）、远离放射源及热源（用于指示需远离放射源及热源的运输包装件）、此由吊起（用于指示吊运运输包装件时放链条和绳索的位置）、怕湿（用于怕湿的运输包装件）、重心点（用于指示运输包装件重心所在处）、禁止翻滚（用于不得滚动搬运的运输包装件）、堆码重量极限（用于指示允许最大堆码重量的运输包装件）、堆码层数极限（用于指示允许最大堆码层数的运输包装件。图中 N 为实际堆码层数，印刷或喷涂时用阿拉伯数字表示）、温度极限（用于指示需要控制温度的运输包装件）。

图示标志的颜色一般为黑色。如果包装件的颜色使图示标志显得不清晰，则可选用其他颜色印刷，也可在印刷面上选用适当的对比色。一般应避免采用红色和橙色。粘贴的标志采用白底印黑色。如遇特大或特小的运输包装件，标志的尺寸可以适当扩大或缩小。

标志的标打，可采用印刷、粘贴、拴挂、钉附及喷涂等方法。但制作标志的颜料应具有耐湿、耐晒、耐磨等性能，以免褪色、脱落。印刷时，外框线及标志名称都要印上；喷涂时，外框线及标志名称可以省略。在使用包装储运标志时，对于不同形状的包装件，注意标志的位置应在显而易见的部位，以利于装卸、搬运、堆垛等操作：①箱状包装：位于包装端面或侧面的明显处；②袋、捆包装：位于包装明显处；③桶形包装：位于桶身或桶盖；④集装箱、成组货物：粘贴四个侧面。

标志的文字书写应与底边平行；粘贴的标志应保证在货物储运期内不脱落。标志由生产单位在货物出厂前标打。出厂后如改换包装，标志由改换包装单位标打。

三、危险品标志

危险品标志是指在包装上用图形和文字表示危险品的标志。对易燃、易爆、有毒等中药，应在包装上清楚和明显地标示危险品规定的标志。危险中药的包装必须按国家标准 GB190－85《危险货物包装标志》的规定执行。

《中药材生产质量管理规范（试行）》也明确规定"毒性、麻醉性……药材应使用特殊包装，并应贴上相应的标记"。如硫黄的粉尘或蒸气与空气或氧化剂混合形成爆炸性混合物，具有燃烧性，属二级易燃固体，故包装上应有明显的"易燃"危险品标志；密陀僧、红丹等应标明毒性药品标志；其他的还有松节油、樟脑、龙脑等在运输时均应标明危险品标志。同样，对中成药而言，如果属于医疗用毒性药品，应在其大包装、中包装、最小销售单元和标签上必须印有符合规定的医疗用毒性药品标志。此外，麻醉药品、精神药品、放射性药品等特殊管理的药品亦应在其大包装、中包装、最小销售单元和标签上必须印有符合规定的麻醉药品、精神药品、放射性药品标志。

标志的标打，可采用粘贴、钉附及喷涂等方法。标志的位置规定如下：①箱状包装：位于包装端面或侧面的明显处；②袋、捆包装：位于包装明显处；③桶形包装：位于桶身或桶盖；④集装箱、成组货物：粘贴四个侧面。如遇特大或特小的运输包装件，标志的尺寸可按规定适当扩大或缩小。标志应清晰，并保证在货物储运期内不脱落。标志应由生产单位在货物出厂前进行标打，出厂后如改换包装，其标志由改换包装单位标打。每种危险品包装件应按其类别贴上相应的标志。但如果某种物质或物品还有属于其他类别的危险性质，包装上除了粘贴该类标志作为主标志以外，还应粘贴表明其他危险性的标志作为副标志，副标志图形按《危险货物包装标志》的规定执行。

储运的各种危险货物性质的区分及其应标打的标志，应按 GB 6944、GB 12268 及有关国家运输主管部门规定的危险货物安全运输管理的具体办法执行，出口货物的标志应按我国执行的有关国际公约（规则）办理。

除此之外，尚有一些药品的特殊标识，如外用药品、非处方药品亦必须在其大包装、中包装以及最小销售单元和标签上印有符合规定的外用药品、非处方药品标志；对贮藏有特殊要求的药品，必须在包装、标签的醒目位置中注明。

第六章

中药仓库与仓库管理

中药仓库是贮存中药商品的场所，要达到贮存多、进出快、保管好、省费用、保安全的目的，就要加强技术管理。仓库的技术管理，包括适合的仓库、合理的贮存方法、科学的保管与养护手段。因此应采用现代的科学管理方法、先进的技术手段及合理的贮存方法，搞好仓库管理，以保证中药商品贮存质量，提高仓库使用率、降低费用、减少损耗。本章对普通中药仓库和现代化仓库以及仓库管理工作分别加以介绍。

第一节 中药仓库的类型

中药商品种类繁多，对贮存的环境条件要求各不相同。中药仓库的贮藏性能各异，仓库的业务工作复杂，因而中药仓库的类型较为复杂，现介绍以下几种类型：

一、按商品存放环境的露闭式分类

（一）露天库

又叫货场。大多是经过简单加工的天然地面。场地要平坦、结实，一般要高出地平面 20～25cm，并稍作倾斜，以利排水。这种货场一般仅用于货物临时的堆放或装卸。存放时，货堆下面必须垫有枕木，上面应用油布或苫布覆盖。

（二）半露天库

又称货棚。一般只有顶盖而无墙壁，其优点是构筑简单，造价低廉，适合于堆放包装材料等。当密闭库不够使用时，也可暂时用来贮存受温度和湿度影响较小的药材，但贮藏时间不宜过长，特别是在夏季。在我国华北、西北等气候干燥的地区，用来贮藏药材的时间可稍长些，但在长江流域以南地区只宜作短时间的贮藏。贮存时，货堆下面必须垫有枕木等。

（三）密闭库

即为有顶、有墙的正规库房，多为砖木混合结构。这种库房具有严密、不受气候影响、贮存品种不受限制等优点。药材仓库的所有药材商品类型，一般都应贮藏于此类库房内。按照库房的技术设备，又可分为普通库房、密闭库房、保温库房、熏蒸库房、冷藏库房等。密闭库按建筑物的层数可分为平房、二层库房或多层库房。

二、按建筑形式分类

1. **平面库** 即一层的库房，优点是便于搬运商品，利用率高，造价低。若地面潮湿，对商品的贮存有不良影响。

2. **多层库** 占地面积小，增加了贮存面积，可以充分利用空间，贮存费用下降；库内干燥、隔潮性能好。但因有一定的层间高度，储运劳动消耗较大，搬运速度受一定影响。

3. **立体库** 指立体自动化仓库，即以计算机进行管理和以货架为主的立体仓库的统称，亦称高层自动化仓库。这种仓库的高度，国外已达 10 ~ 30m 以上。我国目前设计投产的自动化仓库高达 18m。据计算，仓库从高度 5m 提高到 20m，每立方米的贮存费可下降 37%。

4. **地下库** 具有隐蔽、安全的特点，一般用于贮藏战备和忌高温贮存的商品。这类库房要采取防潮措施。

5. **货棚** 指用于存放商品的棚子，有的无墙。货棚的结构简单，造价低，但隔热、防潮能力差，使用寿命短。一般用于笨重或轻泡商品的短期存放。

6. **货场** 指用于堆放商品的露天场所，又叫露天仓库。它费用低、容量大，但易受自然条件的影响。适合临时存放收购的大量商品或集中到达的商品，但一般不能作长期贮存。

三、按商品流通过程中的职能分类

1. **采购仓库** 多设在中药经营、生产比较集中的地点或设在转运集散地，主要集中贮存从生产部门收购的中药，整批或分批发出。

2. **批发仓库** 存放调进或收购入库的中药。这类仓库同时也根据要货计划进行商品编配、分类和改装。也有的批发仓库与批发业务设在一起，这种形式可以方便客户，缩短调拨时间，减少环节。

3. 零售仓库 一般设在企业或零售商店的附近。主要为零售单位贮备商品，供应门市销售。

4. 加工仓库 具有加工、贮存作用。既方便收购，又方便贮存和分发。如中药材、饮片加工的仓库，其任务是对中药材和饮片进行周转、贮存。

5. 贮备仓库 是贮存战备、疫情、灾情、急诊等所需药品的仓库。它是国家为解决在特殊情况下急需而设置的，一般贮备品种少，数量较多。

6. 中转仓库 一般设在交通运输方便的地点。主要是为运输中转和分运商品，转换运输工具，为中药商品的暂时存放而设置。

四、按商品性质分类

1. 普通中药库 是贮存一般药品商品的仓库。在收购、批发、零售、加工、调拨各环节中都可以设置，如中药材仓库、饮片库、成药库。

2. 特殊中药商品库 这类仓库分为三种：

（1）细贵药材库：专门贮存来源不易，经济价值较高的中药材商品。

（2）毒、剧药品库：单独贮存国家限制使用的毒、剧药材或含毒、剧药材成分的中成药的仓库。管理严格，设施安全。

（3）危险品仓库：指专门贮存易燃、易爆等危险品的仓库，如火硝、硫黄以及杀灭害虫的化学熏蒸剂等。

第二节 现代中药仓库

一、现代中药仓库的含义及其现代化发展的趋势

（一）现代仓库的含义

按照 2000 年国家药品监督管理局颁布的《药品经营质量管理规范》的要求，中药仓库应划分出待验库（区）、合格品库（区）、发货库（区）、不合格品库（区）、退货库（区）等专用场所；经营中药饮片还应划分出零货称取专库（区）。各库（区）均应设有明显标志。

仓库应有以下设施、设备及要求：

（1）保持药品与地面之间有一定距离的设施。

（2）避光、通风和排水的设备。

（3）检测和调节温、湿度的设备。

（4）防尘、防潮、防霉、防污染以及防虫、防鼠、防鸟等设备。

（5）符合安全用电要求的照明设备。

（6）适宜拆零及拼箱发货的工作场所，包装物料等贮存场所和设备。

药品批发和零售企业的仓库应有以下设施和设备：

（1）设置不同温、湿度条件的仓库。其中冷库温度为2℃～10℃；阴凉库温度不高于20℃；常温库温度为0℃～30℃；各库房相对湿度应保持在45%～75%之间。

（2）设置的药品检验室应有用于仪器分析、化学分析、滴定液标定的专门场所，并有用于易燃、易爆、有毒等环境下操作的安全设施和温、湿度调控的设备。

（二）仓库现代化的发展趋势

仓库现代化的含义，是指在中药贮存与养护行业，应采用现代化科学管理方法和先进的技术手段，对仓库中的人、财、物、环境及其运转过程，运用机械或自动方式有目的地加以监测、控制和调节，以达到高效、低耗地完成仓储任务，从而实现仓库管理现代化、信息网络自动化，装卸、搬运、码垛机械化，专业人员知识化的目标，这就是中药仓库的发展前景。

中药仓库现代化建设大致体现在以下几个方面。

1. 电子计算机信息化管理系统　是指仓库建立中心控制室，对仓库物资的贮存、数据分析以及信息控制等实行计算机自动化管理的系统。并建设监控报警系统，实现库房温、湿度遥控系统、防盗及消防报警、库门自动启闭等监控系统的自动化管理。仓库实现信息网络化，使整个仓库管理机构形成一个信息畅通的网络，促使管理效益不断提高。

2. 具备现代化设备和仪器　中药仓库应具备各种现代化搬运、保管、养护、消防安全以及管理和自动化控制等设备。应具备法定规定的检验用仪器、仪表、衡量器等。

3. 商品进出作业机械化、控制自动化　商品入库点数、装卸、搬运、分类、检测、记录、堆码、发货等实行作业机械化、控制自动化。

4. 温、湿度调控自动化　温度、湿度应控制在规定的范围内，超出范围进行自动降温、抽湿等处理。

5. 管理现代化、规范化　在行政管理、业务管理、人事和企业信息等管理方面按 GSP 要求，进行现代化、规范化管理。

6. 现代专业人员　从事药品验收、养护、计量和销售工作的人员必须按国家有关规定设置，人员的专业素质必须符合现代医药管理和养护专业的要求，并做到专业培训制度化。

7. 健全规范的管理制度 仓库管理应有健全、规范的管理制度和各级岗位责任制，以及验收、检测标准及范围、检测程序等规范化的管理制度。

二、现代中药仓库的建筑要求

（一）仓库地址的选择

在一般情况下，选择建设仓库的地址应符合下列条件：

1. 地点适中，交通方便，尽可能设在靠近铁路、公路或港口的地方，与中药生产、批发、销售单位较近。

2. 地面广阔平坦，便于存放大批商品（指调拨、中转、批发仓库），并有扩充的余地。

3. 地势应较高，便于排水，不受洪涝威胁，不影响商品进、出。地面要坚硬，避免地面下沉。

4. 要有水、电保证，便于消防和供电。

5. 环境卫生条件较好，远离易燃烧或有污染的生产单位和居民集中区，确保仓库安全和免受污染。

（二）仓库的性能要求

1. 普通仓库 要具备防潮、隔热、通风三种性能。仓库内部要便于机械操作、方便堆码和进出作业。利用商品的合理摆布，提高库房单位面积的使用率。在此基础上达到坚固、适用、经济的目的。

2. 危险品库 墙壁、地坪、屋顶最好选用耐火材料，内部以耐火墙壁间隔。安装电灯需加装防爆灯罩。库门用耐火材料制成。露出屋顶的通风管要用细密铁网遮罩。

3. 冷藏库、恒温仓库、低温仓库 墙壁、地坪、屋顶全用水泥、钢筋混凝土建造，墙壁中间砌装隔热材料，库门密封性能要好，设计双重门。

（三）仓库建筑的要求

为了保证仓库建筑质量，确保贮存商品和业务操作的安全，必须针对具体情况和条件，对仓库结构制定技术标准，规定仓库建筑各主要结构部分的一般要求。

1. 库房基础 它是库房重量的传递者，它把库房的重量和库房的内（外）墙、主柱所承担的全部载荷传递到基地上去。因此，库房的墙壁和主柱下面必须建造基础。

2. 库房地坪 仓库地坪由基础、垫层和面层构成。垫层可用砂子、砾石、碎石和混凝土等铺筑；面层按所用材料的不同有沥青地坪、沥青混凝土地坪、水泥和水泥混凝土地坪。对仓库地坪的基本要求是：坚固结实、平整、干燥；具有一定的载荷能力，一般应在 $5 \sim 10 t/m^2$；且具有耐摩擦和耐冲击能力；具有不透水、不起尘埃、导热系数小、防潮性能好等功能。为防止沉落或裂缝，地坪应具有一定的强度和刚度，还要作必要的防潮处理和防白蚁处理。

3. 库房墙壁 墙壁是库房的围护结构，同时也起部分支撑作用。其结构状况直接关系着库房的坚固、耐久和稳定性。库房墙壁按其作用不同有三种：承重墙是承受屋顶及某些设备的重量，并起围护作用，一般做成实体墙；骨架墙是砌在梁柱间的墙，只起充填和隔离作用；间隔墙是把大房间分隔成小房间的内墙。对库房墙壁的基本要求是：

（1）尽量使库内不受大气温、湿度和风向变化的影响，即隔热、防潮、保温性能好。

（2）坚固耐久，并且有一定承重能力。

（3）表面应光洁、平整，不起尘，不落尘。

4. 库房房顶 库房房顶的作用是防止雨雪侵袭和日光直接照射。房顶应无渗漏，并有良好的隔热与防寒性能，导热系数小，符合安全防火要求，其坚固、耐久性应与整个建筑相适应。屋顶由承重、复盖两部分构成。为了隔热、防寒和防尘，则应加装天花板复盖。通常有平顶、脊顶、拱顶等形式。

5. 库房门、窗 库房门、窗在结构上应具有关闭紧密，坚固耐用，开关轻便，并能防止雨水浸入和适应安全防火的要求。

（1）库门：是商品、人员和运输工具出入的通道。库门关闭可以保证商品安全，保持库内正常的温度和湿度。库门应在库房的较长一边的两侧开设，适合商品的吞吐量和技术操作过程。库门的尺寸应根据商品包装和仓库使用的机械设备体积大小而定。

（2）库房窗户：起采光和通风的作用。一般仓库均采用侧窗采光，只有在库房宽度超过 20m，侧窗通光不足时，才用天窗辅助采光。为了便于保持窗户清洁，以采用开关窗或上翻窗为宜。为适应商品养护的要求，最好采用联动开关装置。仓库应尽量减少窗户面积，必备的窗户应安装适宜的窗帘，防止日光直射商品。

三、现代中药仓库的区域设计及管理要求

按照 GMP 要求，药品生产企业的药品仓库全面实行分类、分区管理，有效

防止混淆和差错。从物料的购入、贮存、发放、使用等都有详细具体的管理制度。并建有包括标签室、组合式冷库、胶囊存放室等 10 多间功能室，各项功能齐全。各区采用科学的养护方法，有效控制库区的温、湿度，使其维持在规定的范围内。

按照 GSP 要求，药品经营（批发和零售连锁）企业应有与其经营规模、经营范围相适应的仓库内部区域应分成药品贮存作业区，辅助作业区，办公生活区。药品贮存作业区为仓库核心部分，包括库房、装卸药品的货场和保管员工作室，分装中药饮片应有固定的分装室；辅助作业区包括验收养护室、中药标本室；办公生活区包括办公室、宿舍、汽车库、食堂、厕所、浴室等，从药品的购进、验收入库、贮存养护、出库复核、销售与售后服务等五个方面，对药品实行全面的分类、分区管理。药品零售企业应有与经营规模相适应的药品仓库，并提出了相应的技术要求。

四、电子计算机在现代化中药仓储中的应用

电子计算机能存储大量的信息和具有快速运算的功能，可以将仓储工作中的各种数据、记录、资料、文件都输入计算机进行处理，再为各部门提供所需的报表、资料等信息。计算机在现代化中药仓储中的应用十分广泛，在仓库行政、业务、人事以及信息管理上均可应用计算机进行管理。

1. **在行政管理上** 对企业各级行政机关、各个职能部门的职责、任务、岗位责任的规范化管理体制的制定及存档备查。各种各类岗位责任制度的制定及存档备查等。并进行文档管理和计划管理。

2. **在业务管理上** 根据自己企业的业务范围，对与企业有关的行业和部门进行市场分析和信息查询，对业务上有往来的企业和单位建立业务档案；企业内部远期规划的制定和近期工作的安排以及在库检查制度和消防演习制度的制定与执行情况；对企业内部日常管理更是应用计算机来管理和操作，如电脑开票，商品出入库自动点数计数归档，记录商品定位情况，查询商品库存情况等。并进行物资管理、设备管理和销售管理。

3. **在人事管理上** 主要包括对仓库人员的人事档案资料，各级行政机关、各个职能部门的岗位定编情况，以及各种人员进修、培训、学习等情况的记录。

4. **在信息管理上** 主要包括对信息的收集、存储、传输、加工、查询等功能。它能全面系统地保存大量的信息，并能很快进行查询和综合分析，为组织的决策提供信息支持。

第三节 现代仓储设备

一、自动化管理控制设备

1．仓库管理自动化方面的设备 在仓库行政、业务和人事管理方面引用电脑管理系统等设备。

2．商品进出作业管理自动化方面的设备 商品进出库作业实现机械化、控制自动化。

3．仓库温、湿度控制与调节自动化方面的设备 温、湿度控制与调节采用自动化系统来进行控制和调节。

二、搬运及保管类设备

1．装卸搬运设备 是指用来提升、堆码、搬倒、运输商品货物的机械设备。

（1）装卸堆垛设备：指各种类型起重机、叉车、堆码机、滑车、高凳、跳板、废旧轮胎等。

（2）搬运传送设备：指各种手推车、电瓶车、运货卡车、拖车、各式平面和垂直传送装置等。

2．保管设备 是指用在保管环节的设施设备。

（1）苫垫用品：有苫布、苫席、油布、塑料布、枕木、石条等。用以对商品进行上盖下垫。

（2）存货用品：指各种类型的货架、货柜等，用以存放商品。

（3）计量设备：是指仓库用来进行商品验收、发放、盘点等采用的度量衡工具。包括用来称量的各种磅秤、天平和用来测量的各种尺子、卡钳、游标卡、千分卡等。

三、养护检验设备

是指仓库用来进行商品入库验收与在库养护的设施设备。

1．养护设备 一般常用的是测湿仪、吸潮机、烘干机、温湿度计、空气调节器、红外线装置、风幕装置以及通风、散潮、照明、取暖的设备和气调养护设备。

2.检验设备

（1）小型企业的药品检验室：应配置万分之一分析天平、酸度仪、电热恒温干燥箱、恒温水浴锅、片剂崩解仪、澄明度检测仪。经营中药材和中药饮片的还应配置水分测定仪、紫外荧光灯和显微镜。

（2）中型企业的药品检验室：应在小型企业配置基础上，增加自动旋光仪、紫外分光光度计、生化培养箱、高压灭菌锅、高温炉、超净工作台、高倍显微镜。经营中药材、中药饮片的还应配置生物显微镜。

（3）大型企业的药品检验室：应在中小型企业配置基础上，增加片剂溶出度测定仪、真空干燥箱、恒温湿培养箱。

四、消防安全设备

这是保障仓库安全必不可少的设备。主要包括各种报警器、消防车、电动泵、水枪、各种灭火机、灭火弹、蓄水池、各式消防栓、砂土箱、消防水桶、消防云梯。

五、安全防护用品

是指保障仓库职工在各项劳动作业中身体安全的用品。如工作服、安全帽、坎肩、围裙、耐酸绝缘的胶鞋、手套、口罩、护目镜、防毒面具。

第四节 中药分类贮存

一、分类贮存的目的

中药的分类贮存是把入库的中药商品按照不同的性质进行分类贮存。由于中药所含的成分各异、成分的性质不同，使其贮存性能为有的怕热、有的怕潮、有的怕光、有的怕风，所以按中药商品的贮存性能分别放置于具有防潮性、隔热性、避光性、通风性、密封性等功能的中药仓库内。以便采取针对性较强的养护措施，达到保证中药质量的目的。

二、分类贮存的方法

商品分类贮存管理亦称分类保管，是将商品分成若干类进行分类保管与养护。每一类都具有基本相同的性质。根据仓库结构和货位位置的不同，结合中药的性质，选择适合的场所，进行分类存放，这样管理起来比较方便，也有利保管与养护。

实行分类保管,首先规定库存范围,然后确定库存商品种类的分类。

(1)库存范围:中药材库,中药饮片库,中成药库。

(2)商品种类:①中药材:动物类、矿物类、植物类等;②中药饮片:切制类、加工类、炮制类等;③中成药:丸、散、膏、丹、片、胶囊剂等。

在分类保管时,对中药材和中药饮片类药材商品,应按贮藏特性进行分类贮存;中成药则按剂型进行分类贮存。而在中药商品保管账上则不同,中药材和中药饮片类药材商品是按药用部位分类,中成药是按功效分类。在中药材和中药饮片商品保管账上,可把药用部位相同的品种集中在同一账本上,再按不同品种规格等级编号,有利于快速查找、快速记账。中成药按功效分类在中成药商品保管账上,把功效基本相同的商品按门设科再划分品种,便于账目条理化,记账、核对有条不紊。

三、中药材和中药饮片的分类保管

1. 具有基本相同特性和质量变化的商品归类保管,对贮存条件有共同的要求和适应性。例如,某些商品的共同特性是易生虫,将这一类商品与其他商品加以区别单独存放或集中保管,同库共存,便于保管和节省人力、物力。

2. 中药材及中药饮片类商品,一般按所含成分不同和相同质量变化进行分类贮存保管。

(1)易生虫类药材:这类药材一般都含有淀粉、脂肪及糖类,如植物药材的根、根茎、花类、果实种子、皮类等;动物药材的皮、筋骨和虫蛇干体等。集中存放便于集中力量防治害虫,做到突出工作重点,效果更佳。

(2)易霉变的中药材:如植物药材的根、根茎类、花类、果实种子、全草类等及许多动物类药材。集中存放,便于采取通风、去潮、去霉措施。

(3)易泛油中药材:如果实种子类及一些动物类药材,集中保管,便于控制阴凉、通风、干燥的库存条件达到保养的目的,或采取低温冷藏。

(4)易潮解的中药材:如矿物类药材,集中保管便于创造干燥、通风的保管条件。

(5)易发生气味散失的中药材:如含挥发性成分的中药材,集中贮存便于采取密封措施,防止气味散失。

(6)易变色中药材:如花类或叶类,集中存放便于采取避光措施,以免发生光合反应,而使中药材产生颜色变化。

3. 特殊商品的分类贮存,某些商品资源稀少,价值昂贵,如人参、牛黄、冬虫夏草等;某些有毒性或性质剧烈性的中药材,如砒石、水银、生乌头、生藤黄等，均应与一般的商品分开贮存，进行特殊保管。

除以上按药材所含成分不同和质量变化的类别进行分类贮存外，还有多种不同分类贮存形式，如根据药材来源及药用部位的不同进行分类贮存：根茎类、花叶类、全草类、果实种子类、矿物类、动物类等等。中药饮片也可根据炮制方法不同进行分类贮存，如：切制类、加工类、炮炙类等。

四、中成药的分类保管

中成药的分类保管方法，主要按不同剂型分类，如丸型、散剂、糖浆剂等。其分类依据是：

1. 相同剂型的外包装一致，体积大小相同，便于安排存放、堆码和节省占地面积，提高库仓容积利用率。

2. 相同剂型的性质、状态和质量变化也相同，对贮存条件有相同要求和相似适应性，同库共存，便于保管养护。

（1）丸剂、片剂、散剂，此类药品易吸潮、发霉变质，应贮存在阴凉、干燥、通风处。

（2）糖浆、煎膏、胶剂、膏药，此类药品受热易发酵、变软、粘连，应贮存在阴凉、干燥处。

（3）针剂易受光线的影响而变色，应避光保存。

3. 按相同剂型在库内分区、分货位存放保管，有利于防止错收、错付，方便进出。

第五节　仓库管理

由于中药商品品种多样，性能各异，对贮存条件的要求较高。为保证商品的质量，仓库的日常管理工作必须做到科学化、规范化、制度化。才能确保中药商品在保管与养护过程中质量完好。

一、仓库检查

加强仓贮中药商品的检查是从商品进库开始的。

商品的进库，是指进入仓库贮存时所进行的检验和接收活动。它是商品进入贮存的开始。基本要求是品种、规格、等级符合合同和药用要求，质量完好，包装完整，数量准确。商品进库手续，包括进库验收、入库、检斤拾码、层批标量等程序。

（一）进库验收

进库验收是检查供货单位发来的商品是否符合质量要求，商品按合同进行质量、数量的检查验收。分清供货单位、运输部门对商品应负的责任。可参考国家相关部门颁布的《中药材运输包装标准》。

对进口的商品，即使有出口国家检验证明的，也要会同有关部门进行商检、药检、检疫等方面的检查。

验收依据是国家及地方标准（包括药品标准、中药材和中药饮片标准），以及进货合同上注明的质量条款和入库凭证上所要求的各项规定。进口中药依照部颁标准中的《中华人民共和国卫生部进口药材标准》（1987年5月1日执行）进行验收。

1. 验收方式

（1）车站码头交接：供货单位将商品先运到铁路货场或航运码头的，接到运输部门通知后，应该在车站或码头进行初步交接，接站人员应该核对到货单位、品种、件数。整车或集装箱装运的应该检查铅封有无异状。如果发现件数少、雨淋、水浸、污染而影响商品质量的，应该立即会同运输部门共同检查、做好记录，分清责任并提出索赔。

（2）在生产单位验收：中药生产单位离仓库较近的，为监督产品质量，也可以根据合同到生产单位进行监督性检查。发现违反合同规定的，应立即向供货方提出，以减少返工、退货造成的经济损失。有的也可以在土产、粮食仓库进行某些品种的检验，如蜂蜜、小麦、大麦等。

2. 验收与检测 中药材由于来源复杂、品种繁多、同名异物和同物异名的现象严重、各地用药习惯不同等，为保证入库中药数量准确，质量完好，防止假冒、伪劣中药商品入库，必须进行入库检验和验收。检验部门应有与经营相适应的仪器、设备等，对中药商品的质量进行逐批（批号、批次）验收。

（1）中药材的验收：检查来货与原始凭证的货源单位（调出单位）、货物品名和数量、件数是否相符；包装是否符合规定及有无污染；依照法定质量标准（如《中国药典》2005年版一部、《中华人民共和国卫生部药品标准》中药材分册、《地方中药材标准》等）、合同质量条款，检查来货规格、等级是否与所签合同要求一致；观察药材的形状、大小、色泽、表面特征、质地、断面特征及气味；检查中药材的含水量、灰分、杂质与纯度等。对按规定要求进行浸出物和含量测定的药材，要送样到质管部门的化验室进行测定，符合规定的内在质量要求后才能入库；检查包括包装完整性、清洁度、有无水迹、霉变等及其他污染情况；毒、麻、贵细药材验收必须两人以上，逐件、逐包进行验收。以上验收必须逐项详细记录。

（2）中药饮片的验收：中药饮片要依据法定质量标准（如《全国中药炮制规范》、《地方炮制规范》）、合同质量条款对品名、规格、数量、生产厂名、厂址、合格证、生产批号或生产日期、包装是否符合规定及有无污染进行验收。验收毒性中药材饮片，必须检查生产企业是否持有《毒性中药材的饮片定点生产证》。

（3）中成药的验收：中成药依据法定质量标准（如《中国药典》2005年版一部、《中华人民共和国卫生部药品标准》中药成方制剂分册等）、合同质量条款对品名、质量、合格证、批准文号、生产批号、注册商标、标签、包装、规格、数量、生产厂名、厂址、说明书进行验收。

（4）进口中药的验收：进口中药验收应按《进口药品管理办法》的有关规定及标准进行。由国外进口的药品到达之后，应依照合同和随货同行单据，检查药品数量是否相符，有无残损，有无品质证书，并做记录。与口岸药品检验所联系取样，进行法定检验。中国药品生物制品检定所负责对各口岸药品检验所进行技术指导和裁决有争议的检验结论。口岸药检所的审批由国家食品药品监督管理局负责。进口药品凭口岸药检所检验报告书或加盖供货单位红色公章的口岸药检所检验合格报告书验收。进口药品必须使用中文药品名称，必须符合中国药品命名规则的规定，包装和标签必须用中文注明药品名称、主要成分以及注册证号，必须使用中文说明书。办理入库手续。

（5）拒收：对验收不合格的中药，应填写中药拒收报告单，报质量管理部门审核签署意见后通知业务部门。验收人员对下列情况有权拒收或提出拒收意见：①无生产厂名、厂址以及无"注册商标"的药品；②无出厂合格证的假药、劣药；③包装及其标志不符合规定要求的药品；④未经药品监督管理行政部门批准的中药材；⑤无批准文号、生产批号的产品；⑥规定有效期而未注明有效期的产品；⑦货单不符、质量异常的药品；⑧未有口岸药检所检验报告书的进口产品。

对验收合格的中药，质量验收人员应在中药入库凭证上签章；仓库收货人员凭签章后的凭证办理药品入库；财会人员凭签章后的凭证付款。

3．商品入库 经验收合格的中药方可入库：

（1）商品入库四分开："四分开"是商品入库的基本原则，是做到安全贮存的前提。

①品种、规格分开：一批中药商品到库时，品种、规格、等级、剂型较多，应分开逐笔入库，防止混乱。

②好、次分开：中药材的质量，即使同品种、同等级的商品，往往也有好次

之分；特别是不分等级的品种，质量好次之争尤为明显。做到好、次分开，有利于保证药材质量，便于执行先进先出、易坏先出的原则。

③干湿分开：对易发生虫、霉的品种和潮湿商品，应先测定含水量，如发现干湿不同或有水渍包装的应该分开入库。干湿分开是保持质量稳定，预防虫蛀、霉烂的重要措施。

④有虫害、霉变与无虫害、霉变分开：进库时已有虫、霉侵染的，要杀虫灭菌后，分开存放，以防虫、霉蔓延，避免损失。

（2）检斤拾码：指对入库商品包件称斤核对、唱斤写数和按个点数的过程。

（3）层批标量：商品入库后进行堆码时，要进行层批标量，以便随时掌握库存情况和进出动态。方法是从底层开始向上逐层加码标量，每层用 3 个数表示：第一位数是层数、第二位数是每层件数、第三位数是从第一层开始至这一层的累计数。这样做在任何时候都可以直接读出商品垛的总件数。例如，某商品有30 件堆码成 5 层，其层批标量为：1 - 6 - 6、2 - 6 - 12、3 - 6 - 18、4 - 6 - 24、5 - 6 - 30。

（4）入库凭证：入库凭证是商品入库记账的依据，也是与供方结算的依据，表示实收数量和质量情况。

在做商品入库凭证时，保管员要根据检斤记录计算出进库商品的毛重、皮重、净重、件数，复核无误后，逐项填写入库凭证，并注明商品存放的区、排、号。做好入库凭证后，再填写商品进库的保管卡片。

商品进库保管卡片应该按每个品种的规格、等级分别设立。卡片上的名称、编号与在库商品的规格、存放地点一致。做到一货一卡或一垛一卡。

（二）中药商品的在库检查

中药商品在库贮存期间，由于经常受到外界环境因素的影响，随时都有可能出现各种质量变化现象。因此，除需采取适当的保管、养护措施外，还必须经常地和定期地进行在库检查。中药商品的在库检查，是指对库存中药商品的查看和检验。通过检查，及时了解中药商品的质量变化，以便采取相应的防护措施，并验证所采取的养护措施的成效，掌握中药商品质量变化的规律，防患于未然。

1. 检查的时间和方法　中药商品检查的时间和方法，应根据中药商品的性质及其变化规律，结合季节气候，贮存环境和贮存时间长短等因素掌握，大致可分为以下三种：

（1）三三四检查：即每个季度的第一个月检查30%，第二个月检查30%，第三个月检查40%，使库存药品每个季度能全面检查一次。

（2）定期检查：一般规定上、下半年对库存药品逐堆、逐垛各进行一次全面检查，特别对受热易变质、吸潮易引湿、遇冷易冻结的药品要加强检查。对有效期药品、麻醉药品、毒性药品等特殊管理的中药商品要重点进行检查。

（3）突击检查：一般是在汛期、雨季、霉季、高温、严寒或者发现有质量变化苗头的时候，临时组织力量进行全面或局部的检查。

易生虫中药材的检查，一般由冬至春，日平均气温回升到15℃以上时，应结合春防检查，进行一次普遍检查。当日平均温在20℃以上时，每10日左右检查一次。当日平均温在25℃~32℃时，应5~7日检查一次。

2．**检查的内容和要求**　主要是进行以下几方面检查：

（1）仓库温、湿度检查、卫生检查，这是仓库日常工作。

（2）检查虫害和霉变等各种质量变化是否发生、发生程度，并制定和采取相应的防护措施。

（3）检查各种中药商品贮存环境、存放方法和贮存条件是否合格等。

（三）在库检查的重点及方法

1．中药材的在库检查

（1）**仓间环境检查**：主要是检查中药材的生虫情况，检查时要逐个货位、逐个品种进行，首先检视仓间环境和药材垛表面。在药材垛深部缝隙间的蜘蛛网上，常粘着有个体较小的仓虫；药材垛地面四周的粉尘碎屑中常有仓虫匿藏活动，用力敲打垛体下层和背光下角，有时会有蛀粉或仓虫落下。在仓间环境中，一般蛾类成虫在明亮处迁飞，如果某药材垛四周蛾类成虫密集，应重点检查该垛。蛾类幼虫常在药材垛表面吐丝，形成一层丝状薄膜。春、秋两季要注意垛体中上部及垛顶表面的检查，这是由于库温高低差别的缘故。甲虫类仓虫多喜阴暗，常在药材垛下层或背光处匿藏。

（2）**拆包开箱检查**：在仓间环境的仓虫活动检查的基础上，应有选择地进行开箱拆包检查，同时要注意搜集商品出库后的贮存质量情况的反馈信息。

①根及根茎类药材的检查：根及根茎类药材的主根、分叉、裂隙、擦伤破损处，常有仓虫藏匿或是最先蛀食之处，应采取剖开、折断、打碎、摇晃等方法检查。

②果实种子类药材的检查：检查某些果实类药材，应掰开检查。例如，山楂、红枣被虫为害，表面可见蛀洞，蛀洞周围果皮紧缩发黑。掰开后可见幼虫或虫粪（多为蛾类幼虫）。

③种子类药材检查：要注意去壳种仁表面的残核状和带壳种子表面的蛀洞。被甲虫类仓虫为害的种子药材表面，形成不易察见的蛀洞，检查时要击碎，例如

槟榔底部疏松部位（珠孔和种脐）易被钻蛀，应砸碎检视。

④花类药材的检查：检查花类药材是否生虫，应检查花冠、花心处，被蛀的花类药材，花瓣零落。金银花、凌霄花生虫后，花冠多有蛀洞，款冬花生虫后，鳞状苞片缝隙处出现棉絮状细丝，使花朵互相粘连在一起，苞片碎落，如菊花生虫，多在花心处。一般的方法是将花心掰开或将花冠筒展开，有些品种如红花要摊开检查。

⑤动物类药材的检查：动物类药材生虫后的迹象比较明显，应重点检查动物的腹部、尾部、肌肉残留处。

⑥藻菌类药材的检查：这类药材品种不多，易生虫品种多为真菌的子实体或菌核。检查时，要看表面有无蛀洞或采取轻轻叩打、击碎来检视。

2. 中药饮片的在库检查

（1）含水量的检查：在库贮存的饮片含水量，一般以 12% ~ 15% 为宜。含水量低于 10%，饮片减重，某些根、茎、皮类饮片的木质纤维收缩不均，产生裂隙；某些糖、盐制品析出结晶。含水量高于 15%，霉变和虫蛀现象加剧。物理直观检查，主要是眼看和手感的运用。眼看是观察颜色的变化，一般干燥的饮片色泽比受潮的饮片色泽浅，如有明显的色斑、黑点，说明饮片已受潮。手感是将饮片放在手掌上颠簸。如有互相碰撞的沙沙声，说明饮片较干燥。

（2）虫蛀检查：为害中药饮片的仓虫，大多数是鞘翅目、鳞翅目的昆虫，如玉米象、药材甲、大谷盗等。净选类型饮片和加工再制类型饮片检查方法同中药材。切制类型的饮片和经炮制加工的切制类型饮片生虫，多在片、面、咀、丝之间重叠的空隙处或裂痕处以及碎屑中发生。饮片虫蛀分类检查与中药材虫蛀分类检查的方法基本相同，因此保管与养护方法相同。

（3）霉变检查：红花、菊花、蒲黄、松花粉、三七粉、沉香粉等，在贮存中易吸潮发热。检查时，可将双手伸进商品垛内和包装内，如感潮热烫手，说明商品已被微生物浸染，产生热能积蓄。上述商品吸湿后，易结块、板结，多发生在包件底部，常发生霉腐气味。此时应安排倒垛，在倒垛时，将板结、结块部位清除击碎，进行通风晾晒，晾晒后如不影响药用，待自然降温后再行包装入库。

（4）泛油检查：饮片净选类型中的柏子仁、火麻仁、核桃仁、桃仁、苦杏仁、郁李仁等在加工时去除了非药用部位，失去了种皮、果皮对种仁的保护作用，裸露的种仁在空气中易自动氧化或在霉菌代谢作用下，发生油脂酸败，散发出哈喇味，为泛油。玉竹、天冬、牛膝等泛油时，手摸发黏，手按返软，呈现油样物质，常伴有令人不愉快的气味和哈喇味。刺猬皮、蛤蟆油等泛油时，油质（脂肪）发黄，哈喇味中兼有腥臭气味。

易泛油饮片的保管，应重点解决库内温度过高的问题。温度过高，泛油速度加快。应存放在阴凉、通风处，避免日晒，码堆不宜太高或置于大缸中密封保管。

3. 中成药的在库检查 检查的内容包括：库房内的温、湿度，药品贮存条件及药品是否按库、区、排、号分类存放，货垛堆码、垛底衬垫、通道、墙距、货距等是否符合规定要求，药品有无倒置、侧放现象，外观性状是否正常，包装有无损坏等。还要加强虫蛀、霉变、温度、湿度及卫生检查。在检查中，对质量不够稳定、出厂较久、小药厂生产的药品，以及包装容易损坏和规定有"效期"的药品要加强查看和检验。

在检查时要做好详细记录，要求查一个品种记录一个，依次详细记录检查日期、药品存放货位、品名、规格、厂牌、批号、单位、数量、质量情况和处理意见，做到边检查，边整改，发现问题，及时处理。

检查完毕，还要对检查情况进行综合整理，写出质量小结，作为分析质量变化的依据和研究药品质量变化规律的资料。同时，还要结合检查工作，不断总结经验，提高在库药品的保管养护工作水平。

中药商品的在库检查，要求做到经常检查与定期检查、群众检查与专职检查、重点检查与全面检查结合起来进行。

二、仓库温度的控制

（一）温度的基本概念

温度是表示空气冷热程度的物理量。大气温度、库房内温度和商品体温是我们进行中药安全贮存经常接触到的三个表示冷热程度的物理量。大气温度决定着库内温度和商品体温，后者随着前者的变化而变化。

1. 大气温度 简称气温，来源于太阳辐射的热能，太阳通过短波辐射把热能传到地球表面，地面接收太阳辐射后，以长波的辐射形式把热能传给近地面的空气，使靠近地面的空气发热，温度升高。反之，地面温度就逐渐冷却。这样地面空气就有了冷热之分。

2. 库房温度 指库房内空气的冷热程度。库内温度的变化通常要比大气温度晚 1~2 小时，同时温度变化幅度也相应减少。这是因为库房受到建筑物（如墙壁、窗户、屋顶）的限制而造成，限制的程度与库房建筑的结构和质量等有关。建筑物的隔热程度好，传入库内的热量就少。

3. 商品体温 表示商品冷热程度的物理量，称为商品体温。商品体温一般以商品垛温的高低来表示。热传递总是自发地从温度高的一方朝温度低的一方进行。当库温比垛温高时，热空气以对流方式向商品垛传递，使商品垛表面温度升高。商品垛表面又以热传导方式向内部进行传递，直到垛温完全一致时为止；当垛温高于库温时，商品垛表面就把热散发到空气中。

商品体温的热平衡常受某些条件限制。由于各种中药商品及包装的导热性不同，同库共存的不同商品垛，其热平衡在时间上存在着差异；有时商品垛局部温度高，热传递尚未达到平衡，但受库外温度日变化的影响，白天温度继续上升，使商品垛温逐日累进增高；在仓库贮存环境中，微生物新陈代谢活动也会释放出热能，并传递给商品；这些均可造成商品垛内部积热过多，使中药商品朝着变质方向发展。

（二）温度的量度

温度的高低，用温度计来测量。温度计一般有摄氏和华氏温度计两种。

以冰水混合的水银柱高，定为冰点，记作"0"，以一个大气压下水沸腾时的水银柱高，定为沸点，记作"100"。从冰点到沸腾的水银柱高分为100个等份，每一等份即为一度，这就是摄氏温标。每一等份刻度读作"1摄氏度"写为"1℃"。华氏温度计把冰点记作"32"，沸点记作"212"，从"32"到"212"的水银柱高划为180等份，每一等份为一度。每一等份读作1华氏度，写作"1F"。

华氏与摄氏温度可按下列公式相互换算：

$$℃ = （F - 32）×5/9 \text{ 或 } F = ℃ ×9/5 + 32$$

（三）大气温度变化规律

1. 昼夜变化 温度的日变化是比较复杂的。在一日之中的中午，入射的太阳辐射达到一天中的最大值，地面吸收的热量也多。但地面吸收热量后，辐射出去要经过一段时间，收与支才能平衡，因此一天中的最高气温并不出现在中午，直到下午15时左右，入射的太阳辐射与射出辐射趋于相等，气温达到一天中的最大值。日落时太阳辐射逐渐减少到最低值，但地表在前一段时间内吸收的太阳能量仍需要通过射出的辐射释放出去，因此一日之中的最低气温出现在日出前。因为日出前入射的太阳辐射趋于零，气温达到一天的最低值。

2. 季节变化 一年四季中，陆地上炎热气温出现在夏季（6月22日）后的一个月；严寒气温出现在冬至（12月22日）后的一个月；春分（3月21日）和秋分（9月23日）后的一个月，是一年中气温最适宜人的时候。气温出现的这种周期性的变化，使我们感到春、夏、秋、冬的四季变化。

四季变化的原因，与地球自转和地球绕日公转有关。地球在自西向东自转的同时，进行绕日公转。地球自转与绕日公转轨道平面是倾斜的，其倾斜角为

23.5°。由于地球以一定的倾斜度自传和地球绕日公转时处在轨道的不同位置上，使太阳辐射的入射角度发生变化，即形成直射和斜射的季节性变化。太阳直射时，单位面积地面接收入射的太阳能辐射能量大；阳光斜射时，单位面积地面接收的太阳辐射小。在夏季，入射的太阳辐射能量大；在冬季，入射的太阳辐射能量小。全年入射的太阳辐射能均衡的是春分和秋分。但全年最高和最低气温之所以出现在夏至和冬至后的一个月，是因为夏至时，虽然地面接收入射的太阳能量最大，但地面的加热需要时间，射出辐射同样需要时间，因此出现最高气温滞后的变化。同样道理冬至时，虽然地面接收入射的太阳辐射能量最小，但也出现最低气温滞后的现象。

3. 库内温度变化 一般库内最高温度比库外略低；库内最低温度比库外高。夜间库内温度比库外高；白天库内温度比库外低。同时库内上部比下部温度高，背阴面温度比向阳面低。靠近门窗处容易受库外温度影响，而库内深处温度较稳定。仓库的建筑结构，坐落方向、商品自然属性不同，库内的温度也有差别。一般地说仓库建筑结构为铁皮、木质结构的受外界影响大，石砖结构受外界影响小。

（四）温度控制和调节

温度与贮存中的中药商品质量变化之间的关系极为密切，温度高则中药商品易发生各种质量变化。为了在贮存过程中保持中药质量的稳定性，必须对库内温度进行调节，使其适应中药商品性能要求的温度范围。常用的温度控制和调节办法如下：

1. 自然通风降温 通风是根据空气自然流动的规律，使库内、库外的空气交换，以达到调节库内空气温度、湿度的目的。利用通风调节库内温、湿度是最简便易行的方法，但要运行得当，才能收到效果。

通风既可降温，也可散湿。它是利用库外温度低于库内温度，利用不同风速产生的不同风压，使风从窗、门的通风口吹入仓内。风从库外携带温度低的空气，与室内空气混合，使库内的气温下降。同时，商品垛的温度与温度下降后的室内空间进行平衡，从而实现通风、降温效果。进行通风、降温是有条件的，必须进行库内、外温湿度对比，参考风力、风向进行。盲目通风，不仅不会受益，反而使库内温、湿度不利于商品贮存，造成不应有的损失。

2. 机械通风降温 是利用机械设备，使库房内、外的空气通过循环得以更换的一种降温方法。一般不受大气条件和季节的限制。机械通风主要有两种：一是电风扇通风，有排气式，送风式；二是空气调节器系统，其装置由送风机、空气处理室、风管及出风口等三个部分组成。有的还在进风装置上安装空气过滤器，提高空气的洁净程度。

3. 避光降温 有必要进行遮光、降温的仓库，可在库房外天棚或在库顶上30～40cm外搭凉棚，并在日光暴晒的墙外也搭上凉棚，以减少日光的辐射热，使库内温度下降。

4. 排冷降温 用排风扇将地下室、地窖、防空洞的冷空气引入库内，降低库内温度。

我国有古老的传统降温方法即加冰降温。即选择密闭、隔热条件较好的仓库，用冰使室内温度降低。一般将冰块或冰块混合物盛于铁桶或木桶内，放置库内1.5m的高处，便于冷空气下沉，容器下安装排水管，将水引出库外。

5. 保温 在严寒地区，一些怕冻的液体中药制剂，应采取保温的方法使液体不受冻。一般温度不低于液体制剂的冰点即可。可在仓库顶棚、门窗添一些保温装置（通常采用夹层窗户，门部悬挂棉门帘），并使门窗严密关闭。这样仓库散热慢，能在一定的时间内保持库内温度不变，受库外气温高低变化的影响小。有暖气条件的地方，可在库内靠墙处安装暖气片，并密闭门窗使库内保持适当的温度。它有散热均匀，温度容易调节，清洁卫生，无火灾危险等优点，但应该使药物离散热器有一定距离。

三、仓库湿度的控制

（一）湿度的基本概念

空气中含有一定量的水蒸气，它来自江河湖海和土壤水分的不断蒸发。空气中的水蒸气含量越多，就越潮湿，反之就越干燥。空气中的干燥和潮湿程度，就叫空气的湿度。湿度通常有以下几个概念：

1. 绝对湿度 单位体积内的空气中，实际所含的水蒸气量，称为空气的绝对湿度。用密度单位"g/m^3"表示。如$1m^3$的空气中含有10.8g水蒸气，绝对湿度就是$10.8g/m^3$。某温度下的绝对湿度，也可以用水汽压单位毫米高水银柱（mmHg）近似地表示。如水汽压强是8mm高水银柱，绝对湿度可近似地表示为$8g/m^3$。大气是由于干空气和水蒸气组成的混合气体，大气具有一定的压强，就是通常所说的大气压。水蒸气也具有一定的压强，称为水蒸气压分压力。大气压等于空气压分压力与水蒸气压分压力之和。

湿度、温度和水的蒸发强度有直接的关系。一般温度高，蒸发到空气中的水汽就多，绝对湿度就大；反之就小。绝对湿度与温度成正比。

2. 饱和湿度 在一定温度下，空气中水蒸气的最大含量，称为饱和湿度。饱和湿度的单位以g/m^3表示。在一定的温度下，空气中的水蒸气含量不会无限制地增多。当空气中的水蒸气含量达到最大限度时，此时空气中的水蒸气量达到饱和。再增加水蒸气就会凝结成水滴。

饱和湿度不是固定不变的，饱和湿度随温度的上升而增大。温度越高，单位体积中所能容纳的水蒸气含量就越多，直到达到饱和，此时饱和水汽压也增大到该温度下的最大值。多余的水蒸气就会出现凝结现象。例如 20℃时饱和水汽压为 17.12g/m³。30℃时增大到 30.04g/m³，可见饱和湿度与温度成正比。

3. 相对湿度 在一定温度下，空气中实际含有的水汽量与同温度下的空气最大水汽量之比的百分数，称为相对温度。即一定温度下绝对湿度占饱和湿度的百分比数。通常用来表示空气的干燥程度。

相对湿度 = 绝对湿度/饱和湿度 ×100%

绝对湿度 = 饱和温度 × 相对湿度

相对湿度只表示空气离饱和的程度，不表示空气湿度的绝对大小。例如，温度分别在10℃、15℃时，若相对湿度均为70%，但绝对湿度是不同的，如 10℃时其绝对湿度是 6.45g/m³，而 15℃时则为 8.95g/m³。通常所说的相对湿度小，就表示空气中的水汽距同温度下的饱和湿度远，空气较干燥；相反就表示距离同温度下的饱和湿度近，空气较潮湿。某温度下的相对湿度为 100% 时，水汽达到饱和，水汽压达到同温度下的最大值。

温度与相对湿度的关系是：如果某一时刻的温度不变，绝对湿度的高低决定相对湿度的大小。因为在一定的温度下，空气的饱和湿度是固定不变的，这时绝对湿度越高，占饱和湿度的百分比也越高，相对湿度必然越大，反之则越小。若温度越高，饱和湿度升高越快则相对湿度越小。在仓库的湿度和温度管理工作中，主要用相对湿度来确定库内的干燥程度。一般地说，贮存中的中药商品环境相对湿度应该在 70% 左右，低于 60% 则干燥，高于 80% 则潮湿。

4. 露点 某温度下的饱和水汽压随温度的上升而增大，温度上升，饱和水汽就变为不饱和水汽。相反地，如果要将不饱和水汽变为饱和水汽，只要把温度降低到一定程度，不饱和水汽可以变为饱和水汽，此时多余的水蒸气就会产生凝结形成水珠。使空气中的不饱和水汽变成饱和水汽时的温度，或使空气中水蒸气产生凝结时的温度，称为露点。

通常用塑料包装或塑料帐罩密封的中药商品，若含有一定水分，当商品水分吸收热量蒸发，蒸发的水汽被限制在密封环境中不得散发。如果贮存环境温度下降到露点温度时，密封体积内的水汽便凝结在塑料薄膜的内壁上。这种情况称为结露，易使商品发霉变质。所以药材商品应干燥贮存。

（二）相对湿度的测量

1. 干湿温度表　常用干湿温度表来测量相对湿度。查看时，温度表（干表）反映的数值就是温度值。湿度表部分，用约 10cm 长的纱布，纱布一端包住湿球，另一端浸于盛有蒸馏水的水盂里。由于纱布吸水使表保持湿润，称为湿球。在相对湿度不饱和时，水分会蒸发，水蒸发需要热量，由于水盂里的水和浸水纱布吸热而不断蒸发使温度降低，浸水纱布周围空气温度也会降低，因此，湿表的度数就低于干表。空气相对湿度为 100% 时，干、湿表的水银柱一样高。空气越是干燥，蒸发越快，需要的热量就越多，湿表的温度降低得越多，干、湿表的差异越大。测量相对湿度时，用干球数值减去湿球数值，即为当时的干湿差。通过查阅或换算，即可求出当时空气的相对湿度。

2. 其他各种湿度计　有通风湿度计、毛发湿度计、自记湿度计、DS－87 电脑型温湿度巡测仪、WSWC 型仓库温湿度微机自动巡测仪、WSC－1 型空气温湿度遥测仪等。

（三）大气湿度变化规律

1. 昼夜变化

（1）绝对湿度：绝对湿度的昼夜变化与气温高低、蒸发强度和乱流强弱有关。乱流是气流中的小规模无规则的气流上升下降作用。日温度变化大，温度高，乱流作用强。

绝对湿度的变化与温度变化同步。温度低，蒸发强度小，绝对湿度小；温度高，蒸发强度大，绝对湿度大。但受乱流影响，绝对湿度日变化出现单波型日变化和双波型日变化。

单波型日变化，是指绝对湿度在一天中的最大值和最小值，分别只有一个。最大值出现在 15 时左右，最小值出现在日出前。与温度变化同步。如海岸和暖季潮湿的地方属单波型日变化。双波型日变化，是指绝对湿度在一天中出现两个最大值和两个最小值。最大值分别出现在 8～9 时和 20～21 时，最小值分别出现在日出前和 15 时左右。这是由于一日之中温度变化大，乱流作用随温度上升而增加。温度高时，虽然蒸发旺盛，但水汽被乱流带到高空，低空绝对湿度小，在15 时左右最小。随着温度下降，乱流作用减弱，水汽下降，低空绝对湿度加大。20～21 时最大，形成双波型变化，例如暖季大陆上属于双波型日变化。

（2）相对湿度昼夜变化：大气相对湿度与温度的昼夜变化情况正好相反。一日之内，相对湿度最大值出现在日出前，最小值出现在 15 时左右。

相对湿度的这种变化，主要因为日出前，地面射出辐射能量最小，地面空气温度最低，该温度下的饱和湿度小，则相对湿度最大。如果把日出前的绝对湿度看作不变，但饱和湿度随温度的逐渐降低而达最小值，则绝对湿度与饱和湿度的比值最大，相对湿度最大。15时左右，入射的太阳辐射与地面射出辐射重趋相等，温度达到一天中的最高值，饱和湿度也为一天中的最大值。此时温度高，水蒸气蒸发旺盛。如果乱流较弱，绝对湿度也加大，但绝对湿度的增加不如饱和湿度增加得快，其比值必然小；如果乱流较强，水汽上升，低空绝对湿度最小，那么一天中的最小值的绝对湿度与同温度下的饱和湿度比值，必然最小。因此15时左右相对湿度达到一天中的最小值。

2. 季节变化

（1）绝对湿度：绝对湿度的季节变化，主要受温度的影响。夏季气温高，蒸发旺盛、迅速，绝对湿度大，最大值出现在七八月份。冬季气温低，蒸发减慢，绝对湿度小，最小值出现在一二月份。

（2）相对湿度：在我国深居内陆的西北地区，相对湿度最大值出现在冬季，最小值出现在夏季。但在我国大部分地区，由春至夏，大气相对湿度普遍升高，这与梅雨季节和季风性气候有关。我国东部濒临广阔的太平洋，冬季半年（10月至次年3月）大陆上温度低、气压高；海洋上温度高，气压低。由于海陆间热力差异，冬季半年受西伯利亚冷高压和极地冷空气的影响，盛行偏北冬季风。这一时期，空气寒冷、干燥（水汽含量少）。大多数中药商品处于安全贮存期内。夏季半年（4~9月），季风发生明显变化。大陆温度高，气压低；海洋温度低，气压高，形成夏季风。夏季风带来印度洋、太平洋湿、暖空气，气温高，湿度大。大多数中药商品正处于相对不安全贮存期。中药商品受大气相对湿度影响，可从每年的4月份延续到9月。在这一时期内中药商品易受虫、霉危害和发生质量的变化。商品养护工作也由每年的4~9月份相继进入繁忙期。

3. 库内湿度变化　库内相对湿度变化，恰与库内温度变化相反。夜间，库温低，相对湿度大；白天，库温高，相对湿度小。库内向阳面比背阴面，上部比下部相对湿度低。据测定，库内上部相对湿度平均值为65%~80%时，下部则可达85%，而卧底部位空气流通较差及地坪返潮可达100%。

影响库内相对湿度变化的原因：一是库房密封性差，门窗不严，通风孔常开，使库外潮气进入库内；二是因库房坐落在地下水位较高的地方，地坪防潮性能差。若夏季地坪返潮或较大降水过程后，易从地下往地面上返水，也可能因新建库房刚交付使用，墙壁、地坪返潮结露；三是贮存过程中商品都含有一定水分，特别是新进库的潮湿商品，通过解湿散发水分，影响库内绝对湿度、相对湿度。另外，人的劳动强度、微生物分解活动都会放出湿气，影响库内湿度变化。

综上所述，由于仓库建筑物的存在，使库房单位体积内形成一个小气候，与库外大气温、湿度存在着一定差异。若能利用库外、库内的温、湿度差异，造成有利于商品贮存的库内小气候环境，则是温湿度管理的手段之一。

（四）湿度的控制和调节

由于大气湿度有日变化和季节变化，使库内湿度也经常处于变化状态。当空气潮湿，库内相对湿度在75%以上时，应采取调节或控制的措施：一是减少湿度的来源，二是不断排除库内已有的湿度。常用的湿度控制和调节办法有：

1. 吸潮剂降湿法 一般常用的吸湿剂有石灰、木炭、氯化钙等。用吸潮剂降湿是目前降低库内湿度的一种切实可行的有效方法。下面介绍几种常见吸潮剂的性能和使用方法。

（1）生石灰：又名氧化钙（CaO）。它具有取材容易，使用方便，价格低廉，吸潮率高等优点，使用后还可作其他用。生石灰吸水量，一般可达自身的20%～30%。如果库内相对湿度在75%以上，放置生石灰，一般5～7天就可达到较高的吸湿效果；8～9天以后，生石灰就基本全部化成粉末。其反应如下：

$$CaO + H_2O \longrightarrow Ca(OH)_2 + 热量$$
$$Ca(OH)_2 + CO_2 \longrightarrow CaCO_3 + H_2O$$

使用生石灰时应注意生石灰属碱性氧化物，有一定的腐蚀性，不能直接与商品接触。生石灰应盛于陶盆、瓦钵木箱、竹篓中。盛装时注意摊匀，并将生石灰块打碎（切勿打成粉末），一般以容器的二分之一为宜。也可以直接摊放在地面上（但要隔离商品和易燃物）或用容器盛装，放在垛底、垛边、沿墙四周及靠近入库门处。若使用于内包装吸潮时，要把生石灰与商品隔开，最好在两者间垫纸张、纸板等物质。生石灰在吸潮过程中要放出一定的热量，大量热量接触易燃物时会导致火灾，应特别注意。生石灰吸潮后变为熟石灰，吸收空气中的二氧化碳，生成碳酸钙时会放出水分，增加库内的湿度，应及时撤换。

为了合理使用吸潮剂，便于库内湿度的控制，可参考下列公式计算吸潮剂用量。

$$吸潮剂用量 = \frac{库房容积（原有相对湿度 - 最终相对湿度）\times 同温度下饱和湿度}{每千克吸潮剂的吸水量}$$

库房容积是指库内的长×宽×高。原有相对湿度指当时库内相对湿度。最终相对湿度指库内降湿后要达到的相对湿度。饱和湿度指当时库内温度下的空气饱和湿度。

例题：某一贮存红花的库房，长25m，宽10m，高5m。库内当时温度为30℃，相对湿度为80%，现计划将库内相对湿度降为70%，问需用生石灰多少千克？（生石灰每千克吸潮率为30%）

30℃时的饱和湿度为30.4g/m³。

$$吸潮剂用量 = \frac{25 \times 10 \times 5 （80\% - 70\%）\times 30.4}{300}$$

代入公式计算得生石灰用量为12.7kg。

（2）氯化钙（$CaCl_2$）：是一种白色多孔、具有较强吸潮能力的强电解质盐类。

氯化钙分无水氯化钙和工业含水氯化钙两种。含水氯化钙吸湿率为60% ~ 100%，无水氯化钙吸湿率为100% ~ 200%，这种含水氯化钙比较经济。两种氯化钙吸水后，便溶化为液体，但可以再生。简便的方法是：将溶液放在铁锅里，火煮，并随时搅拌，当水分蒸发到表面呈糊状后，即可倒入其他容器内，冷却后继续使用。使用时，应不与商品直接接触，只作库内空间吸湿用，可放在竹筛或装在麻袋里（由于其具有腐蚀性，不能用金属盛装），下放容器，盛装吸潮后形成的液体，以利再生。

（3）硅胶：化学名称为H_2SiO_3，又名矽胶。它是由胶冻状硅酸中除去大量水分，而得到的白色稍透明颗粒状固体，故称硅胶。分原色硅胶和变色硅胶两种。原色硅胶无色透明或乳白色粒状固体；变色硅胶是经氯化钴或溴化铜等处理的有色硅胶，有绿色、深蓝色、黑褐色或赭黄几种。变色硅胶随着吸潮逐渐改变颜色，可指示吸潮程度。如深蓝色的硅胶逐渐变为浅蓝色，最后变为粉红色或无色。硅胶具有良好的、持久的吸潮能力，理化性质比较稳定，吸潮后仍为固体，不潮解、不溶化、不污染商品，也没有腐蚀性，经烘干后仍可继续使用。每千克硅胶能吸水0.4 ~ 0.5kg。使用时包在纱布袋、纸袋内放入商品周围，也可散在商品夹层中。硅胶吸潮性好，但由于价格高，目前仅用于细贵怕潮的商品，一般可连续使用1~2年。

2．机械去湿法 利用机械设备除去仓库环境中的水汽，以降低库内湿度的一种方法。它适用于各种潮湿仓库的吸湿、降潮，特别是地下仓库、半地下仓库、冷库等。

（1）空气去湿机：空气去湿机具有体积小，重量轻，降湿快，省劳力等特点。

工作原理：室内潮湿空气经过滤器到蒸发器，由于蒸发器的表面低于露点温度，致使空气中的水分凝结成水滴，流入接水盆，经水管排出，使空气中的含水量降低。被冷却的干燥空气，经加热后再由离心机送出室内，室内空气相对湿度便不断下降，当达到库内要求的相对湿度时，即可停机。其吸湿能力较强，按不同机型每小时可吸水6 ~ 28kg。

使用时应避免日光照射，远离暖气等热源，机身四周不得放置挡、排空气流通的障碍物，去湿机应在密闭环境中工作。

（2）电热去湿干燥器：是去湿和热风干燥的结合体。有电热、鼓风组成的热风干燥系统，也有压缩、冷凝器和蒸发器组成的冷冻去湿系统。可用于库内去湿、物质的干燥。

（3）垛底通风驱潮机：是用于驱散货垛底部湿气，迫使垛底空气流通，解决垛底潮湿的一种简易风机。

3．自然通风降湿　利用自然风力通风、降湿的关键是选择通风时机。自然通风降湿，要根据几种典型气候下的温、湿度变化情况，做出具体分析。盲目通风，会适得其反。因此，进行自然通风、降湿的可行性分析就十分重要。

（1）梅雨季节的自然通风降温：梅雨季节是我国南方和长江中下游地区的一种特殊气候。气候特点是：降水多属连续性，雨日长、温度高，风力弱，天阴不晴或云量多，日照时间短。

由于梅雨期内连续降雨使空气湿度猛增，库外绝对湿度大于库内。库房降湿工作要在梅雨期前做好准备。梅雨前期先通风散湿，使库内保持一定的干燥度，受潮湿影响较大的商品应密闭贮存。梅雨期内，紧闭门窗，因正常进出库作业时，要及时关闭，严禁长时间开启，严防潮气入内。在梅雨期内，库内空气潮湿，宜用机械去湿或吸湿剂辅助去湿。梅雨季节后，天气晴朗。当库外绝对湿度有所下降后，在库外温度比库内高的条件下，通风降湿可行性存在三种情况：

①库外绝对湿度略大于库内，不能盲目通风。

②库内、外绝对湿度相等，可以通风。

③库外绝对湿度小于库内，可以通风。

（2）夏季的通风降温：夏季库外、库内气候特征：一般库内温度低于库外，湿度高于库外；白天温度高于库内，湿度小于库内，夜间则相反。在这种情况下，一般都可通风。

在实际工作中，有时会遇到库内外的温度与湿度不易判断的情况，需要进行简单的计算后才能确定。计算时，考虑通风后库内空气被库外空气所替代，所以必须把库外绝对湿度换算成库内同温度下的相对湿度，再与库内相对湿度进行对比，若换算结果比库内的相对湿度低则可通风，若比库内相对湿度高就不可通风，计算公式如下：

库外绝对湿度换算成库内温度下的相对湿度：

$$相对湿度 = \frac{库外温度下空气饱和湿度 \times 库外相对湿度}{库内温度下空气饱和湿度} \times 100\%$$

$$= \frac{通风后库内绝对湿度}{库内温度下空气饱和湿度} \times 100\%$$

例：库房内温度为 21℃，相对湿度为 75%，库外温度 17℃，相对湿度 78%。是否可以通风？经查表不同温度空气中饱和湿度是：21℃时为 18.3g/m³；17℃时为 14.5g/m³。

代入公式计算：

$$相对湿度 = \frac{14.5 \times 78\%}{18.3} \times 100\% = 61\%$$

61% < 75%，经计算通风后的相对湿度 61% 比原库内的 75% 小，则表示通风后可以降低原库内的相对湿度，达到干燥的目的。同时可看出，库外虽然相对湿度大但库外绝对湿度小于库内绝对湿度（14.5×78% < 18.3×75%），所以可以通风。

例：库内温度为 21℃，相对湿度 76%，库外的温度 23℃，相对湿度 72%，是否可以通风？经查表不同温度下空气中水蒸气的饱和量是：21℃时为 18.3g/m³；23℃时为 20.6g/m³。

代入公式计算：

$$相对湿度 = \frac{20.6 \times 72\%}{18.3} \times 100\% = 81\%$$

因 76% < 81%，说明库内相对湿度小于换算后的相对湿度，表示库外绝对湿度大于库内，不宜通风。

通过以上两例可以说明，遇到特殊情况不能盲目采取通风措施，必须掌握库内、外的温度、湿度后，经过计算才能确定，一定要以通风后能降低库内温、湿度为前提。这不仅适用于自然通风，机械通风也是一样的。

由此可见，进行温、湿度管理。管理得好，事半功倍；管理不好，徒劳无益。要在理论的指导下进行工作，才能使温、湿度按照人的意志为中药商品贮存和管理工作服务，这正是温、湿度管理的目的。

四、温、湿度的变化对中药商品水分的影响

（一）商品水分与温、湿度的关系

中药商品含水量的多少与商品进入贮存阶段前的干燥程度有关。中药商品进入贮存阶段后，在温、湿度影响下，中药商品中含水量会出现一些可逆的变化。根据这些变化，提出了商品的吸湿性、平衡水分、安全水分等一套系统理论。

（二）中药商品的含水率、吸湿性、解湿、吸湿率、平衡水分、安全水分

1. 中药商品含水率 是指中药商品含水量多少的物理量。一般称商品的含

水率或绝对含水率。中药在贮存过程中影响其质量变化的因素很多，其中含水量的多少，则是诸因素中的主要因素。商品入库验收时，进行均匀采样，测定其含水率。测定结果是商品含水量的原始水分数据，也是贮存中可以进行对比的数据。《中国药典》2005 年版一部附录中规定，测定中药含水量有烘干法、甲苯法、减压干燥法、气相色谱法四种方法。

2. **中药商品的吸湿性**　商品进入贮存期后，在一定温、湿度影响下，其含水率会发生可逆性的变化。这种变化是通过商品吸收空间水汽或向空间散发水汽来完成的。这就是商品吸湿性。

中药商品在一定温、湿度下，对含吸湿性成分的动、植物药材来说，其吸湿原因是，商品在采收过程中经过加工后，都需经过一定的干燥而成为干燥体，由于组织细胞内溶剂（水分）的蒸发，使细胞和组织内水分减少，组织内压下降。商品进入贮存后，当空间一定温度下的水汽压大于组织表面水汽压时，空间水汽通过渗透附着在亲水性的可溶性成分表面，随后干燥时失去的水分空间也由渗透进的水汽占据。空间水汽压越大，渗透越甚，水汽逐渐浸软组织细胞内的水溶性成分。而对含非溶性成分（矿物质）中药商品来说，其吸湿性是在一定温度下通过商品表面的吸附作用和毛细凝聚作用完成的，因此，不仅含水溶性及难溶性成分的中药商品具有吸湿性，含非水溶性成分的中药商品也有吸湿性。

商品解湿是当组织细胞内水汽压大于一定温度下的空间水汽压时，商品向空间逐渐散失水汽的过程。

3. **吸湿率**　中药商品在一定温、湿度下吸湿或散湿，使商品含水量发生了变化。吸湿性主要受空间的温度、湿度、空气的流动、药材表面积大小、药材结构性质等影响。不同的药材在相同的条件下或相同的药材在不同条件下，它的吸湿性都各不一样。在一定时间和一定的温湿条件下，药材吸收空气中水分的数量叫吸湿量。吸湿量和其本身重量的百分比，叫做吸湿率。计算方法：

$$吸湿率 = \frac{烘干前重量 - 烘干后重量}{烘干前重量} \times 100\%$$

根据吸湿性的应用范围不同，可以分别计算绝对吸湿率和相对吸湿率。

$$绝对吸湿率 = \frac{供试品重 - 烘干重}{供试品重} \times 100\%$$

$$相对吸湿率 = \frac{供试品重 - 烘干重}{供试品重} \times 100\% - 商品原含水率$$

在计算吸湿率时，从绝对吸湿率中减去原含水率，才是相对吸湿率。如果两项相减是负值，则表示该商品的相对解湿率。

绝对吸湿率和相对吸湿率可以考察湿度对商品含水率的影响，说明吸湿的程度，在分析盈亏时，相对吸湿率是一个主要参考依据。

4. 中药商品的平衡水分　指吸湿性中药商品吸湿或解湿与空间相对湿度之间高低变化的平衡规律。建立了平衡关系时的含水率就是该商品的平衡水分。即一定温度下的水汽压与商品表面周围水汽压相等时，商品既不吸湿也不解湿，此时的水分称平衡水分。

平衡水分是可以变化的值，即随温湿度的变化，平衡关系不断被打破，在温度、湿度变化过程中，商品总是自觉地通过吸湿或散湿与空气中相对湿度保持平衡。但这种平衡是动态的。

每种中药商品都有一定温湿度范围内的平衡水分，其平衡水分的大小，与空气中的相对湿度成正比，在温度不变的情况下，绝对湿度越大，相对湿度越大，平衡水分越高，反之，平衡水分越低。在绝对湿度不变的情况下，商品平衡水分与温度成反比，温度越高，平衡水分越低，反之则越高。

以川麦冬为例，在30℃相对湿度75%时，其平衡水分是17.9%，如果温度不变，绝对湿度增加，相对湿度上升到81%时，由于空气中水汽压加大，平衡关系被打破，商品在原平衡水分17.9%的基础上继续吸湿，致吸湿到商品水汽压和空间水汽压相等，不再继续吸湿为止，此时平衡水分的含水率为20%。在上述条件下，相对湿度下降到60%，由于绝对湿度减少，水汽压也减少，商品表面周围水汽压大于空间水汽压，商品便向空间散失水汽。直到建立平衡关系为止。保管中晾晒、烘干等都是利用水分平衡的具体事例。

5. 安全水分　吸湿性中药材可以安全贮存的临界含水率，称为商品的安全水分。商品安全水分有上限和下限，即最高临界含水率和最低临界含水率。吸湿性中药材在一定温度下，通过吸湿增加含水率，通过除湿减少含水率，吸湿或除湿到一定程度，就会给商品贮存带来危害。当含水量过大时，药材会发生虫蛀、霉烂、潮解、软化、粘连等；当过多地失去水分时，又会产生风化、走味、泛油、干裂、脆化、变形，而且重量也要发生变化，加大药材的损耗。某些中成药（如大蜜丸）水分走失后会皱皮、干硬、返砂。所以商品含水率在临界含水范围内的可以安全贮存，超过临界值范围，都是不安全或相对不安全的。

在实际工作中，商品最高临界含水率对指导养护工作具有重大意义。每一种商品都具有一定温度下的安全水分，温度越高，安全水分越低，温度越低，安全水分可高些。

五、药材堆垛

药材的堆垛也叫堆码。中药的苫垫、堆码是中药仓库保管工作中的重要环节。在中药商品贮存过程中为了防止商品和包装的损坏，或受日晒、雨淋，以及地面潮湿的侵袭，在商品入库时，就应该按照中药的性质特点、包装种类、式样以及仓库条件，配置正确的保管货位（场地），然后进行合理的垫底、堆码和苫盖。

1. 商品堆码 堆码就是把货包堆码成一定的行或垛。并要符合"安全、方便、节约"的原则。

根据中药商品的包装条件、重量和性能的要求，进行合理的堆码，可以防止商品和包装因受压造成损坏，同时可以防止货垛倒塌而引起的工伤事故和商品损失。合理的堆码应该符合以下两点：

（1）每平方米的储存重量不能超过仓库结构所允许的负荷重量。否则会影响仓库的使用寿命，以至于发生严重的事故。

（2）按照仓库建筑结构以及消防安全的要求，堆码要留出墙距、柱距、顶距和灯距。方便商品检查以及防潮、防热和防火的需要等。

2. 堆垛形式 中药堆垛的形式很多，采取哪种形式，取决于商品的性能、数量、包装材料、形态体质以及存放场所。如商品需要防潮，就应该堆成通风垛；商品或包装怕压坏的，就不能堆得太高，或者采用货物架保管；存放露天的货垛，垛顶应该起脊。

中药堆码形式常见的有：

（1）编码垛：就是根据商品包装的长度、宽度和高度，纵横排列，逐层反复堆码，通常采用的有"二顶一"，"五顶二"，"四顶四"等，如图6-1。

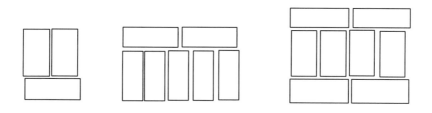

图6-1 几种编码垛

（2）正码垛：上层货包的大小和方向与下层一致。故又称为"正码"，如图6-2。但货垛较高时，必须在中间加有拉板，货垛才能牢固。这种堆垛法对同样尺寸标准的箱装中成药最为适宜。采用正码堆垛，每垛高度则取决于包装物料的好坏，如果箱子形状整齐，质料坚固，其高度可堆至10层以上而不致倒塌。

（3）井式垛：这也是反扣码的一种变化形式，也叫"通风垛"，见图6-3。这种形式对于水分较大的中药合适，它可以使垛内空气得到流通。但是堆这种形式的货垛，最好将垫木垫高，有了垫木的空隙，货包中的湿气就可从垫木下散

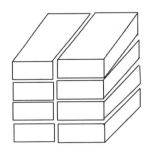

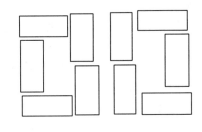

图 6 - 2　正码垛　　　　　　　　　　　图 6 - 3　井式垛

出。这种堆垛方法比交叉堆码的方法所占面积要稍大一些。

上述堆码形式，只是一些基本方式，包括的范围还不全面，尚有其他不同的堆码方法，但必须以达到牢固、整齐、通风、散潮、便利养护为目的，使药材不受损坏。

3. **货垛苫垫**　苫，是用芦席或苫布将货物苫盖好，防止雨淋水湿，常用油毡、芦席、苫布等材料作苫盖。垫，是在货垛下面用枕木和水泥块等物料垫高，以隔绝地面潮气，防止中药因受潮而发生霉变损失。在库贮存的药物，最易受地面潮湿的影响而变质。一般是用垫木、石条、水泥块等（铺成巷道形式）垫底，再铺上木板、芦（竹）席、油毛毡、塑料薄膜或防雨布等隔潮，以利垛底的通风散热。垛底的高低，可视地面的潮湿程度和药物的性质而定。一般应距离地面30 ~ 50cm。库房的底层和新建库房以及泥土地面仓库，尤其是货棚、货场，更应注意做好垛底的通风隔潮工作。

六、色标管理

《药品经营质量管理规范实施细则》（2000 年 11 月 16 日施行）中规定：药品贮存应实行色标管理。其统一标准是：待验药品库（区）、退货药品库（区）为黄色；合格药品库（区）、零货称取库（区）、待发药品库（区）为绿色；不合格药品库（区）为红色。

七、仓库消防安全

中药仓库的消防工作，是确保仓库安全的首要任务，要贯彻"以防为主，以消为铺"的方针，全员动员，认真对待，防患于未燃。

（一）组织措施

仓库除建立专职或兼职消防队伍以外，仓库领导应有专人分管安全消防工作，并根据库区地段划分消防区域，指定地段的消防负责人，实行"分级管理，分区负责"的原则，做到使责任到区到人，分工明确，职责清楚。还要根据商品贮存情况和防火责任区域范围制定具体的灭火规划，内容包括：灭火和抢救商品；与公安消防机关的联系；消防设施的使用；切断火患蔓延的措施等内容和进行人员部署等。要坚持对全体职工进行安全消防的教育与培训，定期开展安全教育与安全消防知识培训与演习；新职工和转岗人员必须经过安全消防知识培训后才能上岗工作。

（二）业务措施

仓库应把安全、消防工作落实到业务领域，以控制不安全因素的产生。

1. 贮存易燃、易爆等危险品要分别设专用仓库；性能相抵触的商品要分开贮存。

2. 中药商品不宜露天存放，凡受阳光照射易引起燃烧、爆炸或产生有毒气体的化学危险物品及易燃液体、气体，须存放于指定的阴凉通风库房。

3. 库房商品堆码应按规定保持"五距"（墙距、柱距、顶距、灯距、垛距)，尤其要注意保持商品同电源（灯泡、开关、电线）的规定距离。

4. 商品包装容器要完整牢固，防止剧烈震动和撞击倾倒。

5. 库区内不得擅自搭建违章建筑，不得在防火间距内堆放可燃物品，不得阻碍建筑物间的消防通道，安全门、疏散楼梯和走道要保持畅通。

（三）火源和电源管理措施

加强火源、电源管理，严格控制火源、电源和其他一切火患因素，是做好防火工作的先决条件。

严禁火种入库，职工、外来人员和车辆入库，必须查留火种；库区内严禁吸烟，库区、库房发现火柴梗和烟蒂视为火种入库。仓库区与生活区要严格分离开。要严格明火管理，库区如确需动用明火，必须履行用火审批手续，在现场要放置相应的消防器材，责成专人看管，坚持"用火不离人"的规定。用于易燃、易爆物品的开箱、封箱工具，须是铜质材料。汽车不准驶入库房，电瓶车、钗车和易引起火花的手推车进入贮存易燃、易爆的化学危险品库房，须有防爆或防火溅出装置。库房顶部，要安装感烟报警器，库房须安装报警装置。

在电源管理方面，库区生产、生活用电线必须分开，电线和电器设备必须按照设计规范由正式电工安装、维修，库区内老化、裸露的电线须及时更换。库房内使用的照明灯具，须符合公安消防部门的规定。库房门外应单独安装电源开关箱，保管人员离岗时须锁门、拉闸断电。按照国家有关防雷设计安装规范的规定设置防雷装置，并在每年雨季前检测，保证有效。

（四）安全灭火措施

仓库一旦发生火灾，应迅速地采取有效措施将火扑灭。当药品仓库发生火灾时，除应断绝电源、搬移可燃物等外，同时尽快报警。必须根据药品的特性，采用相应的灭火方法。

1. 冷却法　将燃烧物的温度降低到燃烧点以下，使火熄灭的方法叫冷却法。其最普遍的方法是用水灭火的方法。但有些易燃品或遇水燃烧的药品，如用水施救不仅不能灭火，反而会使火势扩大；如松节油等油剂类，不能用水灭火，因为它们不溶于水且比水轻，水的冲击反而使燃烧物向四周飞溅引起更大的灾害；一些忌水、遇水发生剧烈反应的药品，不能用水灭火；贵重药品被水浇泡，质量会大受影响，不宜用水灭火；电器类医疗仪器也不宜用水灭火。

2. 窒息法　将燃烧物与空气隔绝，使燃烧物失去氧的助燃作用而熄灭的方法叫窒息法。用砂土、湿棉被、灭火机喷出的粉末或泡沫覆盖燃烧物。含氧浓度降到16%以下即可窒息火苗。

3. 隔离法　火灾发生时，将附近的可燃物搬至安全地带；如一时不能搬走而火力即将延及的可燃物应迅速拆除，形成隔离带，以防火势蔓延、扩大。

（五）常用灭火机的使用常识

灭火机是一种用于扑灭火患初起的轻便灭火器材。各种灭火机都有不同的用途，使用时要根据火灾的具体情况选择使用。

1. 泡沫灭火机　容量有10kg、100kg、200kg等，机型有手提式或拖车式。10kg手提式（标准型）的筒内盛装着碳酸氢钠和18%发泡剂的混合液以及一瓶硫酸铝溶液。使用时，将机身倒转倾斜呈45°，两种溶液混合立即发生化学反应，产生二氧化碳气体泡沫，从喷嘴喷出后覆盖在燃烧物上，隔绝空气而起到灭火作用。

该机产生的泡沫比油类轻，适用于油类及脂肪油等液体的初起之火，不能用于忌水的化学物品的扑救。对于电火灾，应切断电源后才能使用该机灭火。

使用泡沫灭火机时，一手握环，另一手托住底边，将灭火机颠倒过来轻轻抖动几下，泡沫就会喷射出来。切忌扛在肩上或对人喷射，防止因喷嘴堵塞，导致灭火机的底盖弹出伤人。

2. 干冰灭火机　该机内盛液态CO_2，在20℃时钢瓶内为20个大气压。灭火时喷射出白色雪花状的干冰，覆盖在燃烧物表面，吸收热量而化为气体。当CO_2的浓度占空气的1/3以上时，燃烧物窒息就会停止燃烧。它的特点是具有窒息和冷却双重作用。该机适用于扑灭电器、精密仪器、珍贵药材等忌水物质的火灾，但不适用于金属钠、钾、镁粉、银粉等发生的火灾。

使用时，人要站在上风处，尽量靠近火源，先喷向火焰最近的一边，不要往火焰中喷射，也不要凌乱喷射，更不能喷射到人身上，以免引起冻伤。使用后，要立即关紧灭火机的开关，操作人员也要转移到空气流通处，以免窒息。

3. **干粉灭火机** 该机筒内部主要盛有碳酸氢钠等盐类粉末物质，还装有二氧化碳作为喷射的动力，适用于油类、可燃气体、电器设备和遇水易燃物质的初起火灾。使用时在离火场七八米的地方把灭火机竖立起来，然后一手紧握喷嘴胶管，另一手拉住提环，用力向上提拉，并向火源接近，这时灭火机会喷射出一股带有白色粉末的气流将火熄灭。在一般情况下，灭火机的粉剂不易变质，可以长期保存。此外，常用的灭火机还有酸碱灭火机、1121 灭火机等。必备的消防器材有消防水桶、砂箱、斧钩等。

第七章 中药的质变现象及影响因素

第一节　常见中药质变现象

中药的质变是指中药在贮藏保管过程中处理不当，在外界因素和自身性质的相互作用下，发生虫蛀、生霉、变色、泛油、变味、气味散失、风化、潮解、粘连、融化、腐烂、自燃等质变现象。这些现象有的可导致中药组织的破坏，有效成分发生改变或散失，影响中药的质量和疗效；有的造成中药重量的直接损失。因此，采取有效措施防治这些质变现象的产生，是中药贮藏与养护工作的主要内容。

一、虫蛀

虫蛀是指中药被害虫啮蚀的现象，是中药贮藏过程中危害最严重的质变现象之一。虫蛀使中药出现孔洞、破碎，严重时将中药内部蛀空，使中药的重量减少，有效成分降低，质量下降，甚至失去疗效。中药被虫蛀后，害虫在其内部生长发育和繁殖，分泌异物，排泄粪便，发育阶段的残体及死亡的尸体等存在中药商品内，造成药材不洁和被污染，不仅对患者疾病的治疗无益，而且可能危害人体健康。有的药材品种被害虫蛀蚀后，容易引起进一步的质变，如黄精、当归、党参等容易泛油；花类药材容易散瓣，外形遭到破坏，影响中药的质量。中药被虫蛀之后，还会加大损耗，带来一定的经济损失。因此，为保证贮藏过程中的中药质量，对其可能发生虫蛀的原因及防治方法的研究是极为重要的。

中药害虫的传播途径，最初是由于原中药材在产地采收、加工处理不当，在采收过程中受到污染，干燥时又未能完全杀灭害虫及虫卵，这样由药材带入库内以后，一旦环境条件适宜时，便会造成对中药的危害。另外，中药在运输和保管贮藏过程中，由于运输工具和包装物料本身染有害虫或虫卵，会使中药遭到污染；或因库房不清洁及未感染害虫的中药同已感染害虫的中药贮藏在一起，也能使原有未感染害虫的中药受到污染。

二、生霉

生霉是指药物受潮后，在适宜的温度下造成霉菌的滋生和繁殖，在药物表面或内部布满菌丝的现象。生霉是中药贮藏过程中危害最严重的质变现象之一。中药生霉后，霉菌进行的营养代谢活动分解药物体内的有机质，会使有效成分降低，同时还破坏了药材的组织构造。有的品种容易引起进一步的质变，甚至腐烂以至失去疗效。霉菌的繁殖和分泌物，会造成对中药的污染，即使经过特殊加工处理后，也会使气味变淡、色泽转暗、品质降低，影响中药疗效。

中药表面附着的霉菌在适宜的温度（20℃～35℃）、湿度（相对湿度75.0%以上或药材含水量超过15.0%）和足够的营养条件下，进行生长繁殖。引起中药生霉的主要因素有：许多中药本身含有蛋白质、脂肪、淀粉、黏液质及糖类等，给霉菌的生长、繁殖提供了丰富的营养物质；一定的温度和湿度，是霉菌生长、繁殖的必要条件；外界环境的不清洁，已受霉菌污染的药材入库，也是中药生霉的主要因素之一。

三、变色

变色是指中药的固有颜色发生了变化，或变为其他颜色，或失去原来颜色。由于贮藏保管不当，常使某些中药的颜色发生变异，使中药质量下降，甚至失去疗效。

一般认为，引起中药变色主要有以下几种原因。

1. **中药所含成分** 酶引起的变色，如含有黄酮苷类、羟基蒽醌类以及鞣质类等成分的中药，在酶的作用下，发生氧化、聚合等化学变化，形成了大分子的有色化合物，从而使中药的颜色加深。

非酶引起的变色，由非酶所引起中药变色的因素较多，有的是因中药所含蛋白质中的氨基酸与还原糖作用，生成大分子棕色化合物而使中药变色；有的是因中药所含的糖及糖酸类物质，分解产生糖醛或其他类似的化合物，这些化合物含有活泼的羟基，能与含氮的化合物进行缩合、环合等化学反应，形成棕色色素或其他的色素而导致中药变色，等等。

2. **日光与空气** 含有鲜艳色素类成分的中药，在日光的直接照射下，有些不稳定色素就容易被破坏而褪色。如果长期与空气接触，并通过中药自身的吸湿作用，空气中的氧气则对色素具有氧化作用，从而使中药发生变色。

3. **加工与养护** 某些中药在加工时由于温度过高，或是为防中药虫蛀、生霉使用硫黄熏蒸，都会引起中药变色。影响中药变色的因素主要是温度和湿度，它们的增高使中药的变色速度加快。因为酶在50℃以下，随温度和湿度的增加，酶的活性也增大，中药变色愈加剧，故易变色中药应置低温、干燥处贮藏。

四、泛油

泛油又称"走油"，是指某些药材的油质泛出药材表面，或药材因受潮、变色、变质后表面泛出油样物质的现象。中药出现泛油后，除油质成分损失外，药物的成分也已经发生了变化，同时伴随着变色、变质等现象。因此，已经泛油中药不能再入药使用。

引起中药泛油主要有以下几种原因：

1. **中药所含成分** 含脂肪油较多的植物类中药，如柏子仁、郁李仁、苦杏仁、桃仁等，在外界因素的作用下，加之酶的催化作用，使油脂被水解为游离脂肪酸，从而透过细胞和组织，溢出表面；含黏液质、糖分较多的植物类中药，如天冬、党参、枸杞子等，同样在外界因素的作用下，中药中的糖及糖酸类物质被分解，产生了糖醛和它的类似化合物，而出现颜色变深，质地变软，糖分外渗；含脂肪、蛋白质等较多的动物类中药，如刺猬皮、九香虫等，在外界因素的作用下，其中的脂肪、蛋白质被氧化后，由氧化物再分解生成有异味的醛酮类物质而产生质变。

2. **温度与湿度** 上述中药在水分多、温度高的条件下，同时又有空气和日光的作用，很容易使中药中的油性物质外溢。含脂肪油较多的植物类中药在贮藏期间，随着含水量的增加，其呼吸作用也加剧，释放出大量的热量，加之其包装堆垛不利散热而引起泛油变质。

3. **加工与贮藏养护** 含脂肪油、黏液质、糖分较多的植物类中药及含脂肪、蛋白质的动物类中药，由于贮藏和加工处理方法不当，加之贮藏过久，容易导致药材泛油。

五、变味或气味散失

每一种中药都具有其固有的、正常的气味，中药的气味是其质量好坏的重要标志之一。中药的味，分为口味和气味。口味是通过品尝，由味觉得来；气味是由嗅觉辨别而来，都与药物所含的化学成分相关。

中药变味是指口味和气味发生改变的现象，如变苦、变酸、变涩、哈喇等。气味散失是指中药气味的变淡或散失掉原有的气味。由于久贮或养护不当，会引起中药口味和气味的改变或散失，甚至失效。中药口味的改变多是由于生霉、泛油、虫蛀等造成的。气味的改变，多是由于加工、贮藏不当或贮藏过久，使其固有气味变淡或改变，甚至完全散失。

六、风化

风化是指某些含有结晶水的矿物中药，经风吹日晒或过分干燥而逐渐失去结晶水成为粉末的现象。某些矿物药风化失水，使药物外形改变，也影响到药物的质量，如芒硝风化失水成为风化硝。

七、潮解

潮解是指某些含盐类成分的固体药物容易吸收空气中的水分，使其表面慢慢溶化成液体状态的现象。某些结晶体的中药，如胆矾、芒硝、咸秋石等，在潮湿的空气中，能逐渐吸收水分，使药材表面湿润而潮解。空气的相对湿度越大，就越容易潮解。同时，在空气相对湿度较大的情况下，温度越高，药材接触空气面积越大，吸湿的速度也越快，中药就越容易被潮解。潮解影响了药材的质量，并造成了损失。

八、粘连或融化

粘连是指某些熔点较低的中药，受潮、受热后容易黏结成块的现象。如阿魏、芦荟、儿茶、乳香、没药、阿胶等。这类中药的软化点和熔点都比较低，环境温度升高时，会逐渐被软化而失去原有的外观形态。当受热到一定温度时，便会产生粘连或融化。

九、腐烂

腐烂是指某些鲜活的中药，在温度、空气及微生物等因素的影响下会发热，使微生物的繁殖和活动增加，导致药物酸败、腐臭，如鲜生姜、鲜石斛、鲜地黄、鲜茅根、鲜佩兰等。这类中药在贮藏过程中，由于水分过大，或药材表皮破损及温度过高等，往往容易引起腐烂，失去疗效。

十、自燃

自燃又称冲烧，是指中药由于本身干燥不适度，或在包装码垛前吸潮，堆放过紧而使热量不能散发，当温度积聚到67℃以上时，热量便能从内部冲出垛外，轻者形似冒烟，重者致使一些体质菲薄的药材起火燃烧，使药材受损，如甘松、艾叶、菊花、红花等。另外，一些富含油脂的药材，如层层堆置重压，内部产生的热量散发不出去，局部温度增高，会先焦化以至燃烧，如柏子仁、紫苏子、海金沙等。

第二节 影响中药变质的外界因素

中药在贮藏过程中，由于受到外界许多因素的影响，极易发生各种质量变化。引起变化的外界因素主要有空气、温度、湿度、日光、霉菌及害虫等。这些外界因素能使中药产生复杂的物理、化学和生物学的变化。变化程度的大小、快慢，与中药同这些外在因素接触时间的长短、贮藏的方法有着直接的影响，并且各因素之间又存在着相互促进或相互抑制的作用。

一、空气

一般情况下，中药在贮藏过程中总是与空气接触的。空气是任何生物赖以生存的必需物质。空气中含有氮气、氧气、二氧化碳、臭氧和其他气体，中药的质变大多由空气中的氧气和臭氧引起。

中药颜色的改变，氧气起着很大的作用。因含有酚羟基结构的中药，在酶的作用下，经过氧化、聚合等作用，即形成了大分子化合物，使中药在贮藏过程中颜色逐渐加深。例如唇形科的黄芩、百合科的麦冬、蓼科的大黄等颜色的改变，与空气中氧的作用有密切关系。含鞣质的某些皮类中药与空气接触后，表面极易氧化为棕红色或更深的颜色，如石榴皮。

中药泛油的产生，氧气和臭氧也起着很大的作用。因为臭氧作为一种强氧化剂，可以加速中药中有机物质，特别是脂肪油的变质。干性油中的不饱和物容易氧化而结成块状；含有不饱和成分的油脂，在一般接触空气的环境中，能缓慢发生氧化而酸败；挥发油受到氧的作用容易引起树脂化。对于这类反应，光和热也起着极大的促进作用。

中药霉变的产生，是由于空气中飘散大量的霉菌孢子，一旦落在中药表面，在温度和湿度等条件适宜的情况下，萌发成菌丝，分泌酵素，溶蚀药材组织，使中药腐烂变质，失去药用效力。多数霉菌属于好氧性微生物，要求空气中有氧气，它只能在分子态氧存在时才能生存。故中药潮湿又在空气流通的情况下会使霉菌生长发育得更快。

中药虫蛀的产生与空气中氧气的存在有着直接的关系。中药害虫同其他生命体一样，在生长、发育及繁殖过程中都离不开氧。害虫在整个生命活动过程中，需进行呼吸，吸收空气中的氧气，排除体内的二氧化碳才能生存。故在药材堆的上层、通风处、窗口等空气畅通之处，一般害虫密度较大。在氧气缺少或不足的情况下，害虫呼吸加快，耗氧加速，使其周围环境中的氧气量更加减少，害虫生长发育受到抑制以致终止生命。气调养护就是根据这一原理调整密封环境内氧气或二氧化碳等气体的浓度来抑制或杀灭害虫的。

另外，中药的变味、腐烂、气味散失等质变现象的产生都与空气有着密切的关系。

二、温度

温度对中药的贮藏影响最大。在常温 15℃～20℃下，中药成分基本稳定，利于贮藏。但是随着温度的升高，物理、化学及生物的变化均可加速。中药会出现霉变、泛油、虫蛀等质变现象。

（一）温度对中药霉变的影响

各类霉菌必须在一定的温度范围内才能顺利地生长。一般霉菌生长最旺盛的温度范围，称为该霉菌的生长最适温度。按照霉菌生长最适温度，可分为低温型、中温型、高温型。并且根据霉菌能够生长的温度又可分为生长最低温度、最适温度、最高致死温度。

1. **低温型**　最低生长温度 0℃，最适生长温度 5℃～10℃，最高生长温度 20℃～30℃，致死温度 40℃～50℃，如绿青霉菌。

2. **中温型**　最低生长温度 5℃，最适生长温度 25℃～37℃，最高生长温度 45℃～50℃，致死温度 60℃～70℃，引起中药霉变的大多为此类霉菌，如曲霉。

3. **高温型**　最低生长温度 30℃，最适生长温度 50℃～60℃，最高生长温度 70℃～80℃，致死温度 90℃～120℃，如黄曲霉。

（二）温度对中药泛油的影响

由于温度的升高，含脂肪油较多的中药，如柏子仁、郁李仁、苦杏仁等以及某些动物类中药产生油质分解外溢，形成泛油，产生哈喇味，药物颜色加深。温度升高使富含挥发油的中药，如肉桂、丁香、薄荷等中的挥发油加速挥发；使富含糖质类的中药，如麦冬、党参、天冬等产生质变，表面呈现油样物质。

（三）温度对中药害虫的影响

中药害虫只有在环境温度适当时才能生存。害虫的生长、发育、繁殖等生命活动，要求有一定范围的温度——有效温度。害虫在此温度范围内通常能完成其正常发育。25℃～32℃是害虫最适宜的温度，害虫在此温度下生长、发育、繁殖最快。0℃～15℃或 35℃～40℃是害虫不活动范围。一般把 50℃～60℃的温度范围称为害虫的致死高温区。在这一温度范围内，害虫受高温的刺激由强烈兴奋转入昏迷，虫体内的酶被破坏，部分蛋白酶凝固，在较短的时间内丧失生命活动能力。高温防治法就是利用这个原理来防虫的。通常把 – 4℃以下的温度称为害虫的致死低温区。在这一温度范围内，虫体体液结冰，细胞原生质冻损而脱水致死。

温度的不适还可造成中药干裂、失润、粘连成块等质变现象。因此，在仓储中要根据中药的不同性质选择适宜的温度。

三、湿度

湿度是指空气中水蒸气含量多少的程度，即空气潮湿程度。空气的湿度可以用绝对湿度、饱和湿度、相对湿度、湿度饱和差来表示。

1. **绝对湿度**　每立方米空气中所含有水蒸气的重量，以 g/m^3 表示。

2. **饱和湿度**　又称最大湿度，指在一定温度时，每立方米空气中所含有水蒸气量的最大限度，以 g/m^3 表示。

3. **相对湿度**　指在同一温度空气中，现有绝对湿度与饱和湿度的百分比。贮存中多采用相对湿度作为控制和调节仓库湿度的依据。

4. **湿度饱和差**　指在同一温度下，饱和湿度与绝对湿度之间的差，用其表示空气要达到完全饱和所差的水蒸气量。

湿度是影响中药质量的一个重要因素之一。湿度引起中药的质量变异有潮解、酸败、霉变、腐烂、干枯、风化等。

空气相对湿度在 60% 以下时，空气中的水蒸气含量即显著降低，中药所含水分则会蒸发，含结晶水较多的矿物药，如胆矾、芒硝、硼砂等则易风化（失去结晶水）。叶类、花类、胶类中药因失水而干裂变脆，蜜丸剂类失润变硬。

空气相对湿度在 70% 时，中药所含安全水分不会有较大改变。但是，当空气相对湿度超过 70% 以上时，中药的含水量会随之增加，含糖分多的中药，如党参及蜜制品，会因吸潮发霉乃至虫蛀。盐制类中药及含钠盐类的矿物药会吸收水分而潮解。

因此，一般中药的安全水分应控制在 10% ~ 15% 左右，相对湿度应控制在 60% ~ 70% 之间。

四、日光

光是一种电磁波，根据各种不同的波长可分为紫外光、可见光和红外光等。直射日光能引起或促进中药中的许多有机物和无机物发生化学变化，从而影响中药的质量。

在光线作用下，可使中药颜色渐褪或变色。如大青叶、薄荷、广藿香等颜色由深色褪为浅色，大黄可由黄色变成红棕色。

中药在日光的直接照射下，可逐渐引起成分的氧化、分解、聚合等反应。如油脂的酸败、苷类及维生素的分解、色素的破坏等。

日光中的紫外光有较强的杀菌作用，中药可以利用日光暴晒来杀灭微生物和害虫。但日光的大量热能，会使暴晒的中药温度升高，导致某些中药出现气味散失、泛油、粘连、融化、干枯等现象。因此，含有挥发油及不耐热的中药应避免日光的直接照射。

五、霉菌和害虫

大部分中药含有脂肪、蛋白质、糖类和水分等，故在贮藏过程中易受霉菌和害虫的侵袭。由于温度和湿度的影响，使霉菌繁殖增加，可造成霉变、腐烂、发酵、酸败等变异现象。害虫是造成中药虫蛀的根本原因，在适宜的温度和湿度范围内，害虫发育、繁殖非常迅速。反之，如果没有适宜的温度和湿度，害虫是不能滋生的。

第三节　中药的化学成分与质变的关系

中药是各种化学物质所组成的综合体，成分极为复杂，通常可分为水溶性物质和非水溶性物质两大类。属于水溶性物质的有糖、果胶、有机酸、鞣质、水溶性维生素、部分生物碱、色素、苷类及大部分无机盐类。属于非水溶性物质这一类的有纤维素、半纤维素、原果胶、脂肪、脂溶性维生素、挥发油、树脂、蛋白质、淀粉、部分生物碱、不溶性矿物质等。

在中药的加工、干燥、炮制以及贮藏过程中，其化学成分不断发生变化，由此会引起质的改变，以致影响药效。中药加工、贮藏与养护的目的，就在于控制中药的化学成分，使它符合医疗的要求。因此只有系统了解中药化学成分的特性及其变化规律，并且创造良好的贮藏条件，才可达到防止中药变质的目的。

下面列出六类与贮藏、养护有密切关系的中药化学成分及其变化。

一、生物碱类

生物碱是一类存在于生物体内的含氮有机化合物，有似碱的性质，能与酸结合成盐。生物碱多具有特殊而显著的生理活性，是中药中一类重要的化学成分。生物碱在植物界分布较广，但主要分布在高等植物中，尤其是双子叶植物中的毛茛科、防己科、罂粟科、茄科、夹竹桃科、芸香科、豆科等100多科的植物中。

单子叶植物中分布较少，如百合科、石蒜科和兰科等。裸子植物中更少，如麻黄科、红豆杉科、三尖杉科的少数属植物中。低等植物中的地衣类和苔藓类未发现生物碱，蕨类及菌类只有极个别的植物中存在生物碱，如麦角菌含有麦角生物碱类。

多数生物碱为结晶形固体，少数为无定形粉末。有些小分子生物碱为液体，如烟碱、槟榔碱、毒藜碱等。生物碱多数具苦味，少数具甜味，如甜菜碱。游离的生物碱大多不溶或难溶于水，能溶于乙醇、氯仿、丙酮、乙醚和苯等有机溶剂中，而生物碱盐尤其是无机酸盐和小分子有机酸盐则易溶于水及乙醇，不溶或难溶于常见的有机溶剂。

大多数生物碱与某些化学试剂能产生沉淀反应和显色反应。为了确知一种植物浸出液中是否含有生物碱，可先使溶液呈微酸性，并用 3 种以上的生物碱沉淀试剂检验之。常用的生物碱沉淀试剂有碘 – 碘化钾试剂，生成无定形红棕色沉淀；碘化汞钾试剂，生成类白色沉淀；碘化铋钾试剂，生成黄至橘红色无定形沉淀，等等。常用的生物碱显色剂有 Macquis 试剂、Mandelin 试剂、Frohde 试剂等，对生物碱能显出特殊的颜色，例如，Macquis 试剂对吗啡显紫红色；Mandelin 试剂对莨菪碱显红色；Frohde 试剂对吗啡显紫色至棕绿色，等等。

含有生物碱的中药，常因干燥的方法不适宜，其含量可能降低，同时此类中药常因久与空气、日光接触，可能有部分氧化、分解而变质，故此类中药应避光贮藏。

二、苷类

苷系糖分子中环状半缩醛上的羟基与非糖部分（苷元）中的羟基（或酚羟基）失水缩合而成的环状缩醛衍生物。苷种类繁多，结构不一，其生理活性也多种多样，在心血管系统、呼吸系统、消化系统以及抗菌消炎、增强机体免疫功能、抗肿瘤等方面都具有不同的活性。苷在自然界中分布极广，广泛地存在于植物体中，尤其在果实、树皮和根部最多。

苷多数是固体，其中糖基少的苷可呈结晶状，而糖基多的苷则呈无定形粉末状。多数苷无色，个别的如黄酮苷、花色苷、蒽醌苷等因苷元影响而呈一定颜色。苷一般是无味的，也有具苦味或甜味的，例如橙皮苷是无味的，新橙皮苷则有苦味。苷的溶解性能常无明显的规律，一般易溶于水或乙醇中，有些苷也易溶于氯仿和乙酸乙酯，但难溶于乙醚和苯。溶解度还受糖分子数目和苷元所含极性基团的影响，若苷元极性基团多，则在水中的溶解度大，反之，在水中的溶解度就小。

苷可与碱式醋酸铅、氢氧化钡、鞣酸等化合物作用而产生沉淀，但与多数生物碱沉淀试剂则无反应，有的苷可以升华或具有显色反应、溶血作用等。苷的显色反应虽由糖和配糖基所引起，但苷的本身并不能使菲林溶液还原，只有在与酸共热再用碱中和后，其溶液对菲林溶液才有显著的反应。

含苷类成分的中药往往在不同细胞中含有相应的分解酶，在一定温度和湿度条件下可被相应的酶所分解，从而使有效成分减少，影响疗效。如槐花、苦杏仁、黄芩等含苷中药，采收后若长期放置，相应的酶便可分解芦丁、苦杏仁苷、黄芩苷，从而使这些中药疗效降低。花类中药所含的花色苷也可因酶的作用而变色脱瓣，所以含苷类中药采收后，必须用适当的温度迅速干燥。多数含苷中药可在 55℃～60℃ 干燥，在此温度下酶被破坏而失去作用，可保证药效。

总之，含苷类的中药在贮藏时必须注意干燥，避免湿气的侵入，如果含水量过多或不断吸收水分，则由于有些未被破坏的酶的存在，或由于光线和微生物的影响，很容易使苷分解而失效。中药中如果没有水分的存在，苷是不会被分解的。

三、鞣质类

鞣质又称单宁或鞣酸，是一类复杂的多元酚类化合物的总称，可与蛋白质结合形成致密、柔韧、不易腐败又难透水的化合物。鞣质主要用于止血、收敛和烧伤等。有时也用作生物碱及重金属中毒的解毒剂。鞣质广泛存在于中药中，如虎杖、地榆、石榴皮等。某些寄生于植物的昆虫所形成的虫瘿中也常含有多量的鞣质，如五倍子，其鞣质含量可高达 60%～70%。

鞣质大多为无定形粉末，具有吸湿性。能溶于水、乙醇、丙酮、乙酸乙酯等极性大的溶剂，不溶于乙醚、氯仿、苯、石油醚等极性小的有机溶剂，可溶于乙醚和乙醇的混合溶液中。

鞣质的水溶液可与三氯化铁试液反应生成蓝黑或绿黑色沉淀。也能与重金属盐，如醋酸铅、醋酸铜、氯化亚锡或碱土金属的氢氧化物溶液等作用，生成沉淀。在提取分离及除去鞣质时，可利用这一性质。鞣质的水溶液与生物碱作用，生成难溶或不溶的沉淀，故可用作生物碱沉淀试剂。

鞣质易氧化和聚合，如露置在空气及日光中，则渐渐变成棕黑色，特别在碱性溶液中，更易氧化变色。如含鞣质类成分的新鲜皮类中药，其内表面常常是淡色的，但经过一些时间，就会变成棕色或红色，这是因为其中的鞣质与空气接触时，特别在酶的影响下，氧化为红棕色或更深色。

防止鞣质氧化变色的方法，一方面要减少与氧接触，另一方面是破坏或抑制氧化酶的活性。在中药加工、贮藏过程中，对于含有鞣质的中药，其用具及容器的选择也是十分重要的。

四、油脂类

油脂大多为一分子甘油与三分子脂肪酸所成的酯。通常具有润肠通便或致泻等作用，有的作用峻烈，有一定毒性。在植物界分布很广，如豆科、十字花科、亚麻科、蔷薇科等，主要贮存于植物的种子中。

油脂是脂肪和脂肪油的简称。油脂常以小油滴状态悬于细胞质中，其化学成分是各种脂肪酸和甘油的酯类。脂肪在常温下是固体，其主要成分多为棕榈酸或硬脂酸等的甘油酯；脂肪油在常温下是液体，其主成分为油酸、亚油酸等的甘油酯，二者之间无严格的区别。脂肪和脂肪油的比重都较水为小，通常在 0.910 ~ 0.940 之间。不溶于水，易溶于乙醚、丙酮、苯、氯仿、四氯化碳、二硫化碳等有机溶剂中，在乙醇中难溶。

油脂在有水存在时，因脂酶的作用可引起水解，分解成甘油和脂肪酸。而脂肪与碱溶液共热则分解成甘油和脂肪酸盐，称为皂化。不饱和脂肪酸在常温及催化剂的作用下，可吸收氢变成固体的饱和脂肪，此现象称为油的硬化或氢化。

新鲜的脂肪和脂肪油通常具有令人愉快的特殊气味，但是如果贮藏不当，经常与空气中氧及水分接触，并在日光的影响下，同时又可能有微生物的作用，可导致一部分发生氧化，另一部分则分解为甘油和脂肪酸，以致产生不快的臭气和味道，油脂中的游离酸也随之增多。这种现象称为油脂的"酸败"。光线、温度、水分以及油脂中的杂质等因素均能加速油脂的酸败，因此油脂应除去水分与杂质，满盛于密闭容器中，置于避光处贮藏。同样，含有大量油脂的中药，必须贮藏于干燥的场所，严防水分的侵入，库房的温度要低，避免日光直射。以密封贮藏养护效果尤佳。

五、挥发油类

挥发油也称精油，是存在于植物体中的一类具有挥发性、可随水蒸气蒸馏出来的油状液体的总称。中药挥发油是一类具有生理活性的成分，在临床上具有多方面的医疗作用，例如止咳、平喘、发汗、解表、祛痰、祛风、镇痛、杀虫、抗菌等。这类成分大多具有香气，在植物界分布极广泛，特别是菊科、芸香科、伞形科、唇形科、木兰科、姜科等植物含丰富的挥发油。

挥发油为无色或淡黄色的透明油状液体，具香味，常温下能挥发，有较强的折光性和旋光性；在水中的溶解度极小，但能赋予水溶液以特殊的香味，成为芳香水。挥发油易溶于大多数有机溶剂中，如乙醚、苯、石油醚等，也能溶于乙醇中，醇浓度愈高，挥发油在其中的溶解度也愈大。

挥发油经常与空气、光线接触会逐渐氧化变质（树脂化），使挥发油比重增加，黏度增大，颜色变深，因此挥发油应装入棕色瓶内密闭低温保存。含挥发油的中药宜保存在密闭容器中，大量时必须堆放于凉爽、避光的库房中，控制温度，夏季尤须注意，因为温度过高，则使所含挥发油散失或走油。中药要保持一定的干燥和疏松，避免吸潮挤压。富含挥发油的中药在加工过程中应采用较低温度干燥，一般不宜超过 35℃，避免挥发油的散失。

六、植物色素类

色素广泛存在于中药中，根据其溶解性质可以分为脂溶性色素和水溶性色素两大类。脂溶性色素主要包括叶绿素和胡萝卜素类等，水溶性色素主要是黄酮类、花色素、蒽醌等成分。

1. **脂溶性色素** 叶绿素是分布甚广的色素，几乎所有的绿色植物均含有大量的叶绿素。中药中所含叶绿素的水溶液制剂有一定的抗菌、消炎、促进肉芽生长的作用，可用以治疗皮肤创伤、溃疡和灼伤等疾病。叶绿素不溶于水，可溶于石油醚，易溶于乙醇、丙酮、氯仿、苯、乙醚等有机溶剂。胡萝卜素类色素为橙红色或紫红色的晶体，在植物体内含量较低。胡萝卜素可用于防治维生素 A 缺乏症。胡萝卜素类色素不溶于水，能溶于乙醚、石油醚、苯等有机溶剂。某些胡萝卜素类色素能够自空气中吸取氧而树脂化。例如胡萝卜素置于空气中，由于吸氧而增量 34% ~ 36%；番茄色素吸氧增量达 40%。

2. **水溶性色素** 黄酮类成分是广泛存在于植物体中的一类黄色色素。中药中含黄酮类成分的很多，例如黄芩、槐米、陈皮、金银花、芫花、蒲黄、淫羊藿、银杏叶、紫菀等。这类化合物具有多种多样的生理作用，如抗菌消炎、抗病毒、止咳祛痰等。黄酮类化合物溶于浓硫酸中，常常表现出特殊的颜色。花色素是一类结构类似黄酮的色素，是花和果实呈现各种色彩的基本物质，易溶于水和醇中，而不溶于氯仿及乙醚。花色素因条件不同而呈现不同颜色，如酸性时为红色，碱性时为蓝色，中性时为紫色；受热易使色素分解、褪色。蒽醌类化合物为黄色至橙红色固体，有一定的熔点。遇碱呈红色。游离蒽醌类化合物通常溶于苯、乙醚、氯仿，不溶或难溶于水中。结合性蒽醌类化合物极性较大，易溶于甲醇及乙醇，也能溶于水，几乎不溶于乙醚、苯、氯仿等溶剂。

中药的颜色不仅可作为鉴别中药材品质的重要标志之一，同时也直接关系到中药加工品（饮片、中成药）质量的优劣。因此含有植物色素类的中药在干燥及加工时，必须注意其性质，调整适宜的 pH 值和温度，尽量避免采用铁质的工具和容器。干燥时避免在强烈的日光下暴晒，贮藏期间应防止氧化及日光的照射，以保持其固有的色泽。

第四节　中药含水量与中药质变的关系

一、中药含水量

（一）中药含水量与质变的关系

中药品种繁多，属性复杂，主要包括植物药、动物药和矿物药。其中以植物类中药最多。各类中药都含有一定量的水分，中药内所含水分占所取样品重量的百分数，称为含水量或水分含量。中药的含水量是组成中药质量的重要成分之一，对中药的贮藏与养护有着极密切的关系。

1. **水分与虫蛀的关系**　中药在采收、加工、运输、贮藏的过程中，不可避免的要受到害虫的侵袭和污染。大多数危害中药的害虫，其生长繁殖需要温度、水分、空气和养料。害虫体内的水分主要来自于中药，中药含水量的高低，对害虫繁殖的影响很大。同时中药中含水量的变动又受周围空气中相对湿度的影响。如果其他生存条件适宜，而没有害虫生长所需要的水分，那么害虫也不易生存或其生长繁殖受到抑制。如在气温20℃，含水量为25%的当归，虫蛀现象比较严重，而在同样温度，含水量在15%以下，通常无虫蛀现象。在气温25℃，含水量为20%以上的枸杞子发生虫蛀较严重，而同样温度，含水量在16%以内时，却不易虫蛀。

在一定条件下，中药的含水量越高，虫蛀现象愈严重。相反，如果把含水量控制在一定标准下，即控制在中药贮藏的安全含水量内，可抑制虫蛀或减少虫蛀的发生。

2. **水分与霉变的关系**　霉菌生长的重要条件是所附着的中药中含有必须的营养物质，如淀粉、蛋白质、纤维素等。但是，这些物质如果没有适宜的水分，霉菌也不能正常生长繁殖。因为水是一切微生物不可缺少的组成部分，水在微生物细胞中含量很大，细菌细胞平均含水 80% ~ 85%，酵母菌含水 75% ~ 85%，霉菌含水 70% ~ 80%，水在生活的微生物细胞中的作用和其他生物体中一样，它参与原生质的胶体组成，物质新陈代谢过程中所进行的全部生物化学反应都是在有水的情况下进行的。霉菌细胞所进行的新陈代谢，主要是在水的作用下，依靠霉菌分泌在其细胞壁外的酶，将淀粉、蛋白质、纤维素等变成较简单的能溶解于水中的化合物，再吸收到细胞中。水分越高，霉菌新陈代谢的作用愈强，其生长繁殖也愈快。大多数中药本身含有一定的水分，而且中药具有从空气中吸收水分的能力。在适宜的条件下，寄生或附着在中药表面的霉菌孢子就能很快地生长，产生霉变。

3．**水分与潮解的关系** 某些含盐类成分的固体药物，能够不断地吸收潮湿空气中的水分，当含水量达到一定程度时，便会慢慢溶化成液体状态，如芒硝、大青盐、硇砂等。空气的相对湿度越大，就越容易潮解。

4．**水分与风化的关系** 某些中药含有一定的结晶水，由于过分干燥或经风吹日晒而逐渐失去这部分水分时，其质量也随着发生了变化。如芒硝风化失水，成为风化硝。

通常情况下，空气中的相对湿度和中药的风化成反比，即空气中相对湿度越低，风化现象越快，空气的温度起着间接推动作用。风化后的中药形状和质量都发生了明显变化。

5．**水分与散失气味的关系** 中药本身含有多种成分，各自有着不同的气味。由于受湿度、温度和空气的影响，易使某些成分挥发散失或稀释，气味随之发生变化，质量受到影响。如某些含芳香性挥发油的中药，含水量较高时易霉烂，导致芳香性气味散失。

6．**水分与泛油的关系** 某些富含糖类及脂肪油的中药，在贮藏过程中由于含水量过高，同时在温度、日光和空气的作用下，加之酶的催化作用，使油脂被水解为游离脂肪酸，从而透过细胞和组织，溢出表面。含糖类中药质地返软、发黏、表面泛出油样物质。此类中药含水分越多，则越易泛油。

7．**水分与软化的关系** 中药的来源不同，性质也各不相同。有些中药软化现象是受温度的影响，有些则是受湿度的影响。如含亲水基团的动物胶剂阿胶、龟甲胶、鹿角胶等。当大量吸收空气中水分后，渐渐开始软化，严重时会造成质量的变化。

另外，水分与其他质变现象也有着密切的关系，如腐烂、失润、干裂等。

（二）中药水分测定与平衡水分

中药含有过量的水分，不仅易产生霉变、虫蛀、泛油等质变，使有效成分分解，而且相对地减少了实际用量，达不到治疗目的。因此，控制中药中水分的含量对保证中药质量有密切关系。《中国药典》2005 年版一部规定了水分的含量限度，如红花不得超过 13.0%，川牛膝不得超过 16.0%，番泻叶不得超过 10.0%等。《中国药典》2005 年版一部规定有 4 种水分测定方法，即烘干法、甲苯法、减压干燥法和气相色谱法。烘干法适用于不含或少含挥发性成分的中药；甲苯法适用于含挥发性成分的中药；减压干燥法适用于含有挥发性成分的贵重中药。使用的方法和仪器详见《中国药典》2005 年版一部附录。另外，也可应用红外线干燥法和电阻法测定水分含量。

中药具有吸湿和散湿的能力，在贮藏过程中，其表面及周围会形成一定密度的水蒸气层，这种水蒸气层具有一定的水汽压力，而压力的大小取决于中药的含水量、本身水分子的结合程度及空间温度的变化。即含水量越大，水分子的结合越不牢固，其表面水分子越活跃，因而中药表面周围水蒸气的密度和压力也越大，这时会产生散湿现象。相反，中药周围水蒸气的密度和压力小于空气中的水气压力时，则产生吸湿现象。若中药周围的水汽压力与空气中的水汽压力相等时（动态平衡），则既不吸湿又不散湿，这时中药的含水量便为平衡水分。

二、中药含水量控制方法与措施

中药品种繁多，性质各异。其含水量控制方法不尽相同，主要可分为自然干燥和人工干燥。干燥方法是否适当是保证中药质量的关键。

（一）自然干燥

自然干燥是把含水量较高的中药置太阳光下晒干或置阴凉通风处阴干，必要时可采用烘焙至干的方法。《神农本草经》序录中就有"……阴干暴干，采造时月，生熟，土地所出，真伪新陈，并有各法"。晒干法和阴干法都不需要特殊设备，但易受气候等因素的影响。

1. 晒干 即利用太阳光直接晒干。多数中药可采用此法，但需注意：含挥发油的中药不宜采用此法，以避免挥发油散失，如薄荷、荆芥、佩兰等；中药的色泽和有效成分受日光照射后易变色变质者，不宜用此法，如白芍、大黄、红花等。干燥后的中药应注意严防外界湿气的侵入。

2. 阴干 将中药放置或悬挂在通风的室内或荫棚下，避免阳光直射，利用水分在空气中的自然蒸发而干燥。主要适用于含挥发性成分的花类、叶类及全草类中药。

（二）人工干燥

人工干燥是利用一定的干燥设备，对中药进行干燥。可归纳为微波干燥、远红外加热干燥、太阳能集热器干燥、热风式干燥机干燥等。这些干燥方法的优点是：不受气候影响，比自然干燥卫生，并能缩短干燥时间，降低劳动强度，提高生产率。

第五节 中药霉变与防治方法

一、中药霉变的原因

霉菌种类繁多，不含叶绿素，不能进行光合作用。因此，它是以寄生或腐生方式获取食物。中药含有丰富的养料，如蛋白质、淀粉、糖类、纤维素及黏液质等，给霉菌的生长、繁殖提供了物质基础。中药在贮藏前虽经干燥，但在贮藏的过程中可能吸湿，特别是在梅雨季节，空气湿度大，中药极易从外界吸收水分，同时梅雨季节外界温度也适合霉菌的生长。当空气中存在的大量霉菌孢子落于中药表面时，在适宜的温度和湿度下即萌发为菌丝，分泌酵素，融蚀组织，使众多有机物分解，导致中药霉变。此外，中药虫蛀后及外界环境不清洁也易引起霉变。中药被害虫蛀蚀后，害虫在生活的过程中要排泄代谢产物，散发热量，引起中药的温度升高、湿度增加，进一步改善了霉菌生活的条件。同样，在中药霉变后也易引起虫蛀。

二、霉菌的形态和分类

霉菌是低等植物中的高等菌类，分布很广，在空气中就有大量霉菌孢子飘散，它对营养条件要求不高，易在多种物质上生长。霉菌大多数是多细胞的植物，具有明显的细胞核，通常是由菌丝和孢子两个主要部分构成，可以进行有性繁殖和无性繁殖。

（一）形态

1. **菌丝** 霉菌的菌体是由许多菌丝构成的菌丝体，菌丝最初由孢子发芽长出芽管，发育生长分枝形成菌丝，菌丝互相错综接合便形成菌丝体，即中药表面茂密的霉状物。菌丝有两种：一种是单细胞，无横隔；一种是多细胞，有横隔。菌丝又可分为营养菌丝和气生菌丝，营养菌丝伸入基质中吸取养料，气生菌丝伸展于空气中，具有繁殖功能，在气生菌丝顶端产生孢子。

2. **孢子** 孢子是多数霉菌进行繁殖的微小单位。霉菌就是依靠这些繁殖单位来产生自己的新个体的。孢子的颜色各异，有绿色、黄色、橙色、红色等；大小各异，小到$1\mu m$，大到$200\mu m$；形状各异，有球形、卵圆形、椭圆形等。孢子可分为有性孢子和无性孢子两种。

（1）无性孢子：形成较快，在适于发育的条件下，产生量大。当其形成后，即四处飞散传播，遇到适宜环境时，即可发芽，长出芽管，形成新的菌丝。按其形态和特征可分为孢子囊孢子、分生孢子、厚壁孢子、粉孢子4种。

（2）有性孢子：是由细胞核融合而产生的孢子。可分为3种，即子囊孢子、接合孢子、担子孢子。

（二）分类

霉菌的种类极多，约有数万种以上。通常可分为藻状菌纲、子囊菌纲、担子菌纲和半知菌纲。其中藻状菌纲、子囊菌纲、半知菌纲对中药的贮藏影响较大。

1. 藻状菌纲 此纲中有一些菌的形态和结构颇似藻类，较高等的种类的菌体有根状菌丝。大多数藻状菌是由很发达的菌丝体构成营养体，这种菌丝是典型的无隔多核的。有性生殖用接合孢子，无性生殖常用孢子囊孢子。对中药危害较大的主要有毛霉属和根霉属，广泛分布于自然界中，经济价值也很大。

（1）毛霉属：孢子囊柄成单轴直立于菌丝体，在其顶端生孢子囊。菌落常呈絮状，初为白色或灰白，继而为灰褐或黄褐色。菌丝发达，为单细胞，无横隔，以孢子囊孢子繁殖，无假根和匍匐菌丝。毛霉属霉菌的淀粉酶可将淀粉分解转化为单糖类，对含蛋白质的中药有很强的分解能力。常见危害中药的毛霉种类有高大毛霉、总状毛霉等。

（2）根霉属：菌丝恰如植物的根，有向培养基内伸长分枝的假根和横向匍匐而连接假根的蔓丝，蔓丝向外生长后又形成一丛新的菌丝体；菌丝末端长出子囊柄；柄端是棕黑色的卵圆形孢子囊，如黑根霉。菌落呈絮状，初生时为白色，后为灰黑色，密生黑色小点。根霉属霉菌分解淀粉和脂肪的能力较强，对中成药及含淀粉、脂肪较多的中药有较大的危害。

2. 子囊菌纲 子囊菌纲是霉菌中数量最多的一纲，包括酵母菌、曲霉菌、青霉菌等。有性孢子内生，在子囊内形成。子囊是子囊菌的显著特征。子囊是一个薄壁囊状的容器，内含一定数目的孢子，在成熟时破裂。在大多数子囊菌中，子囊中含有8个孢子。此外，子囊的菌丝有分隔。寄生或腐生。引起中药霉变的主要是曲霉菌属、青霉菌属的霉菌。

（1）酵母菌属：酵母菌多以单细胞存在，呈圆形、卵圆形、圆锥形或椭圆形，广泛分布于自然界。酵母菌能在偏酸和湿度较高的条件下生长繁殖。酵母菌本身的含水量较高，一般为75%～85%。水分在酵母菌细胞中作用很大，它参与原生质的胶体组成以及物质代谢过程中所进行的全部生物化学反应。故在水分较多的条件下，其繁殖很快。酵母菌对含糖较多的中成药如蜜丸剂、糖浆剂、内服膏剂等危害较大，常常使其发酵而变质。

（2）曲霉菌属：曲霉菌是危害中药的主要霉菌之一，分布较广。这类霉菌生长繁殖力强，它能利用许多不同基质作为养料，分解有机质的能力极强，这是因为它能产生大量的酶系，只要含有一定有机质和水分的物质大多能长出曲霉菌。曲霉菌属的菌丛颜色是多样化的，有黑色、褐色、黄色、绿色等。菌丝体产生大量直立的分生孢子柄，在柄的顶端产生球形头状物称为泡囊，并在泡囊上生出许多瓶状小梗，将泡囊完全盖住。当小梗成熟后，在它们的顶端开始形成分生孢子，一个连着一个成为一串，并且靠分生孢子进行无性繁殖。常见的有黄曲霉、烟曲霉、黑曲霉、灰绿曲霉、棒曲霉、杂色曲霉等。可引起中药的霉变、变色、泛油等。例如：含糖质较多的党参、人参、麦冬等常常是灰绿曲霉危害的对象；含淀粉较多的薏苡仁、天花粉、山药等常常是棒曲霉危害的对象。

（3）青霉菌属：青霉菌属在自然界分布很广。菌丛以绿色或蓝色的最多，它们的菌丝较为短粗，具有分隔。青霉的分生孢子柄顶端不膨胀成球形，而是有多次分枝，在分枝的分生孢子柄的末端生小梗，小梗生出成串的分生孢子，形似扫帚状，呈蓝绿色。常见危害中药的青霉菌种类有灰绿青霉、黄绿青霉、牵连青霉、白边青霉和绳状青霉等。这些青霉种类对有机营养物质具有较强的霉腐能力，而且大部分种类在代谢过程中，能产生色素和严重的霉臭气味，有的还会产生毒素，对中药质量有极大影响。

3. 半知菌纲 大多数半知菌是腐生，可引起植物和动物的病害。其中对中药贮藏有影响的有镰刀霉、刺黑乌霉、念珠霉、葡萄状穗霉等。

三、中药霉变的防治方法

预防中药霉变的方法，就是使霉菌在中药上不能生长，其次就是消灭寄附在中药上的霉菌，使它们不再传播。这就要求必须控制库房的湿度、温度和中药的含水量。通常情况下，库房内的相对湿度应在60%～70%。中药含水量不能超过其本身的安全水分。一般而言，中药含水量应控制在10%～15%。

（一）干燥防霉法

防霉最重要的条件是保持中药的干燥。一方面在产地采收加工时，必须将中药干燥彻底，使其含水量达到要求的标准。另一方面在入库验收和在库贮藏时，如果发现中药含水量超过其安全限度，应进行整理加工和干燥。中药干燥可采用暴晒、摊晾、高温烘干、石灰吸湿、木炭吸湿、翻垛通风、密封吸湿等方法。

（二）冷藏防霉法

冷藏防霉法是利用机械制冷设备降温，抑制霉菌的滋生和繁殖，从而达到中药防霉的目的。通常于梅雨季节之前，将中药贮藏于冷库，温度以10℃以下，

0℃以上为宜。进入冷库的中药含水量必须在安全标准范围内,且应密封包装,以防潮气侵入。

(三)药物防霉法

药物防霉法是利用无机或有机药物抑制霉菌生长、繁殖,以达防霉目的。用于中药防霉的无机或有机药物必须是对人类无害、效力高、防霉效果持久、并力求适用于多种中药。现在大多用醋酸钠喷洒防止中药霉变,取无水醋酸钠以40%~50%的乙醇为溶剂,按1:7的比例配成防霉液,每100m³中药货垛,约用防霉液3000ml,用喷雾器在中药垛的外缘喷洒一层,然后以苇席封好。

(四)清洁法

清洁法是对中药初始霉变的救治与处理。可采取以下几种处理方法:

1. **淘洗去霉** 有些中药初始霉变后,可用水淘洗。淘洗时可将霉变的中药放入缸内或盆内,加水搓洗或刷洗,去霉后,应及时捞出晒干或烘干。淘洗时操作要快,切忌水泡。有些中药如天麻、天冬、贝母等,将霉迹洗净后,可趁潮用硫黄熏蒸,再行干燥,这样不仅治霉,也能保持其原色。有些中药霉变后不宜用水淘洗,如白芍、赤芍、五味子等。

2. **干刷去霉** 即用棕丝刷或猪棕刷直接刷去中药表面的霉菌。去霉前后需经太阳光暴晒,其目的是散发水分,保持中药干燥,有利刷掉菌丝,同时也有助于杀灭霉菌。有些根茎类、皮类等形体较大的中药霉变后,均可采用本法去霉。

3. **撞击去霉** 有些圆形、类圆形或椭圆形的中药,如泽泻、莪术、槟榔等,若初始霉变,可经日晒或烘烤使之干透后,放入撞笼、麻袋或布袋内来回摇晃,通过互相撞击摩擦,将霉去掉。一般霉变中药较潮湿,如果不经过干燥,就不易把霉去掉。

4. **醋喷去霉** 某些不宜用水淘洗的霉变中药,如五味子、乌梅、山茱萸等。通常以醋喷洗后闷润1~2小时,再晾干。醋含醋酸,有杀灭霉菌的作用,一般只适宜于味酸或入肝止痛类中药的去霉。每50kg中药,用醋2~3kg。

5. **酒喷去霉** 某些活血祛瘀药,如川芎、莪术、当归等。若初始霉变,宜采用白酒(含乙醇量60%以上)喷洗,喷洗后,闷润30~60分钟,再晾干。白酒喷洗既能去霉防霉,也能"助药势,通血脉"。

第六节 中药害虫与防治方法

一、常见中药害虫

中药害虫的种类很多。据报道，对我国 14 个省市自治区进行了仓储害虫的调查，共收集仓虫标本 17700 多号。整理出我国中药材仓虫 211 种，隶属 2 纲，13 目，59 科。其中绝大多数中药害虫来源于昆虫纲鞘翅目和鳞翅目，少数和极少数为昆虫纲等翅目、缨毛目、啮虫目、蜚蠊目的昆虫。鞘翅目害虫，俗称"甲虫类"害虫；鳞翅目害虫，俗称"蛾类"害虫。危害中药的害虫种类以甲虫类最多，其次是蛾类害虫，还有属于蜘蛛纲的螨类害虫。

（一）甲虫类中药害虫

甲虫类害虫即为鞘翅目害虫，是动物界数量最多的一个目，也是中药害虫中最大的一个类群。鞘翅目害虫的主要特征是成虫口器为咀嚼式，触角一般 10 ~ 11 节，前翅发达，呈角质，称为鞘翅；后翅膜质，通常折叠于鞘翅下，也有的后翅较短或完全退化。幼虫口器发达，咀嚼式，胸部有足 3 对，无腹足，也有些种类无胸足，蛹为裸蛹，属完全变态。

1. **药材甲虫** *Stegobium paniceum* L. 属鞘翅目窃蠹科，俗名药栈甲虫、药甲、药谷盗。成虫长约 2 ~ 3mm，红栗色或深栗色，密被细毛，头隐于前胸下，触角 11 节，末 3 节呈扁平三角形，余为细小念珠状，前胸背近三角形，后绿微宽于鞘翅的基部，鞘翅上具明显的纵点行。幼虫体长，体上被细毛短而稀，腹部背面排列有一列褐色小短刺（图 7 - 1）。分布于江苏、山东、湖北、河南及华南地区。主要危害根及根茎类中药，如羌活、生地、泽泻、麦冬、葛根、苍术、山药、白芷、桔梗、延胡索、贝母、升麻、党参、甘草等。

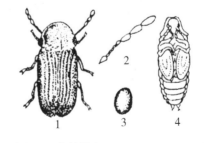

图 7 - 1 药材甲虫 *Stegobium paniceum* L.
1. 成虫 2. 成虫触角 3. 卵 4. 蛹

2. **米象** *Sitophilus oryzae* L. 属鞘翅目象虫科，俗名象鼻虫、铁嘴。成虫体长 3 ~ 4mm，初羽化时赤褐色，后变为黑褐色。触角膝状，8 节，口吻前伸呈象鼻状，故称米象。后翅发达，可以飞翔。卵长椭圆形，约 0.65mm，乳白色，半透明。幼虫外观呈白色，似蝇蛆状；头部淡褐色，体乳白色，足退化，全体分 13 节。蛹长 3.5~4mm，椭圆形，初化蛹时乳白色，继而变褐色（图 7-2）。除新疆外我国各地均有发生，尤以长江以南各省最为严重。主要蛀食果实种子类中药如：木瓜、马兜铃、槐角、枸杞子、芡实、川楝子、枳壳、香橼、山茱萸等。

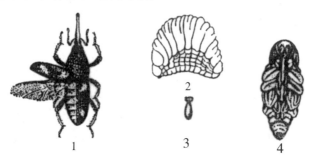

图 7-2　米象　*Sitophilus oryzae* L.

1. 成虫　2. 幼虫　3. 卵　4. 蛹

3. 日本蛛甲 *Ptinus japonicus* Reitter　属鞘翅目株甲科。成虫体长 3.4mm~4.8mm，赤褐色或黑褐色。头部较小，被前胸背板所掩盖。触角丝状，11 节，长于体长的 1/2。前胸背板中央有一对褐色隆起的毛垫。鞘翅基部或端部各有一白色毛斑。雄虫鞘翅微长椭圆形，雌虫近卵圆形。幼虫体长 4.5~5.5mm，密生淡黄褐色细毛。头部额上有一 "八" 字形斑纹。腹面末节有一褐色 "U" 字形肛前骨片（图 7-3）。全国各地均有分布。主要蛀食粉性及芳香性中药如：白芷、陈皮、大黄、山药、天花粉、防风等。可使药材变色、变味、不堪入药。

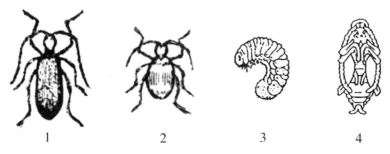

图 7-3　日本蛛甲 *Ptinus japonicus*（Reitt.）

1. 成虫（雄性）　2. 成虫（雌性）　3. 幼虫　4. 蛹

此外，常见危害中药的甲虫类害虫还有谷象、玉米象、烟草甲虫、锯谷盗、长角谷盗、大谷盗、赤拟谷盗、黑皮蠹虫等。

（二）蛾类中药害虫

蛾类害虫主要为鳞翅目昆虫，是由蛾、蝶类所组成，据统计约有 20 万种，是动物昆虫纲中第二大类，约占仓库害虫总数的 16%，是危害中药的主要害虫之一。蛾类（鳞翅目）昆虫的主要特征是：成虫体肢密被鳞片及鳞毛，鳞片上颜色各异，通常形成一定花斑纹。口器虹吸式，幼虫为多足形，头部两侧具侧单眼，口器咀嚼式。胸部 3 节，腹部 10 节，蛹为被蛹，属完全变态。

1. 印度谷蛾 *Plodia interpunctella* Hbn. 属鳞翅目卷螟科，又名印度谷螟、封顶虫。成虫体长 6.5 ~ 9mm，翅展 14 ~ 18mm，密被灰褐色及赤褐色鳞片，前翅近基部的 1/3 灰黄色，其余 2/3 为赤褐色，并散生黑褐色斑纹，后翅灰白色，半透明。卵椭圆形，乳白色。幼虫体长 10 ~ 18mm，头部赤褐色，体淡黄色。蛹长约 5.8 ~ 7.2mm，细长，腹部通常略弯向背面（图 7 - 4）。我国各地均有发现，尤以华北及东北地区为害最烈。主要危害果实、种子及含糖类中药如郁李仁、柏子仁、胡椒、火麻仁、枸杞子、瓜蒌、南沙参、北沙参等。

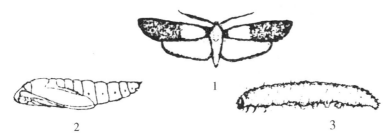

图 7 - 4 印度谷蛾 *Plodia interpunctella* Hbn.

1. 成虫 2. 蛹 3. 幼虫

2. 谷蛾 *Tinea granella* L. 属鳞翅目谷蛾科。成虫体长 5 ~ 8mm，翅展 12 ~ 16mm，前翅银灰色，有褐色斑点，后翅较狭灰色。幼虫体长 8 ~ 11mm，头褐色，体乳白色（图 7 - 5）。各地均有发现。主要危害种子类及含糖、淀粉较丰富的中药如党参、苦杏仁、大枣等。

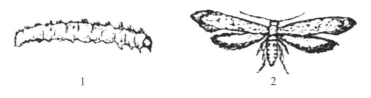

图 7 - 5 谷蛾 *Tinea granella* L.

1. 幼虫 2. 成虫

3. 麦蛾 *Sitotroga cerealella* Olivier　属鳞翅目麦蛾科。成虫体长较小，仅5~6mm，翅展8~16mm，黄褐色，有光泽。头部平滑，触角丝状。前翅竹叶形，淡黄褐色，后缘具长毛。后翅淡灰黑色，后缘毛长大于后翅宽，灰褐色。幼虫长6~8mm，乳白色。头小，淡黄色，具侧眼6对。全体光滑，胸足极短，腹足退化。分布于全国各地，尤以长江以南地区发生最普遍。危害极大，是世界性大害虫。主要危害果实、种子类中药，如薏苡仁、莲子、芡实、火麻仁、扁豆等。

此外，危害中药的蛾类害虫还有地中海粉螟、粉斑螟、烟草粉螟、米黑虫等。

（三）螨类中药害虫

螨类不属于昆虫类，而是节肢动物门蛛形纲蜱螨目螨类小动物。大小一般只有0.3~1mm，种类很多，在许多中药和中成药中都可寄生。染有螨的药物由于其大量繁殖，不仅使药物在短期内发霉变质，而且病人服药后会引起消化系统、泌尿系统或呼吸系统等疾病。

1. 粉螨 *Tyroglyphus farinae* De Geer　属蜱螨目谷螨科。成虫体长0.4~0.8mm，白色，半透明，足尖及口器呈黄褐色，分头胸及腹两部分，两者间有明显横沟纹1条；具有长短相近的足4对，体和足均有极规则的长毛（图7-6）。我国分布极广。主要危害种子、叶类中药及包装衬垫等，食性的复杂性为一切害虫所不及。它不但能直接毁坏药材，同时聚积大量虫尸、虫粪和排出大量水，使被害物污染，发霉变质。

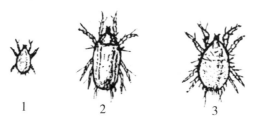

图7-6　粉螨 *Tyroglyphus farinae* De Geer
1. 幼虫　2. 雌虫　3. 雄虫

2. 干酪螨 *Tyroglyphus sino* L.　属蜱螨目谷螨科。其形态特征（图7-7）与粉螨相类同。我国各地均有分布。主要危害果实、种子类和叶类中药如柏子仁、瓜蒌、枸杞子等。

除粉螨、干酪满以外，危害中药的还有景天螨、革螨、肉食螨、甜果螨等。

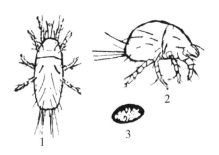

图 7-7 干酪螨 *Tyroglyphus sino* L.
1. 成虫背面（雌性） 2. 成虫侧面（雄性） 3. 卵

二、中药害虫的传播途径

（一）间接传播

也就是人为的传播，是最主要的传播途径。

1. 感染害虫的中药，未及时熏蒸杀虫，即入库贮藏，感染传播于无害虫中药之上，引起交叉感染。

2. 中药仓库潜藏着害虫，未经消毒灭虫，再次贮藏中药，造成害虫感染。

3. 感染害虫的各种运输工具和包装物料，不经消毒杀虫，再次运输或盛装未生虫中药，造成污染。

（二）直接传播

指依靠害虫自身的本能进行的自然传播。

1. 在野外和室内兼能发生和危害的害虫，可由野外飞入库内，如麦蛾、玉米象、皂荚豆象等。

2. 害虫黏附在人的衣服鞋袜或其他动物身上，被带入仓库，如螨类害虫。

3. 成虫在仓外越冬，翌年春暖时又飞回仓内，如玉米象、锯谷盗等。

三、中药害虫与环境条件的关系

中药本身含有的营养成分是引发害虫蛀蚀的根源。中药富含蛋白质、糖类、淀粉等成分，这些成分是害虫的必需营养食料，也是影响其发育快慢和繁殖能力大小的主要因素之一。凡含有这些成分较多的中药，如山药、天花粉、鹿茸、薏苡仁、枸杞子等，虫蛀现象严重。而矿物类中药之所以不被蛀蚀，原因则是害虫无法直接从矿物药上获取食料。

另外，害虫的生长繁殖还需要适宜的温度、湿度和氧气，通常温度在16℃～

35℃，相对湿度在70%以上，中药含水量在13%以上，是害虫生长的有利条件。害虫呼吸需要氧气，在中药堆的上层、通风处、窗口等空气畅通之处，一般害虫密度较大。在氧气缺少或不足的情况下，害虫呼吸加速、耗氧加快，使其周围环境中的氧气更加减少，其生长发育受到抑制及至终止生命。气调养护就是根据这一原理采取充氮降氧、充二氧化碳除氧、自然降氧等对中药进行杀虫养护的。

四、中药害虫防治方法

贮藏、养护易虫蛀中药，防治中药害虫的传播，必须认真贯彻"以防为主、防治结合"的养护方针。杜绝中药害虫来源，控制传播途径，消除、恶化其生长繁殖条件，及时彻底杀灭发现的害虫，实行全面的、系统地防治，才能有效地保证中药不被蛀蚀。其防治方法可归纳为清洁卫生防治，密封防治（密封库、容器密封），高温防治（暴晒、烘烤、热蒸），低温冷藏防治，传统药材对抗防治（人参与细辛同贮；明矾与柏子仁同贮；冰片与灯心草同贮；土鳖虫与大蒜同贮；吴茱萸与荜澄茄同贮等），气调养护防治（充氮降氧防治、充二氧化碳降氧防治、自然降氧防治），化学药剂防治（硫黄、氯化苦、磷化铝），生物农药防治。

第八章

常用中药养护
方法与技术

第一节 干燥养护技术

干燥即是除去中药中过多的水分，同时可杀死霉菌、害虫及虫卵，起到防治霉变、虫蛀，久贮不变质的作用。常用的干燥方法有暴晒、摊晾、高温烘燥、密封吸湿、通风等。

一、暴晒

利用太阳光的热可以使中药散发水分而干燥，同时太阳光中的紫外线又能杀死霉菌及虫卵，达到防治霉变、虫蛀的目的。

直射太阳光的温度有时可达50℃左右。因此，暴晒适用于可在太阳光下直晒，而不影响其质量的中药。暴晒时应选择晴朗、湿度较低及微风吹动的天气。在一天中，较适宜的暴晒时间是上午9时至下午4时左右，而下午1~3时温度最高，降低水分也最多。通常在上午9时左右待场地晒热后，将中药摊开成5~15cm的薄层。如果过早摊晒，则因地面太凉、有潮气，致使暴晒效率不高或干燥不均匀。至下午5时必须停晒。暴晒过程中要每隔30~60分钟翻动一次，以便晒得均匀，并加速水汽的蒸发。同时要随时注意中药本身水分是否降低至要求，过干容易引起中药的脆裂，使其破碎度增加，加大了损耗率。暴晒后应根据中药的不同性质，分别采取趁热装箱，如枸杞子、麦冬、天冬等；或散热后打包、装箱，如白术、怀牛膝、丹皮等。对含挥发油及太阳光照射后易变色、泛油等中药不宜暴晒，如麻黄、细辛、薄荷等。

二、摊晾

摊晾也称阴干法，即将中药置于室内或阴凉处所，使其借助温热空气的流动，吹去水分而干燥。以利于中药的安全贮藏。

摊晾主要适用于含挥发性成分的花类、叶类、果皮类等中药。这些中药若用暴晒法易使挥发油损失，或引起质地脆裂、泛油、变色等。例如，陈皮含水量多时易霉变、腐烂，含水量过少又易干脆使其损耗增加，若置于太阳光下暴晒则易干枯变色。因此，用拆包摊晾的方法干燥较好。又如柏子仁、酸枣仁、火麻仁等中药，也不宜暴晒，若受潮或含水量多时，可放在太阳光不太强的处所或通风阴凉处加以摊晾，避免泛油降低其质量。

三、高温烘燥

高温烘燥是采用加热增温以去除中药水分的干燥方法。所用方法有火盆烘干、烘箱（烘房）烘干与干燥机烘干等。对含水量过高而又不能暴晒的中药，或者因为阴雨连绵，无法利用太阳光暴晒时，可以采用加热增温以去除水分。本法适合于大多数中药，具有效率高、省劳力、省费用、不受气候的限制等优点。此外，加热干燥还能收到杀虫、驱霉之效。温度可以任意掌握，以不影响中药质量为度。加热干燥时，要根据中药的性质及加工炮制的要求，分别对待。一般温度以50℃~60℃为宜，此温度对一般中药的成分没有大的破坏作用，同时抑制了酶的活性，因酶的最适温度一般在20℃~45℃之间。对富含维生素C的多汁果实中药可用70℃~90℃的温度以利迅速干燥。但对含挥发油或须保留酶的活性的中药，不宜用此法干燥，如芥子、苦杏仁、薄荷等。

四、密封吸湿

密封是利用严密的库房、容器或其他包装器材，将中药与空气、湿气、微生物、害虫隔绝的一种贮藏方法。其目的是使中药尽可能地与外界空气隔离，尽量减少湿气侵入中药的机会，保持中药原有的水分，以防霉变、虫蛀及其他质变现象的产生。密封前应注意中药及包装含水量在安全限度内，剔除虫蛀、霉变、泛油等变异不合格部分，密封材料须洁净、干燥。密封的形式可根据中药的种类、数量和性能，采用密封库、密封垛和容器密封等方式。同时可以加入吸湿剂如生石灰、氯化钙、硅胶等以吸潮，如此密封和吸湿结合应用，更能增强干燥、防虫蛀、防霉变的效果。密封吸湿还可以利用空气除湿机吸收空气中的水分，降低库房的相对湿度，达到防虫蛀、防霉变的效果。

密封的现代技术已经发展到真空密封，将中药放入合适的容器，密封后抽真空，这样贮藏中药效果更佳。

五、通风

通风是利用空气自然流动的规律，或人为的机械震动产生风，使库内外的空气交换，将库房的潮湿空气排出，以保证库房的空气相对恒定。通风是较经济、简单而易收效的干燥方法。

(一) 通风的方法

1. 自然通风法 是开启库房门窗和通风口，让库内外空气自然交换。但是门窗启闭也有一定的要求，如库外无风时，自然气流主要靠内外温差和由此而产生的气压差进行交换。在这种情况下，主要开启上部和下部的通风口、门窗，进行空气自然交换。当库外有风时，库内外空气的交换，主要靠风的压力，此时应关闭库房迎风面上部出气口，开启背风面上部出气口。如果上部通风口启闭不当，库房的热空气不但排不出去，反而会由库房上部吹回到库房下部。此外，还可把库房的门窗全部开启，加速通风。

2. 机械通风法 有条件的仓库，在墙壁上安装排风扇，或在库内设活动排风扇，以加速空气对流。通常，自然通风和机械通风配合使用，以提高通风效果。有的还在进风处装置空气过滤设备，以提高空气的洁净度和降低空气的湿度或温度。

(二) 通风的时间

春秋季可在上午 8 ~ 11 时，夏季 7 ~ 10 时通风较适宜。而中午以后一般不进行通风，因为库外空气温度高，可导致库内中药形成露滴。但是，由于地区、地形及气候的不同，各地的温度、湿度变化不一致。因此，各地的通风时间各有不同，即使同一地区，由于季节不同以及阴雨、天晴、风向等关系，空气的湿度是变化不定的，应该结合各地具体的温度、湿度情况进行。

第二节 冷藏养护技术

冷藏养护技术是利用机械制冷设备降温，抑制微生物和仓虫的滋生和繁殖，从而达到防虫蛀、防霉变的目的。

采用低温 (0℃ ~ 10℃) 贮藏中药，可以有效地防止中药虫蛀、变色、泛油、霉变等变质现象产生。由于此法需要一定的设备，费用较大，故主要用于贵重中药、特别容易霉蛀的中药以及无其他较好办法保管的中药。例如：蛤士蟆油、人参、枸杞子、鹿茸、银耳等常用此法。

冷藏最好在梅雨季节前进行，并且过了梅雨季节才可出库。如在梅雨季节中由冷藏库发出，则要及时出售，不宜久藏。出库中药宜待温度回升至室温，然后开箱，避免使冷却的中药忽然接触外界湿暖的空气造成表面结露现象，使中药受潮更易霉变、虫蛀。同时冷藏温度不能低至 0℃ 以下，以免因受冻降低药材质量。

进入冷藏库的中药含水量必须是在安全标准范围内，并用木箱包装，内衬防潮纸或沥青纸防潮，也可装塑料袋，然后将木箱密封防潮。

第三节　埋藏养护技术

一、砂子埋藏法

砂子主要成分是二氧化硅。干燥的砂子不易吸潮，能够防止害虫的潜伏和霉菌的蔓延。适用于完整中药如党参、怀牛膝、泽泻、板蓝根、白芷、山药等埋藏养护。目的是为了隔绝外界湿气侵入，防止虫蛀、霉变、泛油等质变现象的产生。

少量中药的埋藏可用木箱或大口缸等容器。先将充分干燥的砂子铺于容器底约 4~7cm 厚，再将药材分层平放，每层间均撒盖砂子，四周及顶层均用砂子埋好。将贮存容器置于干燥通风处。

大量中药可先将药材装于木箱，严密封好。然后在干燥库房的地面上铺上一层充分干燥的砂子，将盛装中药的木箱按顺序摆好，每箱之间留有距离，上面覆盖一层砂子，再堆码第二层箱子，也以砂子覆盖，直至堆码至适当高度为止。

另外，砂子埋藏法也可用于鲜活中药的养护，如鲜地黄、鲜首乌、鲜生姜、鲜骨碎补等。中药在入库埋藏前，须先将有黑斑或腐烂的药材拣出。如果只是部分腐烂，可把腐烂处用刀切去，晒干切口，俗称"封口"；如是新采挖的，应摊晾 3~5 天，至表皮稍干时，用较湿润的砂子埋藏；冬季贮藏时温度应不低于 5℃，防止冻伤。

二、石灰埋藏法

石灰主要成分为氧化钙，为白色（或灰白色）颗粒，吸湿性较强。在潮湿空气中能逐渐吸收空气中的水分，变成熟石灰（硝石灰），主要成分是氢氧化钙。石灰埋藏法适用于动物类中药，因为此类中药在夏季稍遇湿气，就容易泛油、变味等，如金钱白花蛇、刺猬皮、鹿茸等。可采用大小适宜的木箱或缸等容器，先用双层纸将中药包好，注明名称，然后放入容器内，用石灰以恰好埋没所贮藏中药为度埋藏。使用石灰埋藏，要防止与大量水分接触，以免迅速反应，大量发热，引起火灾。其次，石灰吸潮后生成氢氧化钙，具有较强的腐蚀性。因此在贮藏时，对忌碱的中药商品不宜用石灰埋藏。此外，石灰吸水后从空气中吸取二氧化碳，产生化学变化，同时放出水分。因此，石灰吸潮后必须及时撤换。

三、糠壳埋藏法

糠壳埋藏即是利用谷糠、稻壳的隔潮性能，将中药埋入谷糠、稻壳中，使外界湿气不致侵入，保持中药干燥。同时由于谷糠、稻壳埋藏物的填充，使中药周围的空气减少，霉菌、害虫较难生存，外面的霉菌、害虫也不容易侵入。糠壳埋藏适用于易霉变、虫蛀、黏结等质变的中药，例如党参、白芷、阿胶等。在埋藏前药材须经干燥处理，摆放时尽量挤紧，减少空气，埋入谷糠或稻壳内，必要时埋藏后密封。糠壳埋藏可防止中药霉变、软化或碎裂等质变现象的产生。

四、地下室贮藏法

地下室贮藏中药，由于气温较低，不直接受到太阳光照射，空气较干燥。适用于怕光、怕热、怕风、怕潮、怕冻等中药的贮藏。

地下室具有冬暖夏凉的特点，气温比较恒定。在地下室贮藏中药时，对于含水量较大的中药，可及时进行摊晾，能够防止霉变或其他质变现象的产生。对于怕光、怕热、怕冻及含挥发油的中药，例如细辛、薄荷、川芎等，在地下室内贮藏时，可避免由太阳光照射引起的变色、泛油等质变现象。又如苦杏仁、柏子仁、火麻仁等含油脂性较大的中药，在太阳光下照射或气温太高时，容易氧化、分解、变色，油质外溢，而在地下室贮藏，由于温度较低可避免质变。某些易虫蛀、霉变的中药如枸杞子、薏苡仁、郁李仁等，在地下室贮藏，可有效地防止虫蛀、霉变等。另外，地下室贮藏中药，还可有效地防止中药粘连、风化、变色等质变现象的产生。

地下室是贮藏中药的天然有利场所，比较经济适用。但地下室作为贮藏中药的场所还存在一定的缺点，如室内的温度、湿度受外界气候的影响而变化。故须安装空调机及其他换气通风设备，以便在气候突变的情况下有计划地适当调节室内的温度、湿度，保证中药的质量。

第四节 化学药剂养护技术

化学药剂养护技术是采用化学药剂来预防或杀灭害虫、霉菌的方法。通常分为防霉剂和杀虫剂。用于中药防霉、杀虫的药剂必须是对人类无害的，而且必须是挥发性强，有强烈的渗透性，能渗入包装内，效力确实，作用迅速，可在短时间内杀灭害虫和虫卵，防霉效果持久，杀虫后能自动挥散，对中药的质量没有影响。防霉剂和杀虫剂的种类较多，常用的有以下几种：

一、硫黄熏蒸法

1. **性能** 硫黄的燃点在230℃以上，燃烧时产生蓝色火焰，并产生二氧化硫毒气，杀虫效果好。二氧化硫为无色气体，具强烈刺激性和窒息性臭气。分子量64.07，沸点-10℃，比空气重1.22倍，气体无燃烧性，二氧化硫在水中溶解度大。

2. **施用方法** 硫黄燃烧熏蒸杀虫，通常是采用熏房密封或熏蒸箱形式。熏房必须密封，熏房中药材的堆垛以堆成通风垛为宜，不要堆的太紧密。垛与垛之间以及与墙壁之间均应留出适当距离，便于气体的均匀散布。熏蒸空仓时，每1m³用硫黄40～120g；熏蒸中药仓库，每1m³用硫黄200～300g。一般每100kg中药用硫黄400～500g。熏蒸时一次燃烧硫黄不宜太多，一般每天燃烧2～3次，可将硫黄总量分次在24～48小时内烧完，以尽量减少硫黄升华。硫黄燃烧后，应密闭3～4天，然后通风散毒1～2天，一般选择晴朗有风的天气散毒，不可在阴雨天进行硫黄熏蒸。少量中药，可用熏箱熏蒸。

3. **注意事项** 采用硫黄熏蒸杀虫的中药应尽量干燥，因为潮湿会降低熏蒸效果，而二氧化硫遇水生成亚硫酸，有漂白作用，易使中药变色，并能破坏金属及纤维等。因此对易变色中药，如大黄、甘草、枸杞子等不宜用硫黄熏蒸。使用硫黄熏蒸，室温不宜低于16℃，二氧化硫的毒性在20℃以上时最强烈。二氧化硫对人体亦有毒性，进入熏房应戴面具或肥皂水浸湿的多层纱布口罩。硫黄遇热有一部分可升华，并以具有光泽的小结晶颗粒沉降在较冷的中药或物体上，不易除去，影响中药质量。因此，在燃烧硫黄时必须使其燃烧完全，尽量减少残留的升华硫黄颗粒。

二、磷化铝熏蒸法

1. **性能** 磷化铝熏蒸法多用磷化铝片剂，主要成分由磷化铝、氨基甲酸铵及赋形剂等混合压成直径 20mm，厚 5mm，重 3g 的片剂。可生成有效磷化氢约 1g。片剂露置空气中会慢慢吸收空气中的湿气而分解产生磷化氢，其化学反应式为：

$$AlP + 3H_2O \longrightarrow Al(OH)_3 \downarrow + PH_3 \uparrow$$

添加氨基甲酸铵在吸湿后能产生二氧化碳和氨，可以防止磷化氢自燃，其化学反应式为：

$$(NH_4) CO_2 \cdot NH_2 + H_2O \longrightarrow 2NH_3 \uparrow + CO_2 \uparrow + H_2O$$

磷化氢是无色剧毒气体，具有大蒜臭或乙炔臭，有"警戒性"。由于分子量小，沸点低，具有较强的渗透性和扩散性，不易被中药吸附，故散气快。杀虫效力极高，能杀死仓库害虫的卵、蛹、幼虫和成虫。对霉菌也有一定的抑制作用。是近年来应用较广的化学防治药剂。

2. **施用方法** 根据中药数量的多少，可采用塑料帐密封货垛，或全仓密封熏蒸。根据货垛体积采用在垛上和通道地面上设多点投药，可采用铁盘、木盘、搪瓷盘等盛放药片，将药片摊开，药片不要直接接触包装和药材。帐幕熏蒸可将盛放药片的容器放在货垛边。根据货垛体积每 1m³ 用药 5～7g，如用密闭库熏蒸，空间部位每 1m³ 用药 2～3g。动物类中药用量需酌情增加（约增 30%）。施药后，立即密闭库口，当库温 2℃～15℃时需密闭 5 天，16℃～20℃需密闭 4 天，20℃以上时需密闭 3 天。相对湿度低时应适当延长密闭时间。熏蒸后通风散毒应先开下风口，再开上风口，通风散毒不少于 3 天，通风后将磷化铝残渣运往空旷处挖坑深埋。

3. **注意事项** 开筒取磷化铝片剂时，筒口应向外，不要对准面部。使用磷化铝时，为防止爆鸣燃烧，应注意分散施药。每一施药点的片剂不要重叠。严防遇水，磷化铝片剂切不可直接与雨水、帐幕内的结露水和潮湿的包装物接触，以免加速分解，使磷化氢浓度骤增而引起燃烧。磷化铝片剂施药点附近要保留一定空间，以便磷化氢气体的顺利扩散，防止燃烧。本品有剧毒，施用过程应戴防毒面具，橡皮手套，操作时严禁吸烟及携带易产生火星的物品。施药应先上后下，先内后外，施药完毕，用肥皂水洗手，温水漱口。施药应均匀，防止产生死角。施药完毕数小时后，可用硝酸银试纸检查熏蒸场所周围及门窗等密封处，测试有无漏气情况，如有漏气，试纸即变黑，应立即补封。磷化氢气体熏蒸效果起关键作用的是密封时间，不是高剂量，因此应严格掌握熏蒸时间。

三、氯化苦熏蒸法

1. **性能** 氯化苦化学名为三氯硝基甲烷，是一种无色或略带黄色的液体，有强烈的气味，即使气体的浓度很低也会引起流泪，因此，具有较强的"警戒性"。氯化苦几乎不溶于水。分子量164.39，沸点112.4℃，熔点﹣64℃。比重0℃时为1.6928，30℃时为1.6399。当室温在20℃以上时能逐渐挥发。蒸气比空气重4.68倍。因此，使用氯化苦时要放在高处。

氯化苦化学性质稳定，不燃烧，不爆炸，不与酸碱起作用。具有较强的杀虫力，对常见的中药害虫都可致死。但氯化苦挥发性、扩散性和渗透性较差，易被所熏蒸的中药吸附。此外，在光的作用下氯化苦在水中会水解，产生强酸性物质，对金属及动物细胞有腐蚀作用，故在熏蒸时应注意金属设备及器材的防护。

2. 施用方法 使用氯化苦熏蒸杀虫，通常采用喷雾法或蒸发法。用量一般每1m³堆垛中药用30g，垛外空间每1m³用10g。

全仓密闭熏蒸方法是将库房密封后，按1.5～2m间距，在垛的上部设好施药点。施药点上先铺一层苇席，席上铺多层麻袋以吸收药液。施药前，需将整桶氯化苦分装在玻璃瓶或小搪瓷桶内。施药时，将分装好的药液放在准备施药的地方，检查妥当后，开始喷药。施药人员需自内向外施药，要求喷药均匀、全面。施药后，退出库房，及时将门密封。

帐幕熏蒸方法，一般用特制的橡胶帐幕或聚乙烯塑料薄膜，将货垛苫盖密封。施药前，在垛上部帐幕接缝处选好施药口放置木槽，木槽与中药之间最好用苇席隔开。槽内铺放三层麻袋，供吸收药液。施药时，将药液喷洒在麻袋上，然后将施药口密封。密闭72小时以上。

熏蒸结束，排毒散气应先开库房或帐幕下边风口，再开上风口，通风不能少于4天。

3. 注意事项 氯化苦熏蒸时室内温度不应低于12℃，适宜的温度为20℃～35℃；氯化苦药液不能直接喷洒到中药上；熏蒸密闭的时间一般不应少于72小时，高温季节可密闭48小时；本品有剧毒，分装、施药、排毒过程中均应戴防毒面具、橡胶手套，施药结束，应用肥皂水洗手，温水漱口。

化学药剂养护技术，随着科学研究的不断发展，人们发现这些化学药剂残留在中药中，有毒物质不易除去，从而影响中药质量和治疗效果，容易污染环境，对人体健康造成危害。但因其成本低，设施要求简单，是目前中药养护的一种主要方法。

第五节　对抗同贮养护技术

对抗同贮是将两种或两种以上的中药放在一起贮藏，以防止虫蛀、变色或霉变等质变现象的一种贮藏养护方法。

常见的对人畜无毒害而能防治仓贮中药及粮食害虫的中药和食物均有不少，如灵香草、除虫菊、天名精、闹羊花、吴茱萸、花椒、黑胡椒、辣蓼、大蒜、千里光、干辣椒、荜澄茄、花生油等；此外，灶心土、生石灰、硫黄、乙醇、草木灰等也有一定的防霉、驱虫效果。利用这些中药、食物等物品来防治仓贮害虫。通常有混入同贮法、层积共藏法、垫底覆盖包围法、拌入密闭贮藏法和喷雾撒粉等方法。无论采用哪一种对抗同贮法来防治仓虫和霉菌，一定要实施于中药被虫蛀、霉变以前，而不宜在其后进行，这样才能收到良好的防虫、防霉效果。

一、泽泻、山药与牡丹皮同贮防虫保色

通常在梅雨季节之前，将干燥的泽泻、山药和牡丹皮一层压一层地装在木箱或其他容器内，然后盖严密封放在干燥阴凉处，也可将泽泻与山药分别与牡丹皮贮藏在一起。这样既可防止泽泻、山药生虫，又可防止牡丹皮变色。

二、当归防麝香散气、变色

取麝香和当归各 0.5~1.0kg 分件用纸包好，然后按顺序装入瓷罐或其他容器内，盖口密封，置干燥处贮藏。这样贮藏的麝香既不变色也不易散失香气。此法忌用火烤日晒，以防变色和散失香气。

三、西红花防冬虫夏草虫蛀

西红花与冬虫夏草同贮于低温干燥的地方，可使冬虫夏草久贮不变质。此外，冬虫夏草在装箱时，先于箱内底部放置用纸包好的木炭，再放少量碎牡丹皮，然后在其上面放置冬虫夏草并密封，可防止霉变、虫蛀的发生。如果能在装箱前，先将冬虫夏草按 0.5kg 分件用纸包好，再将包件层层堆叠装箱，并于每一堆层之间撒上一薄层石灰粉，直至箱满，最顶一层同样覆撒石灰粉盖严密封，其防潮、防虫蛀的效果更好。

四、细辛、花椒护鹿茸

鹿茸具有生精补髓，益肾助阳，强筋健骨之功效，为传统贵重中药，但易虫蛀难以保管。若在锯茸后将细辛碾末调成糊状，涂在锯口和有裂缝处，再烤干，置于密闭的木箱或其他容器内，且在箱内撒些樟脑或细辛，盖严密封后置阴凉干燥处贮藏，鹿茸则不易虫蛀。

此外，花椒与鹿茸同贮也能防虫蛀。方法是取鹿茸装入盒子或其他容器内，盒底铺一层花椒，盖严密封贮藏，这样贮藏保管的鹿茸不易虫蛀、变色。

五、蜂蜜拌桂圆、肉桂保味色

桂圆肉富含糖类、蛋白质和脂肪，在高温、梅雨季节极易霉变、虫蛀与变色。可将干燥至干爽不粘手的桂圆放进干净的容器内，并加适量的蜂蜜拌匀，然后盛放在洁净的陶瓷缸内密封置阴凉干燥处贮藏。用此法贮藏保管桂圆肉能够防止其霉变、虫蛀与变色。

另外，在容器的底部盛放一碗蜂蜜，然后放上带孔的隔板，将肉桂置于隔板上加盖密封贮藏，可保持肉桂色、香、味不变。

六、大蒜防芡实、薏苡仁生虫

芡实和薏苡仁含丰富的淀粉，在贮藏保管中极易虫蛀。如果在中药中加入适量用纸包好的生大蒜瓣（并于纸包上扎刺一些小孔洞，使大蒜挥发的气味得以扩散），即可起到良好的防虫效果。其做法是将芡实或薏苡仁与生大蒜按 20∶1 的比例均匀同贮，装入缸内或其他容器密封存放。

七、荜澄茄驱除黄曲霉素

黄曲霉毒素是诱发人体癌症的罪魁祸首，为了防治黄曲霉的污染为害，可用荜澄茄芳香油来驱除中药和食品中的黄曲霉及其他霉菌，均有较好的防治效果。另外用荜澄茄芳香油来熏蒸杀虫，效果也很好。

除采用上述现代芳香油新技术以外，也可采用传统方法直接用荜澄茄防虫。做法是将中药顺序放进木箱或其他容器中，同时在容器四角和上下放适量的荜澄茄（用纸包好），然后将容器四周缝隙封严，置阴凉干燥处贮藏，这对防治易生虫的蕲蛇、乌梢蛇、金钱白花蛇以及各种虫类中药防质变的效果十分理想。

另外，与荜澄茄具同样效用的花椒也可广泛利用其辛辣气味防止有腥味的肉质蛇类及其他中药的虫蛀、霉变，方法同上述的荜澄茄防虫，而且还可将花椒直接洒在被贮藏中药上。

中药对抗同贮养护技术的方法还有许多，如人参与细辛同贮；明矾与柏子仁同贮；冰片与灯心草同贮；土鳖虫与大蒜同贮；吴茱萸与荜澄茄同贮等。

第六节　气调养护技术

一、气调养护的概念及原理

气调就是空气组成的调整管理。用气调方法对贮藏商品的养护，称"气调养护"，或"气调贮藏"。简称为"CA 贮藏"（英语 Controled Atmosphere 的缩写）。

气调养护是目前应用最为广泛的方法之一。即将中药置于密封的环境内，对空气中影响中药质变的氧的浓度进行有效的控制，人为地造成低氧状态，或人为地造成高浓度的二氧化碳（或氮气）状态，中药在这样的环境中，新的害虫不能产生和侵入，原有的害虫窒息或中毒死亡，微生物的繁殖及中药自身呼吸需要的氧气都受到了抑制，并且阻隔了潮湿空气对中药的影响，防止了中药霉变、泛油、虫蛀、变色、潮解、风化等质变现象的产生，从而确保贮藏中药品质的稳定。该法的特点是：费用低，不污染环境和中药，劳动强度小，质量好，易管理。

二、气调养护的密闭技术

气调养护的基础是密闭。气调养护必须具备能控制气体成分的仓容或容体（如塑料薄膜罩帐），才能使气调养护过程得以进行。气调的密闭方式按区域划分，有地上密闭、地下密闭和水下密闭三种形式。目前国内多采取地上密闭法。地上密闭按性质又分硬质结构和软质结构。在中药气调养护技术中，硬质结构是利用库房改建为气调密闭库，软质结构目前多采用塑料薄膜罩帐密封货垛。

（一）气调密闭库

气调密闭库养护中药，具有性能良好、节省仓容、方便管理、成本较低、经久耐用等特点，能较全面防治中药的质变。在应用范围上，还可用于密封贮藏、吸湿贮藏等。气调密闭库的技术要求是：库房结构通常是钢筋混凝土，以承受气体置换中形成库内外的压差；密闭材料的选择要兼顾气密性和隔湿性；密封层的组成和处理，用沥青和塑料薄膜作为气调库密闭材料，采取"沥青－塑料薄膜－沥青"组成密闭层，处理库房内壁，以起到隔湿、隔气、防腐的作用；库门应密闭处理；气调设施与库内装置等均应在密闭层处理之前进行。气调密闭库应经干燥后才能使用。

（二）塑料薄膜罩帐

塑料薄膜罩帐，又称塑料薄膜帐幕，简称塑料薄膜帐（塑料帐），也有按结构性质称为"软质仓"。采用这种密闭方法的气调养护，简便易行，具有投资少、方法简单、收效快等特点。

1. 塑料薄膜的选择 气调养护的塑料薄膜，其质量的优劣，取决于下列性能。①透气性：是指塑料薄膜对气体的透过性能。将其制成罩帐密闭养护中药，则体现为气密性。以每天氧气回升率在 0.2% ~ 0.4% 以内为性能良好，超过0.5% 则影响养护效果。透气大小与薄膜的厚度、面积、时间、气体压差、温度等因素有关。②透湿性：指水蒸气对塑料薄膜的透过性能。用于气调养护的塑料薄膜应透湿性小。透气率低的塑料薄膜也同样具有相应的隔湿性能，即透湿性小。③耐用性：耐用性的选择往往与塑料薄膜本身的拉伸强度、断裂伸长率、弯曲强度、冲击强度、磨擦系数、疲劳、蠕变、持久强度、耐老化性等有关，以透气率低、气密性强为前提。④工艺性：将塑料薄膜制成罩帐，一般采用热合法，热合温度是塑料薄膜耐热性表现。如聚乙烯为 50℃ ~ 110℃、聚氯乙烯为140℃ ~ 180℃。⑤经济性：即来源容易、花钱少、效果好，有利于降低养护费用。

根据上述选材要求，0.3mm 聚氯乙烯（PVC）塑料薄膜，气密性较好，不渗湿，耐腐蚀，抗压抗拉力强，是目前较佳的一种软质气密材料。

2. 塑料薄膜的制作与密闭 塑料薄膜的制作与密闭过程分为罩帐的设计下料、热合制帐和密闭药材 3 个步骤。①罩帐设计：一般以长方形或方形向上堆码成货垛设计。按照货垛宽、长、高度确定罩帐下料的基本长度和宽度，并留有活动余地 30 ~ 50cm。②罩帐制作：即根据设计下料，热合制成五面罩帐或六面罩帐并安装相关装置。其步骤为查料补漏、热合罩帐、气调及测试装置。③罩帐密封：制成的塑料薄膜罩帐对中药的密封，有六面帐和五面帐的不同。以六面帐气密性强，适合大宗中药较长时间的养护，但较五面帐费工费时。五面帐与地面接合密封，有粘贴法、压合法和粘贴、压合相结合等方法。

三、气调养护的降氧技术

降氧是气调养护的一个中心环节。目前采用的降氧方法主要有充氮降氧、充二氧化碳降氧和自然降氧。

（一）充氮降氧

氮气是一种惰性气体。无色、无臭，相对密度 0.976，难溶于水，化学性质非常稳定。充氮降氧是目前使用较为广泛的一种气调降氧技术。既适用于气调密闭库，也可适用于塑料薄膜罩帐密闭的中药货垛。

1. 充氮降氧的技术指标 气调养护的效果，主要是由杀虫防虫的气体指标及相关因素决定的。既能达到气调杀虫、防虫的有效指标，也能防霉、抑菌，防止中药泛油、变色、风化等质变。充氮降氧对仓虫的防治作用由以下因素及指标构成。

（1）气体指标：主要是指氧气浓度。一般氧气浓度在8%以下能防虫，2%以下能使害虫脱氧窒息死亡，1%以下能加快害虫死亡速度，0.5%以下可以杀螨和抑菌。

（2）温度因素：低氧致死害虫有一定的温度要求。当环境温度不适时，害虫能发生兼性休眠，在越过不良环境后能增加抗逆性能。一般氧气浓度2%以下，温度应在25℃~28℃才具有可靠的杀虫效果。

（3）湿度作用：湿度过高，会降低杀虫效果，反之则增强灭虫效果。如在氧气浓度2%，温度30℃，密闭48小时，相对湿度在52%和100%，玉米象成虫致死率分别为100%和5%。

（4）时间要求：氧气浓度配合温度、湿度的作用，还必须以一定的时间作为保证。否则仍然达不到致死仓虫的养护效果。氧气浓度2%以下，温度25℃~28℃，可靠的有效杀虫时间应为15~30天。

2. 氮气来源 充氮降氧气调养护中药的氮气来源，一是使用工业生产的钢瓶氮气，二是使用氮气发生器（制氮机）产气。

3. 气体置换技术

（1）密闭库的气体置换：为保证库房的安全，通常采用"先充后抽"，按比例限量10%~15%的方法保持一次平衡。即按库内空间先充气10%~15%，再抽气10%~15%。反复充气、抽气平衡，逐渐将库内氧气浓度降低，直至达到要求为度。

（2）塑料帐的气体置换：通常采用"先抽后充"的方法。即先用吹尘器的反向作用或真空泵将帐内气体抽至薄膜紧贴中药货垛为止。并检查是否漏气，然后再充入氮气，充至薄膜胀满为度。应重复数次抽气和充气，直到符合要求。

（二）充二氧化碳降氧

二氧化碳为无色、无臭气体，相对密度1.53，比空气重。在高压或低温下为无色液体或白色固体。

1. 充二氧化碳的技术指标 高浓度的二氧化碳是防治虫蛀、霉变、泛油、变色等的主要因素。但同时仍然有温度、湿度及时间的作用，否则是达不到养护效果的。

（1）防虫指标：通常二氧化碳浓度在20%以上，才能达到有效可靠的防虫作用。

（2）杀虫指标：能有效地杀死幼虫、蛹和成虫的二氧化碳浓度在35%以上，温度25℃~28℃，作用时间15~25天。

2.二氧化碳的置换技术　二氧化碳气体的来源，分工业产品钢瓶二氧化碳和自制二氧化碳发生器两种。目前中药系统多使用钢瓶二氧化碳。用钢瓶二氧化碳气调养护中药，仅用于塑料帐内。置换方法是用吹尘器的反向作用或真空泵先抽出帐内的气体，在薄膜紧贴堆垛以后，再灌注液化二氧化碳进行气体置换。当二氧化碳浓度达到35%以上时，即可停止灌注，一般2天以后帐内二氧化碳就可渗和平衡。若以杀虫为目的，浓度达不到35%以上时，应当补充灌注，使其达到要求。若用于防虫，渗和平衡后的二氧化碳浓度达到20%以上即可。

（三）自然降氧

所谓自然降氧，是在密闭的条件下，利用微生物、害虫及中药自身等的呼吸作用，消耗密闭环境内的氧气，使含氧量逐渐下降，二氧化碳量相应地上升，造成对霉菌和害虫的恶劣环境，在缺氧状态下害虫窒息死亡，微生物受到抑制，从而达到安全贮藏中药的目的。此类方法养护中药，需要的材料和设备较为简单，投资少，简便易行。主要用于中药防虫、防霉，有的也能用于杀虫和防止泛油等质变。自然降氧的养护适用于果实、种子等植物类中药。自然降氧的具体方法和要求是：以六面帐的密封效果为好，罩帐密封中药货垛以后，先抽气使薄膜紧贴堆垛，使其自然降氧。

第七节　其他养护技术

一、远红外加热干燥养护

远红外加热干燥技术是20世纪70年代发展起来的一项养护技术。干燥的原理是电能转变为远红外线辐射出去，被干燥物体的分子吸收后产生共振，引起分子、原子的震动和转动，导致物体变热，经过扩散、蒸发现象或化学变化，最终达到干燥的目的。除利于药材干燥外，还具有较强的灭虫、杀菌及灭卵的能力。

红外线介于可见光和微波之间，是波长为0.72~1000μm范围的电磁波，一般将5.6~1000μm区域的红外线称为远红外线。目前用作辐射远红外线的物质主要是由金属氧化物如氧化钴、氧化锆、氧化铁等混合物所构成；用这些物质制成的远红外辐射元件能产生2~15μm以上甚至50μm的远红外线。产生的温度可达 150℃。

近年来远红外干燥在中药材、中成药及中药饮片等脱水干燥及消毒中都有广泛应用。如对丸、散、膏、丹等中成药脱水干燥及消毒，糖衣片的烘干，药瓶的干燥消毒等。远红外干燥灭虫与日晒、烘烤等比较，具如下优点：

1. 加热灭虫速度快，脱水率高。干燥时间一般为烘烤干燥的 1/10。如热风干燥中药饮片为 6~8 小时，水泛丸为 6~10 小时，而远红外干燥分别仅需 10~20 分钟及 16~20 分钟。

2. 提高灭虫、杀菌效率。远红外干燥可达表里一致、色泽均匀，且能降低杂菌污染，具有较强的灭虫、杀菌及灭卵能力。如开胸顺气丸用烘烤干燥后含有杂菌 400 只/克；若用远红外干燥则含 170 只/克。同时避免了烘烤烟气中所含的有害物质，如硫化物等对中药的污染，有利于中药的贮藏。

3. 便于自动化，减轻劳动强度。热风烘烤中药，质量无保证，劳动强度大；若用远红外干燥，可使加料、干燥灭虫、出料全部机械化，提高生产效率。

中药品种繁多，形状差异很大。对不易吸收远红外线的中药或太厚（大于 10mm）的中药，均不宜用远红外辐射干燥。

二、微波干燥养护

中药微波加热干燥是从 20 世纪 60 年代迅速发展起来的一项技术。微波是指频率为 300~300000MHz（兆赫）、波长为 1m~1mm 的高频电磁波。微波干燥是由微波能转变为热能使物料干燥的方法。其原理为中药中的极性水分子和脂肪等能不同程度地吸收微波能量，因电场时间的变化，使极性分子发生旋转震动，致使分子间互相摩擦而生热，从而达到干燥灭虫、灭菌的目的。微波干燥具有速度快，时间短，加热均匀，产品质量好，热效率高等优点。微波干燥不受燃料废气污染，且能杀灭微生物及霉菌，具有消毒作用，可防止中药霉变和虫蛀。适用于中药原药材、炮制品及中成药的干燥灭菌。微波灭菌的效果与被灭菌物的性质及含水量有密切关系，因水能强烈地吸收微波，所以含水量越多，吸收的微波能愈多，产生的热能愈大，灭虫杀菌效果越好。

三、气幕防潮养护

气幕又称气帘或气闸，是装在库房门上，配合自动门以防止库内冷空气排出库外、库外潮热空气侵入库内从而达到防潮目的的装置。因为库内外空气不能对流，这就减少了湿热空气对库内较冷的墙、柱、地面等处形成"水凇"（即结露）的现象。从而保持贮藏中药的干燥，防止中药霉变。实验数据表明，即使在梅雨季节采用此法，库内相对湿度和温度也相当稳定。

气幕装置分为气幕和自动门两大部分，用机械鼓动的气流，通过风箱结构集中后，从一条狭长缝隙中吹出形成帘幕。主要部件有电动机、风叶及风箱。电动门以电动机转动蜗杆，带动链轮、链条与门的滑轮装置一起移动，并与风幕连接。门开启时风幕开始工作，门关闭时风幕即停止工作。库门安装这种气幕装置，先决条件是库房结构要严密，外界空气无侵入的孔隙，否则效果亦不佳。气幕只能在开门作业时起到防护作用，没有吸湿作用。因此，必要时仍需配合除湿机使用。

四、除氧剂封存养护

除氧剂包装封存养护技术是继真空包装、充气包装之后发展起来的一种商品包装的贮藏养护技术。除氧剂封存养护中药能防止虫蛀、霉变、变色、氧化等质变现象的产生。除氧剂是由经过特殊处理的活性铁粉，它和空气中氧气接触发生化学反应，达到除氧的目的。通常将这种活性铁粉制成颗粒状、片状，并把它们包装于一定规格的透气的特制纸袋中，把这种小包装的除氧剂和需要保管的中药封装在密封的容器中进行贮藏。除氧剂封存养护中药具有效果可靠、操作简便及性能安全等优点。除氧剂封存养护中药，不需真空包装、充气封存，也不与中药直接接触，除氧剂无毒、无污染、无公害。

除氧剂的外包装打开后就开始吸氧，故应在规定时间内用完，一次使用后，不能再次使用；除氧剂沾上油和水，吸氧能力会下降，使用时要加以注意；暂不使用的除氧剂应保存于冷暗干燥处，以延长其使用寿命。

五、辐射防霉除虫养护

辐射防霉除虫养护即利用辐射灭菌法达到防霉、除虫的效果。本法系指将灭菌物品置于适宜放射源辐射的 γ 射线或适宜的电子加速器发生的电子束中进行电离辐射而达到杀灭微生物的方法。最常用的为 ^{60}Co – γ 射线辐射灭菌。应用放射性 ^{60}Co 产生的 γ 射线辐照中药与其他物质时，附着在物质上的霉菌、害虫吸收放射能和电荷，很快引起分子电离，从而产生自由基。这种自由基由分子内或分子间的反应过程诱发射线化学反应的各种过程，使机体内的水、蛋白质、核酸、脂肪和碳水化合物等发生不可逆变化，导致生物酶失活，生理生化反应延缓或停止，新陈代谢中断，霉菌和害虫死亡。故能有效地保护中药的品质。用 ^{60}Co – γ 射线处理中药，是目前较理想的灭菌方法。具有效率高，效果显著；不破坏中药外形，不影响药效；不会有残留放射性和感生放射性；在不超过 1000kcd 的剂量下，不会产生毒性物质和致癌物质等优点。

此外，还有蒸汽加热、环氧乙烷防霉、无菌包装等，也逐渐应用于中药贮藏与养护，使中药贮藏养护技术越来越走向现代化。

各 论

第九章
中药材的加工、贮藏与养护

第一节 植物类中药的加工、贮藏与养护

一、根及根茎类中药

根及根茎是植物的两种不同器官，具有不同的外形和内部构造。但都是植物的地下器官，具有贮藏营养物质等作用。在药材商品中，有的以根入药，有的以根茎入药，有的以根和根茎两部分入药。根及根茎类中药贮藏与养护不当易发生质量变化。

（一）根类中药

根类中药是指以根或以根为主带有部分根茎入药的一类中药。根的形状通常为圆柱形、长圆锥形或纺锤形等。双子叶植物根一般为直根系，主根发达，侧根较小，主根常为圆柱形，如甘草、防风、牛膝等，有的肥大肉质，呈圆锥形，如桔梗、白芷等，有的双子叶植物的不定根膨大成块根，呈纺锤形，如何首乌；少数双子叶植物的主根不发达，为须根系，多数细长的须根簇生于根茎上，如威灵仙、龙胆等。单子叶植物根一般为须根系，须根的前部或中部常膨大成块根，呈纺锤形，如麦冬、郁金等。

根类药材通常含有大量的淀粉、多糖等代谢产物，若贮藏不当，很容易导致虫害发生，使药材质量降低，甚至不能使用；有些药材含有挥发油，如白芷等，若遇高温、高湿的不良贮藏条件，可能导致药用成分散失、走油等现象；而不适

的贮藏条件导致的药材表面颜色变化，同样导致药材质量降低。因此应根据药材的化学成分性质研究其加工、贮藏与养护技术，选择适合的加工方法、贮藏条件与养护技术，保证药材质量。

易生虫、泛油、发霉的根类药材有人参、北沙参、党参、板蓝根。易生虫、发霉的根类药材有独活、白芷、防风、川乌、草乌、前胡、南沙参、黄芪、当归、郁金、甘草、桔梗、天花粉、防己、明党参、姜、仙茅、狼毒、白蔹等。易发霉、泛油的根类药材有川牛膝、天冬、当归、怀牛膝、百部、天花粉、葛根、独活、紫菀、麦冬、芦根、商陆、木香、山柰、黄芩、远志、白茅根等。

根类药材的养护除当归、独活、白芷、防风等不宜暴晒外，一般都不怕变色、挥发或碎裂，可以采取日晒的方法来进行防虫、防霉。牛膝受潮变软时，不宜烘烤或晾晒，可用石灰进行吸潮。天门冬、商陆可用烘烤的方法使之干燥，同时也能防止生虫、泛油和发霉。但需注意的是天门冬只宜用微火烘烤。

(二) 根茎类中药

根茎类中药是指以地下茎或带有少许根部的地下茎入药的一类中药，包括根状茎（如苍术、白术、川芎）、块茎（如半夏、天麻）、球茎（如荸荠）及鳞茎（如川贝母、百合）。

根茎类药材同样也含有大量的淀粉、多糖等代谢产物，因此根茎类药材的贮藏条件和根类药材的贮藏保管条件基本相同，都必须注意保持干燥，尤其是对于含挥发油较多的药材，如川芎、羌活等，应尽可能选择干燥阴凉处贮藏。

易生虫、发霉的根茎类药材有川芎、藁本、泽泻、莪术、山药、珠儿参、藕节、白附子、贝母（包括川贝、炉贝、生贝、平贝、浙贝）、天南星、半夏。易泛油、发霉的根茎类药材有玉竹、黄精、白术、山药、知母、羌活、苍术、白及、泽泻、川芎。

根茎类药材的养护，多采用密封贮藏，一般都能起防虫、防霉的作用。泽泻采取"对抗"贮藏的方法，防虫效果较好。川芎、山药、莪术、姜等因其含水量较大，采用烘烤的方法进行干燥，可使其在较短的时间内干透，从而保证药材的质量。羌活如有生虫现象，可用热蒸法进行杀虫，但因其含有芳香挥发油，所以不宜久蒸，以免影响其质量。此外，对生虫的根茎类药材，可以采用氯化苦、磷化铝或硫黄进行熏蒸。

大　黄

【来源】 为蓼科植物掌叶大黄 *Rheum palmatum* L. 、唐古特大黄 *Rheum tanguticum* Maxim. ex Balf. 或药用大黄 *Rheum officinale* Baill. 的干燥根及根茎。

【产地】掌叶大黄主产于甘肃、青海、西藏、四川等地，多为栽培。产量占大黄的大部分。唐古特大黄主产于青海、甘肃、西藏等地，野生或栽培。药用大黄主产于四川、贵州、云南、湖北等省，栽培或野生，产量较少。

【采收与加工】秋末茎叶枯萎或次春发芽前采挖，除去泥土及细根，刮去外皮（忌用铁器），切瓣或段，或加工成卵圆形或圆柱形，绳穿成串干燥或直接干燥。

【商品规格与等级】分西大黄、南大黄及雅黄等规格。

【质量要求】以个大、质坚实、气清香、味苦而微涩者为佳。

【主要成分】游离蒽醌衍生物有大黄酸、大黄素、大黄酚、芦荟大黄素、大黄素甲醚，结合性蒽醌衍生物为游离蒽醌的葡萄糖苷或双蒽酮苷。尚含有鞣质类物质。

【包装】通常用麻袋或木箱装。

【贮藏】置通风干燥处，防蛀。

【养护】大黄在采收时已刮去外表粗皮，表面及断面黄棕色至红棕色，若贮藏不当极易变色、生虫。梅雨季节后应及时翻晒，防止发霉生虫，也可采用烘燥法，翻动时应戴手套，避免手汗沾染使药材颜色变黑。

【检查】《中国药典》2005 年版一部：总灰分不得过 10.0%；酸不溶性灰分不得过 0.8%。在 105 ℃干燥 6 小时，减失重量不得过 15.0%。

【浸出物】照水溶性浸出物测定法项下的热浸法测定，浸出物不得少于 25.0%。

【含量要求】照高效液相色谱法测定，本品按干燥品计算，含芦荟大黄素（$C_{15}H_{10}O_5$）、大黄酸（$C_{15}H_8O_6$）、大黄素（$C_{15}H_{10}O_5$）、大黄酚（$C_{15}H_{10}O_4$）和大黄素甲醚（$C_{16}H_{12}O_6$）的总量不得少于 1.50%。

怀 牛 膝

【来源】为苋科植物牛膝 Achyranthes bidentata Bl. 的干燥根。

【产地】主产于河南武陟、沁阳等地，河北、山西、山东、江苏等省亦产。为栽培品。

【采收与加工】冬季茎叶枯萎时采挖，除去须根及泥沙，捆成小把，晒至干皱后，将顶端切齐，晒干。

【商品规格与等级】常分为 3 等，一等（头肥）、二等（二肥）、三等（平条）。

【质量要求】以根长、肉肥、皮细、黄白色者为佳。

【主要成分】含皂苷、羟基促脱皮甾酮和牛膝甾酮等，皂苷水解得齐墩果酸。另含 β - 谷甾醇、豆甾烯醇、红苋甾醇、琥珀酸、肽多糖 ABAB 以及活性寡糖 ABS 等。钠、镁、钙、铁、锌、锰含量丰富，钾的含量高。尚含 β - 香树脂醇、琥珀酸。

【包装】通常用木箱装。

【贮藏】本品见风易转软，受潮或高温易走油，故应放置在30℃以下阴凉干燥处密封保存。

【养护】牛膝最怕潮湿，受潮后色变红，甚至发黑；又因含油质较多，遇高温容易走油。通常在木箱内衬防潮纸，贮于干燥、凉爽处。少量可贮于石灰缸中保持干燥。夏季有条件者最好冷藏，亦可用干燥谷壳与牛膝层层交错，然后严密盖好；用沙子埋藏也可。

【检查】《中国药典》2005 年版一部：水分不得过 15.0%。总灰分不得过 9.0%；酸不溶性灰分不得过 1.0%。

【浸出物】《中国药典》2005 年版一部：照醇溶性浸出物测定法项下的热浸法，用水饱和的正丁醇作溶剂，浸出物不得少于6.5%。

川　牛　膝

【来源】为苋科植物川牛膝 *Cyathula officinalis* Kuan 的干燥根。

【产地】主产于四川、云南、贵州等省。野生或栽培。

【采收与加工】秋、冬二季采挖，除去芦头、须根及泥沙，炕或晒至半干，堆放回润，再炕干或晒干。

【商品规格与等级】商品一般分为 3 等。

【质量要求】以条粗壮、质柔韧、油润、断面棕色或黄白色为佳。

【主要成分】含甾类化合物，如杯苋甾酮、异杯苋甾酮、5 - 表杯苋甾酮、羟基杯苋甾酮、苋菜甾酮、头花杯苋甾酮、前杯苋甾酮、羟基促脱皮甾酮等。另含甜菜碱。

【包装】通常用竹篓，也有用麻袋或席包装。

【贮藏】应密封后置干燥处，防吸潮和霉变。

【养护】采收后干燥，装箱，置阴凉干燥处保存。若在贮藏的过程中发现受潮，立即复晒干燥。少量药材可采用石灰缸防潮存放，以保证色泽不变。

【检查】《中国药典》2005 年版一部：水分不得过 16.0%。总灰分不得过 8.0%；酸不溶性灰分不得超过 1.5%。

【浸出物】《中国药典》2005 年版一部：照水溶性浸出物测定法中冷浸法测定，浸出物不得少于65.0%。

太 子 参

【来源】 为石竹科植物孩儿参 *Pseudostellaria heterophylla*（Miq.） Pax ex Pax et Hoffm. 的干燥块根。

【产地】 主产于江苏、山东、安徽等省。

【采收与加工】 夏季茎叶枯萎时采挖，洗净，除去须根，置沸水中略烫后晒干或直接晒干。

【商品规格与等级】 通常为统货，不分等级。

【质量要求】 以条粗、色黄白、无须根者为佳。

【主要成分】 含皂苷、多种氨基酸、棕榈酸、亚油酸、三棕榈酸甘油酯及太子参环肽 A、B，并含多种甾醇类化合物、胡萝卜苷、果糖、蔗糖、麦芽糖、甘露糖等。

【包装】 通常用袋装或箱装，置于阴凉干燥处。

【贮藏】 本品易泛油，虫蛀，受潮生霉，因此应置通风干燥处，防潮，防蛀。

【养护】 贮藏期间应保证环境整洁、干燥，应定期检查，发现吸潮或轻度霉变、虫蛀，应及时晾晒或翻垛、通风。有条件者可密封抽氧充氮保护。

白 芍

【来源】 为毛茛科植物芍药 *Paeonia lactiflora* Pall. 的干燥根。

【产地】 主产于浙江、安徽、四川、贵州、山东等省，均系栽培。

【采收与加工】 栽种后 3 或 4 年的夏、秋两季采挖，洗净，除去头尾及须根，置沸水中煮至透心后除去外皮或去皮后再煮，晒干。

【商品规格与等级】 商品分白芍、杭白芍等规格，一般按大小分等。

【质量要求】 以根粗、坚实、无白心或裂隙者为佳。

【主要成分】 含芍药苷、少量羟基芍药苷、芍药内酯苷、苯甲酰芍药苷及苯甲酸、鞣质、β－谷甾醇、挥发油等。

【包装】 一般用细蔑篓或麻袋包装。一等杭芍多用木箱装，内衬防潮纸。

【贮藏】 置通风干燥处，防蛀。

【养护】 本品具粉性，且在加工时刮去外层粗皮，故易虫蛀，须置阴凉干燥处，防潮和虫蛀。本品吸潮后颜色变暗，表面可见霉斑，在贮藏过程应注意检查。凡受潮必须翻晒，日晒时宜置于温和阳光下（如遇烈日可在白芍上铺盖一层白纸），忌烈日暴晒，以免变色泛红。在高温、高湿季节，可在地面铺一层干砂，将商品分层，加干砂埋藏，或装入缸中密封保存。有条件者可密封抽氧充氮保存。

【检查】《中国药典》2005 年版一部：重金属及其有害元素：铅不得过百万分之五；镉不得过千万分之三；砷不得过百万分之二；汞不得过千万分之二；铜不得过千万分之二十。

【含量要求】《中国药典》2005 年版一部：照高效液相色谱法测定，本品按干燥品计算，含芍药苷（$C_{23}H_{28}O_{11}$）不得少于 1.6%。

延 胡 索

【来源】 为罂粟科植物延胡索 *Corydalis yanhusuo* W. T. Wang 的干燥块茎。

【产地】 主产于浙江东阳、磐安，湖北、湖南、江苏等省亦产。多为栽培。

【采收与加工】 立夏后 5 ~ 7 月茎叶枯萎时采挖，除去须根，洗净，置沸水中煮至恰无白心时，取出，晒干。

【商品规格与等级】 一般分为 2 个等级，一等和二等。

【质量要求】 以个大、饱满、质坚实、断面色黄者为佳。

【主要成分】 含延胡索乙素等多种生物碱。

【包装】 以竹篓或双层麻袋包装

【贮藏】 置干燥处，防霉，防蛀。

【养护】 本品易虫蛀，但较少生霉，在高温、高湿季节保管不当也可出现生霉、变色现象，因此贮藏期间应置干燥通风处，发现吸潮应及时翻晒通风。药材置干燥环境一般不易虫蛀，因此应注意通风、防潮。

【检查】《中国药典》2005 年版一部：水分不得过 15.0%。总灰分不得过 4.0%；酸不溶性灰分不得过 1.5%。

【含量要求】《中国药典》2005 年版一部：照高效液相色谱法测定，本品按干燥品计算，含延胡索乙素（$C_{21}H_{25}NO_4$）不得少于 0.050%。

板 蓝 根

【来源】 为十字花科植物菘蓝 *Isatis indigotica* Fort. 的干燥根。

【产地】 主产于河北、江苏，河南、安徽、陕西等地有栽培。

【采收与加工】 春播者宜在立秋至霜降时采挖；夏播者应在霜降后采挖，除去泥沙，晒干。

【商品规格与等级】 一般分为 2 个等级，一等和二等。

【质量要求】 以条长、粗大、体实者为佳。

【主要成分】 根含芥子苷、靛兰、靛玉红、吲哚醇的苷、靛玉红吲哚苷、β - 谷甾醇及腺苷等。并含精氨酸、脯氨酸、谷氨酸、β - 氨基丁酸、缬氨酸和亮氨酸、棕榈酸等。尚含2－羟基－3－丁烯基硫氰酸酯及表古碱。

【包装】一般用麻袋或木箱包装。

【贮藏】置干燥处，防霉，防蛀。黄梅天要复晒。

【养护】本品易虫蛀，受潮易发霉，走油变色，因此贮藏期间应定期检查。发现霉变、虫蛀应及时晾晒。

【检查】《中国药典》2005年版一部：水分不得过15.0%。

【浸出物】《中国药典》2005年版一部：照醇溶性浸出物测定法项下的热浸法，用45%乙醇作溶剂，浸出物不得少于25.0%。

甘　草

【来源】为豆科植物甘草 *Glycyrrhiza uralensis* Fisch.、胀果甘草 *Glycyrrhiza inflata* Bat. 或光果甘草 *Glycyrrhiza glabra* L. 的干燥根及根茎。

【产地】甘草主产于内蒙古、甘肃、宁夏，胀果甘草和光果甘草主产于新疆。有野生，现多为栽培品。

【采收与加工】栽培甘草常于移栽后第2年秋季采挖，可采用人工或机械采挖。趁鲜切去地上部分、侧根及须根，再切成长段后晒干。由于野生甘草资源和环境被破坏，目前国家禁止采挖野生甘草。

【商品规格与等级】商品一般分西草和东草两大类。目前主要以品质区分，而不受地区限制，其中质优者为西草。

【质量要求】以外皮细紧、色红棕、质坚实、体重、断面黄白色、粉性足、味甜者为佳。

【主要成分】含三萜类化合物甘草甜素，主要系甘草酸的钾、钙盐。含黄酮类化合物、生物碱类。

【包装】一般用草绳或麻绳打成4道腰或5道腰的长方形大捆，每件重60～75kg。亦可用水压机压榨，然后用铁皮捆成重约175kg的大捆。质量较好者外皮再套以芦席或麻布，并用绳扎牢。出口规格药材则用木箱装。

【贮藏】甘草因味甜、粉性大，非常容易生虫，亦易发霉或变色。虫蛀品表面常完好，仅在两端出现粉状蛀点，内部往往已有多数孔洞，在地上敲打即能折断。受雨淋则其表面可变为淡黄色，影响质量，故应防雨避潮，贮藏期间应定期检查，保持环境干燥。

【养护】本品含有大量的淀粉和甘草甜素，极易生虫。生虫后危害蔓延十分迅速，必须将虫蛀品拣出，立即将可能被虫蛀的商品高温干燥，然后用麻袋装好，置干燥通风处。甘草被虫蛀后不宜用硫黄熏，因为硫黄熏后不但褪色影响品质，而且害虫藏于甘草内部，二氧化硫气体难以进入，故杀虫效果不大，贮藏中仍会发生虫蛀。如有条件本品用冷冻杀虫最佳。

【检查】《中国药典》2005 年版一部：水分不得过 12.0%。总灰分不得过
7.0%；酸不溶性灰分不得过 2.0%。有机氯农药残留：六六六（总 BHC）不得
过千万分之二；滴滴涕（总 DDT）不得过千万分之二；五氯硝基苯（PCNB）不
得过千万分之一。重金属及其有害元素：铅不得过百万分之五；镉不得过千万分
之三；砷不得过百万分之二；汞不得过千万分之二；铜不得过千万分之二十。

【含量要求】《中国药典》2005 年版一部：照高效液相色谱法测定，本品按
干燥品计算，含甘草酸（$C_{42}H_{62}O_{16}$）不得少于 2.0%。

黄　芪

【来源】为豆科植物蒙古黄芪 *Astragalus membranaceus*（Fisch.）Bge. var.
mongholicus（Bge.）Hsiao 或膜荚黄芪 *Astragalus membranaceus*（Fisch.）Bge. 的
干燥根。

【产地】主产于山西、黑龙江、内蒙古等省区。以栽培的蒙古黄芪质量
为佳。

【采收与加工】生长 3 年即可采收，常于秋季采挖，切去根头，除去支根、
泥土，晒至六七成干，分别大小，捆把，晒干。

【商品规格与等级】分为特等、一等、二等和三等。

【质量要求】以条粗长、断面色黄白、味甜、有粉性者为佳。

【主要成分】主要含三萜皂苷、黄酮类化合物以及多糖。

【包装】可用竹篓、芦席包及木箱装。

【贮藏】贮藏于干燥通风处。

【养护】本品富含黄芪多糖、淀粉，具甜味和粉性，保管不当易于生霉、虫
蛀，必须保持干燥，防止潮湿。在冬、春两季一般放置干燥的仓库内即可，但到
了夏、秋季霉、蛀极易发生，所以在梅雨季节之前就应打开包装翻晒，保证安全
度夏，不致霉、蛀。如数量较少时也可采用干砂埋藏法保存。特等货最好冷藏。

【检查】《中国药典》2005 年版一部：总灰分不得过 5.0%；酸不溶性灰分
不得过 1.0%。有机氯农药残留量：六六六（总 BHC）不得过千万分之二；滴滴
涕（总 DDT）不得过千万分之二；五氯硝基苯（PCNB）不得过千万分之一。重
金属及其有害元素：铅不得过百万分之五；镉不得过千万分之三；砷不得过百万
分之二；汞不得过千万分之二；铜不得过千万分之二十。

【浸出物】《中国药典》2005 年版一部：照水溶性浸出物测定法中冷浸法测
定，浸出物不得少于 17.0%。

【含量要求】《中国药典》2005 年版一部：照高效液相色谱法测定，按干燥

品计算，含黄芪甲苷（$C_{41}H_{68}O_{14}$）不得少于 0.040%。

远　志

【来源】为远志科植物远志 *Polygala tenuifolia* Willd. 或卵叶远志 *Polygala sibirica* L. 的干燥根。

【产地】主产于山西、陕西、吉林、河南等省。

【采收与加工】于生长 3 年后春、秋季采挖，除去残茎、须根及泥土，趁水分未干时用木棒敲打，使其松软，抽去木心后晒干。

【商品规格与等级】商品分远志筒、远志肉。远志筒分 2 个等级；远志肉一般为统货。

【质量要求】以条粗、皮厚、去净木心者为佳。

【主要成分】含多种三萜类皂苷，尚含细叶远志定碱、远志糖醇、N-乙酰-D-葡萄糖胺，6-羟基-1,2,3,7-四甲氧基山酮和 3,4,5-三甲氧基桂皮酸。

【包装】用木箱或麻袋包装。

【贮藏】置干燥通风处。

【养护】本品质脆易碎，受潮后易泛油、虫蛀。泛油后质地发软，色泽加深，表面出现油样物质，所以贮藏期间应定期检查。发现吸潮或轻度虫蛀，要及时晾晒或翻垛通风。梅雨季节要注意检查，进行翻晒。本品易碎，存放时不要大量堆压，以防破碎。在麻袋中插入木棍可起散热、通气、防霉的作用。

【检查】《中国药典》2005 年版一部：水分不得过 12.0%。总灰分不得过 6.0%；酸不溶性灰分不得过 1.5%。

【浸出物】《中国药典》2005 年版一部：照醇溶性浸出物测定法项下的热浸法，用 70% 的乙醇作溶剂，不浸出物得少于 20.0%。

【含量要求】《中国药典》2005 年版一部：照高效液相色谱法测定，本品按干燥品计算，含远志酸（$C_{29}H_{44}O_6$）不得少于 0.70%。

甘　遂

【来源】为大戟科植物甘遂 *Euphorbia kansui* T. N. Liou ex T. P. Wang 的干燥块根。

【产地】主产于陕西、河南、山西等省。

【采收加工】春、秋二季采挖，撞去外皮，晒干。

【商品规格与等级】分为 3 等或为统货。

【质量要求】以肥大、色白、粉性足者为佳。

【主要成分】含 γ-大戟甾醇、甘遂甾醇、α-大戟甾醇等。另含20-去氧巨大戟萜醇的衍生物，以及甘遂萜酯 A、B，大戟酮，大戟二烯醇。尚含 β-谷甾醇、棕榈酸、棕榈酸癸酯、柠檬酸、草酸、鞣质、树脂、葡萄糖、蔗糖、淀粉、维生素 B 等。

【包装】石灰缸或木箱内。

【贮藏】置于干燥通风处。

【养护】本品粉性足，易虫蛀，在贮藏过程中应保持干燥。在夏季最易受潮、虫蛀和生霉。药材量少时可用纸包好，置于石灰缸内，可防生虫。甘遂切片后更易发生虫蛀，须置石灰缸内贮藏。

【检查】《中国药典》2005 年版一部：水分不得过 12.0%。总灰分不得过 3.0%；酸不溶性灰分不得过 1.0%。

【浸出物】《中国药典》2005 年版一部：照醇溶性浸出物测定法项下的热浸法，用稀乙醇作溶剂，浸出物不得少于 18.0%。

人 参

【来源】本品为五加科植物人参 *Panax ginseng* C. A. Mey. 的根。

【产地】主产于吉林、辽宁、黑龙江等地。山参主产于长白山区，大、小兴安岭，被列为国家一类保护植物。

【采收加工】普通参 6 年采收；边条参 8 或 9 年采收；石柱参 15 年以上采收。9 月上、中旬采收为佳。传统人参加工品种有红参、糖参、生晒参等多个品种。

【商品规格与等级】商品按野生与否分野山参和园参 2 类；按加工方法不同分鲜人参和干人参 2 类。干人参按加工不同分为生晒参、红参、糖参 3 类。其规格有野山参、边条红参、普通红参、干浆参、生晒参、全须生晒参、白干参、皮尾参、糖参及各种参须等数十种。每个品种根据品质不同分为若干等级。

【质量要求】山参一般以芦、艼、纹、体、须五形俱全者为佳，生晒参以条粗、体短横、饱满无抽沟者佳。红参以体长、表面棕红色或棕黄色、有光泽、无黄皮、破疤者佳。

【主要成分】含人参皂苷 R_0、Ra、Rb_1、Rb_2、Rb_3、Rc、Rd、Re、Rf、20-gluco-Rf、Rg_1、Rg_2、Rg_3、Rh 等，以及挥发油、人参多糖等。此外，尚含多种低分子肽，多种氨基酸、单糖、双糖、三聚糖、有机酸、B 族维生素、维生素 C、β-谷甾醇及其葡萄糖苷等。

【包装】园参用内衬防潮纸的纸箱的纸箱或木箱包装，外涂防潮油或并包裹麻布或麻袋；野山参用精制木盒或木箱包装。

【贮藏】置阴凉干燥处，密封保存，防蛀。

【养护】人参富含糖分，很容易受潮发霉、虫蛀。贮藏期间在盛装商品的容器底部放置一小瓶，内置吸足酒精的脱脂棉，然后密封，可防虫蛀；也可在容器内放入适量无水氯化钙或变色硅胶，但不要与商品混放，避免吸潮后污染商品，也可用空气去湿机吸潮。在高温、高湿季节，应注意通风降温，或将商品密封抽氧充氮进行养护。

【检查】《中国药典》2005 年版一部：水分不得过 12.0%。总灰分不得过5.0%；酸不溶性灰分不得过 1.0%。

【含量要求】《中国药典》2005 年版一部：照高效液相色谱法测定，生晒参含人参皂苷 Rg_1（$C_{42}H_{72}O_{14}$）、人参皂苷 Re（$C_{48}H_{82}O_{18}$）的总量不得少于0.30%；人参皂苷 Rb_1（$C_{54}H_92O_{23}$）不得少于 0.20%。

三　七

【来源】为五加科植物三七 *Panax notoginseng*（Burk.）F. H. Chen 的干燥根。

【产地】主产于云南文山、广西田阳、靖西、百色等地。多系栽培。

【采收与加工】一般栽培 3~4 年秋季开花前采挖，暴晒至半干，反复搓揉，以后每日边晒边搓，待至全干放入麻袋内撞至表面光滑即得。

【商品规格与等级】三七规格分为 20 头、30 头、40 头、60 头、80 头、120头、160 头、200 头、无数头、剪口、筋条、毛根、花、茎叶 14 个规格。"头"指质量为 500g 的干燥三七主根个数。等级分为优质品和合格品两个等级，其中120 头、160 头、200 头、无数头只设合格品等级。

【质量要求】以个大、体重、质坚、表面光滑、断面灰绿色或黄绿色者为佳。

【主要成分】含多种皂苷，主为达玛脂烷系皂苷，有人参皂苷 Rb_1、Rb_2、Rc、Rd、Re、Rg_1、Rg_2、Rh_1 及三七皂苷 R_1、R_2、R_3、R_4、R_6。此外，还含止血活性成分田七氨酸、少量黄酮类成分和挥发油。

【包装】双层麻袋或纸箱包装。

【贮藏】置阴凉干燥处。

【养护】本品含糖类，受潮易发霉、虫蛀，贮藏入库前应严格验收。对色深、手感软润、质地较重、互相撞击声不清脆者应晾晒处理。高温、高湿季节，应每月检查一次，如发现吸潮、轻度虫蛀现象，应及时晾晒。

【检查】《中国药典》2005 年版一部：水分不得过 14.0%。总灰分不得过

6.0%；酸不溶性灰分不得过 3.0% 。

【浸出物】《中国药典》2005 年版一部：照醇溶性浸出物测定法项下的热浸法，用甲醇作溶剂，浸出物不得少于 16.0% 。

【含量要求】《中国药典》2005 年版一部：照高效液相色谱法测定，本品按干燥品计算，含人参皂苷 Rb$_1$（C$_{54}$H$_{92}$O$_{23}$）和人参皂苷 Rg$_1$（C$_{42}$H$_{72}$O$_{14}$）三七皂苷 R$_1$（C$_{47}$H$_{80}$O$_{16}$）的三者总量不得少于 5.0% 。

白 芷

【来源】为伞形科植物白芷 *Angelica dahurica*（Fisch. ex Hoffm.）Benth. et Hook. f. 或杭白芷 *Angelica dahurica*（Fisch. ex Hoffm.）Benth. et Hook. f. var. *formosana*（Boiss.）Shan et Yuan 的干燥根。

【产地】白芷产于河南长葛、禹县者，习称"禹白芷"；产于河北安国者习称"祁白芷"；产于浙江、福建者，习称"杭白芷"；产于四川遂宁者，习称"川白芷"；产于安徽亳州者，习称"亳白芷"。此外，陕西、江西、湖南、上海及东北亦产。

【采收与加工】白芷因产地和播种时间不同，采收期各异。春播的，河北在当年白露后，河南在霜降前后采收；秋播的，四川在第 2 年大暑至小暑，浙江在大暑至立秋，河南在大暑至白露，挖取根部，除去地上部分及须根，洗净泥土，晒干或烘干。杭州地区将处理干净的白芷放入缸内，加石灰拌匀，放置一周后，取出，晒干或炕干。

【商品规格与等级】商品按产地不同分为禹白芷、祁白芷、杭白芷、川白芷、亳白芷，每个规格再分为 1～3 等。

【质量要求】均以条粗壮、体重、粉性足、香气浓郁者为佳。

【主要成分】杭白芷含多种香豆精衍生物，主要有欧前胡素、异欧前胡素、别欧前胡素、珊瑚菜素、花椒毒素、异氧化前胡素、5－甲氧基－8－羟基补骨脂素、比克白芷素、水合氧化前胡素、氧化前胡素、香柑内酯，另外还含有挥发油。白芷含挥发油及多种香豆精衍生物比克白芷素、比克白芷醚，以及氧化前胡素、欧前胡素、珊瑚菜素、花椒毒素、新白芷醚和去甲基苏北罗新等。

【包装】内销用竹篓、条筐、麻袋、苇席包装；出口常用木箱装或用竹篓套以单丝麻袋。

【贮藏】本品含淀粉及挥发油，夏季受潮后最易虫蛀，而且受热亦会走油，应贮藏于干燥、凉爽处，防蛀。

【养护】多采用埋藏保管法：将库房地面垫高，铺上席子，放置一层麦糠，再摆一层白芷，如此交替堆放；或将干透的白芷，立着摆于大缸内，摆一层药材，盖一层干沙子，摆至将满，在顶部再覆盖 3~4 寸厚的干沙，然后盖上缸盖。贮藏期间应定期检查，发现虫蛀、霉变可用微火烘烤，放凉后密封贮藏。

【检查】《中国药典》2005 年版一部：水分不得过 14.0%。总灰分不得过 6.0%；酸不溶性灰分不得过 1.5%。

【浸出物】《中国药典》2005 年版一部：照醇溶性浸出物测定法项下的热浸法，用稀乙醇作溶剂，浸出物不得少于 15.0%。

【含量要求】《中国药典》2005 年版一部：照高效液相色谱法测定，本品按干燥品计算，含欧前胡素（$C_{16}H_{14}O_4$）不得少于 0.080%。

当 归

【来源】为伞形科植物当归 *Angelica sinensis*（Oliv.）Diels 的干燥根。

【产地】主产于甘肃岷县、武都、漳县、成县、文县等地。主要为栽培。

【采收与加工】移栽当年霜降前 15 天割去地上部分，除去须根及泥土，放置，待水分稍蒸发后根稍变软时，捆成小把，上棚，以烟火慢慢熏干。

【商品规格与等级】一般分全归和归头 2 种规格，9 个等级，分别以 1kg 的支数和根梢直径划分等级。

【质量要求】以主根粗长、油润、外皮色黄棕、断面色黄白、气味浓郁者为佳。

【主要成分】含挥发油及水溶性成分。挥发油主要为藁本内酯、正丁烯基酞内酯。此外尚含香荆芥酚、当归芳酮、苯戊酮邻羧酸、苯二甲酸酐、对聚伞花素等。水溶性成分为阿魏酸、烟酸、丁二酸、棕榈酸、尿嘧啶、腺嘧啶、胆碱等。当归的归头中含微量元素铜和锌的量较归身、归尾为高，而归尾中铁的含量较归头、归身为高。

【包装】一般用麻袋包装。

【贮藏】贮于干燥凉爽处。

【养护】本品因含挥发油、糖类，极易走油和吸潮。夏季受潮后易发霉，生虫并变黑色。温度稍高亦易走油，走油后颜色变深，表面有油样物溢出并有特殊气味，因此不宜贮藏过久，应定期检查。可放置无水氯化钙、变色硅胶、生石灰等去潮。发现吸潮或轻度霉变、虫蛀，应及时晾晒或低温烘干。

【检查】《中国药典》2005 年版一部：水分不得过 12.0%。总灰分不得过 7.0%；酸不溶性灰分不得过 2.0%。

【浸出物】《中国药典》2005 年版一部：照醇溶性浸出物测定法项下的热浸法，用 70% 乙醇作溶剂，浸出物不得少于 45.0%。

【含量要求】《中国药典》2005 年版一部：照高效液相色谱法测定，本品按干燥品计算，含阿魏酸（$C_{10}H_{10}O_4$）不得少于 0.050% 。

羌 活

【来源】为伞形科植物羌活 *Notopterygium incisum* Ting ex H. T. Chang 或宽叶羌活 *Notopterygium forbesii* Boiss. 的干燥根茎及根。

【产地】羌活主产于四川、云南、青海、甘肃等省；宽叶羌活主产于四川、青海、陕西、河南等省。

【采收与加工】移栽第 3 年或第 4 年春、秋两季采挖，除去茎叶、芦头、须根及泥土，晒干。

【商品规格与等级】商品通常分川羌活、西羌活 2 大类。按性状不同可分为蚕羌、条羌、竹节羌、疙瘩头和大头羌等。一般认为蚕羌质优；条羌和竹节羌次之；疙瘩头和大头羌最次。

【质量要求】均以条粗、外皮棕褐色、断面朱砂点多、香气浓郁者为佳。

【主要成分】羌活含挥发油，含量高的有 β – 罗勒烯、γ – 萜品烯、柠檬烯。宽叶羌活挥发油含量较多的有 α – 蒎烯、β – 蒎烯、柠檬烯等。

【包装】竹筐、麻袋或篾篓包装。

【贮藏】阴凉干燥处保存，防受潮和受热。

【养护】羌活含较多的挥发油，具特异的香气，易生霉、泛油、虫蛀。商品受潮泛油，颜色变深，手感绵软，断面有油样物，气味变淡。越干燥越易虫蛀，西羌尤甚，因此药材不宜受潮或过分干燥。因富含挥发油，翻晒时不宜暴晒。贮藏期间注意通风。夏秋季要勤查、勤晾晒，发现少量霉变，可装麻袋或篓内，加入适量稻壳，摇晃撞击，除去霉斑。

【浸出物】《中国药典》2005 年版一部：照醇溶性浸出物测定法项下的热浸法，用乙醇作溶剂，浸出物不得少于 15.0% 。

【含量要求】《中国药典》2005 年版一部：照挥发油测定法测定，本品含挥发油不得少于 2.8% （ml/g）。

前 胡

【来源】为伞形科植物白花前胡 *Peucedanum praeruptorum* Dunn 的干燥根。

【产地】白花前胡主产于浙江、江西、四川等省。

【采收与加工】霜降后至立春前均可采收，但以霜降后苗枯时采挖最佳，挖取主根，除去茎叶、须根及泥土，晒干或炕干，晒干时边晒边擦去须根，也可在主根未干须根已干燥时，踩去须根及尾稍后晒干，遇雨天可用文火烘干。

【商品规格与等级】商品分长条、头子、尾子 3 种规格，一般以统货为主。

【质量要求】均以根粗壮、皮部肉质厚、质柔软、断面油点多、香气浓香为佳。

【主要成分】白花前胡含挥发油及香豆素类，主要有川白芷内酯、白花前胡素等。

【包装】用麻袋或竹篓包装。

【贮藏】置干燥通风处。

【养护】本品在高温受潮后易发霉和虫蛀，发热后有走油现象。夏季必须注意防潮，应贮藏于干燥、通风及凉爽处。夏、秋季勤查、勤晒，发现吸潮、返软品，应及时晾晒。

【检查】《中国药典》2005 年版一部：水分不得过 12.0%。总灰分不得过 8.0%；酸不溶性灰分不得过 2.0%。

【浸出物】《中国药典》2005 年版一部：照醇溶性浸出物测定法项下的热浸法，用稀乙醇作溶剂，浸出物不得少于 20.0%。

【含量要求】《中国药典》2005 年版一部：照高效液相色谱法测定，本品按干燥品计算，含白花前胡甲素（$C_{21}H_{22}O_7$）不得少于 0.90%。

川 芎

【来源】为伞形科植物川芎 *Ligusticum chuanxiong* Hort. 的干燥根茎。

【产地】主产于四川、江西、湖北、陕西等省区。多为栽培。

【采收与加工】栽种后次年小满至芒种期间采挖，以小满后 4~5 天收获最好，山区在小暑至大暑间采挖，一般在茎上的节盘显著突出，并略带紫色时采挖，除去茎叶及泥土，通常采用火炕炕干，时时翻动，一般历时 2~3 天至散发出浓烈香气时取出，再用竹篓来回撞击，除去须根。也可直接晾晒，但要避免堆沤发热、霉变。

【商品规格与等级】常分坝川芎和山川芎。川芎分为 3 等；山川芎一般为统货。

【质量要求】以个大、质坚实、断面黄白、油性大、香气浓者为佳。

【主要成分】含挥发油，成分为丁二苯酞内酯、3（5）－3－丁基－4，5－二氢苯肽、苯甲酯等 12 个化合物。另含生物碱，如川芎嗪等。还含内酯类成分，主要为 3－丁基苯酞、藁本内酯等。尚含酚类及有机酸类，如阿魏酸、大黄酚等。

【包装】多用竹篓、竹筐包装或篓外再套麻袋包装。

【贮藏】置干燥凉爽处。

【养护】川芎因含挥发油，夏季容易虫蛀和泛油。泛油后颜色变深，气味变淡，所以贮藏期间应严防吸潮，吸潮后应及时在通风干燥处摊晾。高温、高湿季节应用吸湿剂或去湿机吸潮、降温。

【检查】《中国药典》2005 年版一部：总灰分不得过 6.0%；酸不溶性灰分不得过 2.0%。

【浸出物】《中国药典》2005 年版一部：照醇溶性浸出物测定法项下的热浸法，用乙醇作溶剂，浸出物不得少于 12.0%。

防 风

【来源】为伞形科植物防风 *Saposhnikovia divaricata* （Turcz.） Schischk. 的干燥根。药材习称"关防风"。

【产地】主产于东北及内蒙古东部。

【采收与加工】春、秋二季挖根，除去茎基、须根及泥沙，晒至八九成干，捆成小把，再晒干。

【商品规格与等级】商品分 2 等。

【质量要求】以条粗壮，断面皮部色浅棕，木部浅黄色者为佳。

【主要成分】含挥发油，油中主要成分有辛醛、壬醛、己醛、β－没药烯、花侧柏烯、β－桉叶醇等。另外还含有呋喃香豆精、色素酮、D－甘露醇、硬脂酸乙酯、木蜡酸、香柑内酯等。

【包装】一般在产地扎成小把晒干，以篓筐、麻袋或苇席包装。

【贮藏】置干燥通风处。

【养护】本品肉厚，富含挥发油，易遭虫蛀、易吸潮、易发霉、泛油，须置干燥处。吸潮后应立即干燥，但一般不宜多晒而应晒干，因久晒后会使商品变色，减少挥发油，降低质量。

【检查】《中国药典》2005 年版一部：水分不得过 10.0%。总灰分不得过 6.5%；酸不溶性灰分不得过 1.5%。

【浸出物】《中国药典》2005 年版一部：照醇溶性浸出物测定法项下的热浸法，用乙醇作溶剂，浸出物不得少于 13.0%。

【含量要求】《中国药典》2005 年版一部：高效液相色谱法测定，本品按干燥品计算，含升麻苷（$C_{37}H_{54}O_{11}$）和 5－O－甲基维斯阿米醇苷（$C_{22}H_{28}O_{10}$）的总量不得少于 0.24%。

柴 胡

【来源】 为伞形科植物柴胡 *Bupleurum chinense* DC. 或狭叶柴胡 *Bupleurum scorzonerifolium* Willd. 的干燥根。药材按性状不同，分别习称"北柴胡"和"南柴胡"。

【产地】 北柴胡主产于河北、河南、辽宁、湖北等省。南柴胡主产于湖北、四川、安徽、黑龙江等省。

【采收与加工】 春、秋两季采挖，除去茎叶及泥土，晒干或烘干均可。

【商品规格与等级】 商品分北柴胡、南柴胡 2 种规格，华东将春季采收的柴胡地上部分称为春柴胡、芽胡或草柴胡。

【质量要求】 均以条粗长、须根少者为佳。

【主要成分】 北柴胡含挥发油，油中主要成分为苹橙茄烯、香芹酮、葛缕醇、石竹烯；另含多种柴胡皂苷。南柴胡含挥发油，油中主要成分为香橙烯、樟烯、石竹烯、α-胡椒烯、β-榄香烯、β-莳烯、葎草烯、柠檬烯、里哪醇、绿叶烷。

【包装】 用席、麻袋、竹篓等包装。

【贮藏】 置干燥通风处。

【养护】 本品易虫蛀、受潮生霉。尤其在夏季受潮后最易发霉，生虫，甚至变色，应贮藏于干燥通风处。

【检查】 《中国药典》2005 年版一部：总灰分不得过 8.0%。

【浸出物】 《中国药典》2005 年版一部：照醇溶性浸出物测定法项下的热浸法，用乙醇作溶剂，浸出物不得少于 11.0%。

北 沙 参

【来源】 为伞形科植物珊瑚菜 *Glehnia littoralis* Fr. Schmidt ex Miq. 的干燥根。

【产地】 主产于江苏、山东等省。

【采收与加工】 第 2 年白露到秋分或第 3 年入伏前后采收，分别称为秋参和春参。采挖时除去地上部分及须根，洗净，按粗细长短分级，捆成小把，放入开水中烫煮约 2~4 分钟，以能剥下外皮为度，然后捞出晾晒，并趁湿剥去外皮，晒干或烘干，称为毛参。若选一级毛参再放入蒸笼中蒸一遍，蒸后趁热把参条搓成圆棍状，搓后用刀刮去小疙瘩，晒干，用红线扎成小捆称为净参。

【商品规格与等级】 商品分 3 个等级。

【质量要求】 以体细长、均匀、色白、无外皮、表面光滑、质地密实者为佳。

【主要成分】含多种香豆素类化合物，如欧前胡素、佛手柑内酯、补骨脂内酯等，另外还含生物碱、微量挥发油、有机酸、多糖等。

【包装】用内衬防潮纸的纸箱包装。

【贮藏】干燥通风处。

【养护】本品易虫蛀，易吸潮，受潮后返软，颜色加深，表面出现糖样物质或霉斑。在高温、高湿季节最好密封保存，或抽氧加氮养护。

紫 草

【来源】为紫草科植物新疆紫草 *Arnebia euchroma*（Royle）Johnst.、内蒙紫草 *Arnebia guttata* Bunge 的干燥根。分别称为"软紫草"和"内蒙紫草"。

【产地】新疆紫草主产于新疆、西藏等自治区。内蒙紫草主产于内蒙古、甘肃。

【采收与加工】春、秋两季采挖根部，除去泥土，晒干。

【商品规格与等级】按来源分软紫草（新紫草）、内蒙紫草 2 种，一般为统货。

【质量要求】均以条粗大、色紫、皮厚者为佳。

【主要成分】新疆紫草主要含羟基萘醌色素类化合物，如 β，β′－二甲基丙烯酰紫草素、紫草素等。内蒙紫草亦含有 β，β′－二甲基丙烯酰紫草素、紫草素、乙酰紫草素等成分。

【包装】以麻袋或条筐包装。

【贮藏】置干燥通风处。

【养护】本品受潮后易虫蛀、褪色，甚至发霉，因此贮藏期间应定期检查，发现吸潮及轻度虫蛀，应及时晾晒。

【检查】《中国药典》2005 年版一部：水分不得过 15.0%。

【含量要求】《中国药典》2005 年版一部：照分光光度法测定，本品含羟基萘酮总色素以左旋紫草素（$C_{16}H_{16}O_5$）计算，不得少于 0.80%。照高效液相色谱法测定，按干燥品计算，含 β，β′－二甲基丙烯酰阿卡宁（$C_{21}H_{22}O_6$）不得少于 0.3%。

玄 参

【来源】为玄参科植物玄参 *Scrophularia ningpoensis* Hemsl. 的干燥根。

【产地】主产于浙江、湖北、江苏、江西等省。多为栽培品。

【采收与加工】立冬前后挖取根部，除去地上部分、子芽（供留种栽培用）

及泥沙，摊放在晒场上暴晒 3 ~ 6 天，时时翻动，晚上堆积发汗，并盖上稻草防冻，晒至半干时，修去芦头及支根，再堆积 4 ~ 5 天，使内部逐渐变黑，水分外渗，然后再晒，如内部还不变黑，需继续堆积直至变黑，一般足干需 40 ~ 50 天；如遇持续雨天，可用文火烘干，烘干两天，堆放 3 ~ 4 天，使水分渗出，反复几次直至全干。

【商品规格与等级】商品通常分 3 等。

【质量要求】以条粗壮、坚实，断面乌黑色者为佳。

【主要成分】含环烯醚萜苷类成分，如哈帕苷等，它是使药材加工后内部能变乌黑色的成分。此外，玄参中含微量挥发油、氨基酸、油酸、亚麻酸、硬脂酸、L - 天冬酰胺、生物碱、甾醇、糖类、脂肪油等。

【包装】用木箱或麻袋包装。

【贮藏】置干燥通风处。

【养护】玄参体糯味甜，易生虫、发霉。贮藏时应置干燥通风处，防受潮、生虫。同时必须注意检查，发现虫蛀或轻度霉变，应及时晾晒或翻垛；发现吸湿返潮身软时，应立刻进行复晒。

【检查】《中国药典》2005 年版一部：水分不得过 15.0%。总灰分不得过 4.5%；酸不溶性灰分不得过 1.0%。

【浸出物】《中国药典》2005 年版一部：照水溶性浸出物测定法项下的冷浸法测定，浸出物不得少于 60.0%。

【含量要求】《中国药典》2005 年版一部：照高效液相色谱法测定，按干燥品计算，含哈巴俄苷（$C_{24}H_{30}O_{11}$）不得少于 0.050%

地 黄

【来源】为玄参科植物地黄 *Rehmannia glutinosa* Libosch. 的新鲜或干燥块根。

【产地】主产于河南省温县、博爱、武陟、孟县等地。

【采收与加工】秋季采挖，除去芦头及须根，洗净，习称"鲜地黄"。将鲜生地徐徐烘焙，至内部变黑，约八成干，捏成团块，习称"生地黄"。

【商品规格与等级】因加工方法不同分为鲜地黄、生地黄（生地）、熟地黄等规格。生地黄常分 5 等。

【质量要求】鲜生地以粗壮、色红黄者为佳；生地黄以块大、体重、断面乌黑色者为佳。

【主要成分】环烯醚萜苷类是地黄的主要活性成分，如梓醇、桃叶珊瑚苷等，也是使其变黑的成分。另外含多种糖类，如水苏糖、地黄多糖 RPS - b 等，RPS - b 是地黄中兼具免疫与抑瘤活性的有效成分。还含氨基酸、有机酸、微量元素、卵磷脂及维生素 A 类等。

【包装】生地可用筐、篓或麻袋包装；熟地最好用木箱装。

【贮藏】置干燥通风处。

【养护】生地味甜、质软，易虫蛀、霉变。发霉时表面可见菌丝、霉斑，手感黏腻，贮藏期间要防水、防潮，经常检查。如果发现发霉、虫蛀，应及时晾晒或 50℃ 烘干，或用水洗净，在阳光下晒干除去霉斑，杀死虫卵。鲜地更易霉烂，贮藏时可将鲜地黄置于阴凉干燥的泥地，下铺稻草，然后用沙土与地黄拌和排列，不宜太密，上面加盖稻草一层，四周以湿泥围封，可保管数月不坏，但仍不宜太久，否则亦有腐烂的危险。鲜地黄亦可贮藏于地窖中，下面先铺一层细土，然后每放一层地黄，铺撒一层砂土，最后表面再用砂土盖严，如此亦可保存相当长的时间，但应注意地窖的通风及空气的干湿程度，以免药材干枯或霉烂。

【检查】《中国药典》2005 年版一部：水分不得过 15.0%。总灰分不得过 6.0%；酸不溶性灰分不得过 2.0%。

【浸出物】《中国药典》2005 年版一部：照水溶性浸出物测定项下的冷浸法测定，浸出物不得少于 65.0%。

【含量要求】《中国药典》2005 年版一部：照高效液相色谱法测定，本品按干燥品计算，含梓醇（$C_{15}H_{22}O_{10}$）不得少于 0.20%。

巴 戟 天

【来源】为茜草科植物巴戟天 *Morinda officinalis* How 的干燥根。

【产地】主产于广东、广西、福建等省区。

【采收与加工】种植 5~6 年后秋、冬季采挖，去净泥土，除去须根及芦头，晒至六、七成干，用木锤轻轻捶扁，晒干；也可先蒸，后晒至半干，再捶扁晒干。

【商品规格与等级】一般为统货。

【质量要求】一般以条大而呈连珠状、肉厚、色紫、质软、木心细、味微甜、无虫蛀、体干者为佳。

【主要成分】含蒽醌类化合物，如甲基异茜草素、大黄素甲醚等，此外还含黄酮类化合物、β-谷甾醇、氨基酸，尚含有环烯醚萜苷等。

【包装】用草席、竹篓、麻袋、木箱包装。

【贮藏】贮藏子干燥、通风、凉爽处。

【养护】本品易虫蛀，受潮生霉，泛油。受潮后颜色加深，质地返软，断面溢出油样物质，散发特殊气味。还可出现霉斑，因此应避免潮气的侵入。如遇吸潮、轻度霉变或虫蛀，要及时晾晒或翻垛通风，忌用水洗。夏季应经常检查和摊晒。

【检查】《中国药典》2005 年版一部：水分不得过 15.0% 。总灰分不得过 6.0%；酸不溶性灰分不得过 0.8% 。

【浸出物】《中国药典》2005 年版一部：照水溶性浸出物测定法项下的冷浸法测定，浸出物不得少于 50.0% 。

桔 梗

【来源】 为桔梗科植物桔梗 *Platycodon grandiflorum*（Jacq.）A. DC. 的干燥根。

【产地】 全国大部分地区均产，以东北、华北产量较大。

【采收与加工】 种植后 2～3 年春、秋两季采挖，去净泥土、须根，趁鲜用木棱或瓷片刮去外皮，晒干。

【商品规格与等级】 商品按产地分为北桔梗和南桔梗。南桔梗分 3 等；北桔梗为统货。

【质量要求】 以根肥大、色白、质坚实、味苦者为佳。

【主要成分】 根含多种桔梗皂苷，此外还含多种植物甾醇类，并含有菊糖、多糖、氨基酸和微量元素。

【包装】 一般以竹篓、麻袋或芦席包装。

【贮藏】 置干燥通风处。

【养护】 本品含有糖分，易虫蛀、发霉、变色或泛油。久存颜色变深，严重时表面有油样物质渗出。吸潮后表面常见霉斑，因此贮藏期间应定期检查。发现吸潮或轻度霉变、虫蛀，应及时晾晒。

【含量要求】《中国药典》2005 年版一部：桔梗含总皂苷不得少于 6.0% 。

党 参

【来源】 为桔梗科植物党参 *Codonopsis pilosula*（Franch.）Nannf. 、素花党参 *Codonopsis pilosula* Nannf. var. *modesta*（Nannf.）L. T. Shen 或川党参 *Codonopsis tangshen* Oliv. 的干燥根。

【产地】 党参主产于山西、陕西、甘肃、四川等省及东北各地。素花党参主产甘肃文县，四川南坪，松潘等地。川党参主产于四川、湖北及与陕西接壤地区。

【采收与加工】 直播者需 3 年采挖，移栽者 2 年即可采挖，通常秋季采挖，除去地上部分及须根，洗净泥土，晾晒至半干（绕指不断），然后将其一把把地顺握，或放木板上反复搓揉，如参梢太干可先放水中浸泡后再搓，握或搓后再晒，反复 3~4 次，使皮肉紧贴，充实饱满并富有弹性，晒至七、八成干时，捆成小把，晒干。

【商品规格与等级】主要有西党（素花党参）、东党（党参）、潞党（党参）、条党（川党）等规格。西党、潞党、条党常分为 3 等，东党分为 2 等。

【质量要求】均以条粗壮、质柔润、气味浓、嚼之无渣者为佳。

【主要成分】党参根含三萜类化合物，如蒲公英萜醇等；还含植物甾醇类化合物、胆碱、大量糖类、挥发油、氨基酸、无机元素等成分。川党参含皂苷、微量生物碱、多糖、挥发油等。

【包装】一般采用内衬防潮纸的纸箱包装，装箱时将头尾理顺平放。

【贮藏】置于干燥、凉爽、通风处。

【养护】党参因含糖类甚多，不易干透，夏季极易虫蛀、发霉、走油。如商品在贮藏期间吸潮，可采用"横竖压尾通风法"晾晒，以防止头尾干湿不匀和参身过湿染菌，或参尾过干脆碎。高温、高湿季节，可在 60℃ 左右烘烤，放凉后密封保存，或用吸湿机吸湿。还可采用干沙埋藏法贮藏，对防止霉、蛀有较好的效果。

【浸出物】《中国药典》2005 年版一部：照醇溶性浸出物测定法项下的热浸法，用 45% 乙醇作溶剂，浸出物不得少于 55.0%。

木 香

【来源】为菊科植物木香 *Aucklandia lappa* Decne. 的干燥根。

【产地】主产于云南省，又称云木香；四川、西藏亦产。为栽培品。

【采收与加工】种后 3 年秋、冬两季采挖，除去茎叶、须根及泥土，切段或纵剖为块，晒干，然后装入麻袋内撞击，除去粗皮、须根。阴雨天可用微火烘干，注意翻动，以防泛油或烤枯。挖出的根要防霜冻，以免变黑，影响质量。

【商品规格与等级】商品分为 2 等。

【质量要求】以质坚实，香气浓，油性大者为佳。

【主要成分】含挥发油，油中主要成分为木香内酯、去氢木香内酯等，尚含有 α- 及 β- 环木香烯内酯、白桦脂醇等，还含氨基酸、木香碱、菊糖等。

【包装】麻袋或竹篓或木箱包装。

【贮藏】置于干燥凉爽处。

【养护】本品因含有挥发油、菊糖，容易走油、发霉、虫蛀。泛油后质软、黏腻，颜色变深，表面出现油状物质，气味特异，因此贮藏温度不能过高，应注意定期检查。

【检查】《中国药典》2005 年版一部：总灰分不得过 4.0%。

【含量要求】《中国药典》2005 年版一部：照高效液相色谱法测定，按干燥品计算，含木香内酯（$C_{15}H_{20}O_2$）和去氢木香内酯（$C_{15}H_{18}O_2$）的总量不得少于 1.8%。

白　术

【来源】为菊科植物白术 *Atractylodes macrocephala* Koidz. 的干燥根茎。

【产地】主产于浙江、安徽、湖北、湖南等省。多为栽培。

【采收与加工】霜降前后，挖取 2～3 年生的根茎，除去茎叶及细根，烘干，称烘术；晒干，称生晒术。

【商品规格与等级】商品常分为 4 个等级。

【质量要求】以个大、质坚实、断面色黄白、香气浓者为佳。

【主要成分】含挥发油，油中主要成分为苍术酮，苍术醇，白术内酯 A、B，3-β-乙酰氧基苍术酮等多种成分。

【包装】用麻袋和竹篓包装。

【贮藏】置干燥阴凉之处。

【养护】白术含挥发油，易生虫、发霉和走油。泛油后断面呈棕褐色，不显油性，香气不浓。霉变品表面出现绿色霉斑，因此贮藏期间应保持环境凉爽、干燥。发现受潮和霉斑，应及时晾晒，或在 50℃～60℃及时烘烤至干燥。

【检查】《中国药典》2005 年版一部：总灰分不得过 5.0%；酸不溶性灰分不得过 1.0%。

苍　术

【来源】为菊科植物茅苍术 *Atractylodes lancea*（Thunb.）DC. 或北苍术 *Atractylodes chinensis*（DC.）Koidz. 的干燥根茎。

【产地】茅苍术主产于江苏、湖北、河南等省。北苍术主产于河北、山西、陕西、内蒙古等省区。

【采收与加工】春、秋两季挖取根茎，除去茎叶、细根、泥土，晒干，装入麻袋内撞去须根。

【商品规格与等级】分茅苍术和北苍术 2 种规格。

【质量要求】均以个大、质坚实、断面朱砂点多、香气浓者为佳。

【主要成分】茅苍术根茎含挥发油，油中主要成分为苍术素、茅术醇、β-桉油醇、榄香醇、苍术醇、苍术酮等；北苍术根茎挥发油主要成分为苍术素、茅术醇、β-桉油醇、苍术醇及苍术酮等。

【包装】用木箱、竹篓、麻袋等包装。

【贮藏】置于干燥凉爽处。

【养护】苍术的挥发油含量较高，故需避光、防热，以免走油、变质或散失。由于根茎含有较多的淀粉，故在夏季极易生虫、发霉，贮藏期间应经常检查，注意防潮。

【检查】《中国药典》2005 年版一部：总灰分不得过 7.0% 。

泽 泻

【来源】为泽泻科植物泽泻 *Alisma orientalis*（Sam.）Juzep. 的干燥块茎。

【产地】主产于福建、四川、江西等省。多系栽培。

【采收与加工】一般在秋、冬季采挖，通常先用刀在块茎周围划一圈，将部分须根划断，再拔起植株，除去茎叶，仅留中心叶。如果除去中心叶，加工干燥时会从心叶伤口流出黑色汁液，烤干后发生凹陷，影响质量。可暴晒 2 天后烘烤，也可直接烘烤，一般烤至第 3 天后放入撞笼撞去须根及表皮，然后堆积发汗 3~5 天，再进行烘烤，直至干透，再装入撞笼中撞去残余的须根及表皮。

【商品规格与等级】按产地分建泽泻与川泽泻。建泽泻分 3 个等级；川泽泻 2 个等级。

【质量要求】以个大、色黄白、光滑、粉性足者为佳。

【主要成分】块茎中含多种四环三萜酮醇类衍生物，如泽泻醇等。

【包装】一般用竹篓或麻袋包装。

【贮藏】置于干燥通风处。

【养护】泽泻富含淀粉，如保管不善，极易虫蛀和霉变。贮藏期间 3~4 月和 7~8 月最易虫蛀，应仔细检查。干砂封埋法是常用的防止泽泻霉变、虫蛀的有效方法；也可将泽泻和丹皮共贮藏，不仅能防止泽泻生虫，同时可防止丹皮变色。

【检查】《中国药典》2005 年版一部：总灰分不得过 5.0%；酸不溶性灰分不得过 0.5% 。

芦 根

【来源】为禾本科植物芦苇 *Phragmites communis* Trin. 的新鲜或干燥根茎。

【产地】全国各地均产，尤以江苏为最多。

【采收与加工】全年均可采挖，除去芽、须根及膜状叶，鲜用或晒干。

【商品规格与等级】一般为统货。

【质量要求】以条粗、质柔韧、黄白色、味甜者为佳。

【主要成分】含多糖类、蛋白质、多种有机酸、维生素和微量元素等。

【包装】多用木箱包装。

【贮藏】鲜芦根多埋于湿沙内，并经常保持湿润。干品置于干燥通风处。

【养护】芦根含有多糖，易被虫蛀，贮藏期间经常检查。如发现虫蛀，应及时晾晒。

香 附

【来源】为莎草科植物莎草 *Cyperus rotundus* L. 的干燥根茎。

【产地】我国大部分地区均产。主产于山东、浙江、湖南等省。

【采收与加工】本品于秋季采挖，除去茎叶，用火燎去须根后，直接晒干或置沸水中略煮（或蒸透）后再晒干，为"光香附"；不经火燎，直接晒干者，称"毛香附"。

【商品规格与等级】一般为统货。

【质量要求】一般以个大、质坚实、棕褐色、香气浓者为佳。

【主要成分】主要含挥发油，油中主要成分为香附烯、香附醇、β－芹子烯、α－及β－香附酮、广藿香酮。

【包装】一般以木箱或麻袋包装。

【贮藏】置阴凉干燥处。

【养护】香附因含挥发油，具芳香味，当年采收的干燥品一般不会虫蛀。但次年较易生虫，应注意检查。本品贮藏不当还易走油，影响药材质量，所以贮藏时应避免高温。高温季节应及时通风降温。

【检查】《中国药典》2005 年版一部：总灰分不得过 4.0%。

半 夏

【来源】为天南星科植物半夏 *Pinellia ternata*（Thunb.）Breit. 的干燥块茎。

【产地】主产于四川、湖北、河南、贵州等省。

【采收与加工】块茎或珠芽繁殖的当年或第 2 年采收；种子繁殖的第 3～4 年采收。通常春、秋二季采挖，采收的半夏先堆放室内 10～15 天，使外皮稍腐烂，然后去皮，去皮时装入箩筐，放到流水处踩去外皮，至色洁白为止。近年也可用去皮机加工，去皮后置烈日下晒干，晒干时应摊放散热，若堆积则易变色。

【商品规格与等级】通常分为 3 等。

【质量要求】以色白、质坚实、粉性足者为佳。

【主要成分】含 β－谷甾醇－D－葡萄糖苷、3,4 二羟基苯甲醛葡萄糖苷、氨基酸、微量元素。另含胆碱、烟碱、棕榈酸、油酸、微量挥发油、原儿茶醛等。

【包装】一般为麻袋或竹篓包装。

【贮藏】置干燥通风处。

【养护】本品易吸潮、霉变、虫蛀或变色。若受潮霉变，可采用温水淋洗后立即捞出，晾至半干，再晒干。晒时为了保持色白美观，应选择通风良好的场所，平铺一层，并注意经常翻动，否则颜色会变黄，甚至黏结发黑。

百　部

【来源】为百部科植物直立百部 *Stemona sessilifolia*（Miq.）Miq.、蔓生百部 *Stemona japonica*（Bl.）Miq. 或对叶百部 *Stemona tuberosa* Lour. 的干燥块根。

【产地】直立百部和蔓生百部均主产于安徽、江苏、浙江、湖北等省。对叶百部主产于湖北、广东、福建、四川等省。

【采收与加工】春、秋两季采挖，除去须根，蒸或在沸水中烫至无白心，取出，晒干。

【商品规格与等级】一般为统货。

【质量要求】均以根粗壮、质坚实、色黄白者为佳。

【主要成分】直立百部块根含直立百部碱、霍多林碱、对叶百部碱、原百部碱等。蔓生百部块根含百部碱、次百部碱、异次百部碱、蔓生百部碱、异蔓生百部碱及原百部碱等。对叶百部块根含对叶百部碱、异对叶百部碱、次对叶百部碱、氧化对叶百部碱、斯替明碱及百部次碱等。

【包装】芦席、麻袋或竹篓包装。

【贮藏】置于干燥通风处。

【养护】由于百部根含有淀粉等，且含水量较高，很易吸湿。夏季受潮容易霉烂、变色。贮藏期间要注意控制含水量和相对湿度，防止吸潮导致虫蛀、变色。

【浸出物】《中国药典》2005 年版一部：照水溶性浸出物测定法中冷浸法测定，浸出物不得少于 50.0%。

百　合

【来源】为百合科植物卷丹 *Lilium lancifolium* Thunb.、百合 *Lilium brownii* F. E. Brown var. *viridulum* Baker 或细叶百合 *Lilium pumilum* DC. 的干燥肉质鳞叶。

【产地】全国均有分布，主产于江苏、浙江、湖南、甘肃。

【采收与加工】秋季采挖，洗净，剥取鳞叶，置沸水中略烫或蒸，以鳞叶边缘柔软而中部未熟，背面有极小的裂纹为度。时间过短，干后鳞片卷曲，且多呈黑色；时间过久，鳞片过熟，呈面糊状且易破碎。烫、蒸后立即用清水漂洗，使之迅速冷却，并洗去黏液，漂洗后摊开暴晒至七八成干，用硫黄蒸 8～12 小时，再晒至全干。

【商品规格与等级】通常为统货。

【质量要求】以鳞片均匀肉厚、色黄白、质硬而脆、筋少、无黑片、油片者为佳。

【主要成分】含淀粉、蛋白质、脂肪、脱甲秋水仙碱等。

【包装】竹篓和麻袋包装。

【贮藏】置干燥通风处。

【养护】本品富含淀粉，易虫蛀、受潮生霉、变色。吸潮品表面颜色变为深黄棕色，质地返软，手感滑润。贮藏期间，如发现温度过高或轻度霉变、虫蛀，应及时拆包摊晾，翻垛通风。防虫忌硫熏，因熏后内心硬化，影响质量。

【浸出物】《中国药典》2005 年版一部：照水溶性浸出物测定法中冷浸法测定，浸出物不得少于 18.0% 。

川 贝 母

【来源】为百合科植物川贝母 *Fritillaria cirrhosa* D. Don 、暗紫贝母 *Fritillaria unibracteata* Hsiao et K. C. Hsia、甘肃贝母 *Fritillaria przewalskii* Maxim. 或梭砂贝母 *Fritillaria delavayi* Franch. 的干燥鳞茎。前三者按药材性状的不同分别习称"松贝"和"青贝"，后者药材习称"炉贝"。

【产地】川贝母主产于四川、西藏、云南等省区。暗紫贝母主产于四川阿坝藏族自治州。甘肃贝母主产于甘肃、青海、四川等省。梭砂贝母主产于云南、四川、青海、西藏等省区。

【采收与加工】栽培者多于下种 3 年后秋季茎叶枯萎时采收，此时浆汁多，产品质量好。加工方法有：晒干法：置烈日下暴晒至干透为止或用微火烘干；水洗法：将挖回的贝母，用水洗去泥沙，再晒或烘干。此法易使贝母变黄；撞击法：贝母晒至二至三成干，表面变硬时，放入布袋或竹筐内，加入大量麦麸再振摇撞击去粗皮，用麦麸吸去撞击时渗出的水分，再晒干，簸净，最后用硫黄熏，使表面光滑，色泽洁白，且可防虫，此法加工贝母的质量好，应予推广。

【规格】松贝、青贝、炉贝（知贝）三种规格。松贝分为一、二等；青贝分为一至四等；炉贝分为一、二等。

一般在 6～7 月采挖。挖出后，及时摊放在晒席上，晒至全干为止，忌堆沤，否则泛油变黄，遇雨天可将其埋入沙土中，待天晴再晒；也可用烘干法，但温度要控制在 50℃ 以内，在晒干过程中，外皮未呈白色时，不宜翻动，否则颜色发黄，翻动时用竹器或木器，忌用手翻动，晒干后装入麻袋撞击，除去泥沙、残根。

【商品规格与等级】分松贝、青贝、炉贝 3 种规格。松贝分 2 等；青贝分 4 等；炉贝分 2 等。

【质量要求】均以质坚实、粉性足、色白者为佳。

【主要成分】川贝母含多种甾体生物碱，如西贝碱、西贝素、川贝碱等。暗紫贝母尚含松贝辛、松贝甲素。甘肃贝母尚含岷贝碱甲、岷贝碱乙等。梭砂贝母尚含梭砂贝母素甲、梭砂贝母酮碱、川贝母酮碱、贝母辛碱等。

【包装】木箱或麻袋包装。

【贮藏】置干燥通风处。

【养护】川贝母因富含淀粉，易虫蛀；受潮后易霉变、变色。保持色白是本品贮藏的关键，故应经常检查。如发现受潮应立即日晒，注意此时不宜火烘，以免色泽发黄和贝体裂纹。也可用生石灰、无水氯化钙等吸潮剂吸湿，降低湿度，防止吸潮。

【检查】《中国药典》2005 年版一部：水分不得过 15.0%。总灰分不得过 5.0%；酸不溶性灰分不得过 0.5%。

【浸出物】《中国药典》2005 年版一部：照醇溶性浸出物测定法项下的热浸法，用稀乙醇作溶剂，浸出物不得少于 9.0%。

浙 贝 母

【来源】为百合科植物浙贝母 *Fritillaria thunbergii* Miq. 的干燥鳞茎。

【产地】主产于浙江鄞县。江苏、安徽、湖南亦产。多系栽培。

【采收与加工】初夏植株枯萎后采挖，洗净，按大、小分两种规格。大者摘除心芽加工成"大贝"；小者不摘除心芽加工成"珠贝"。分别置于特制的木桶内，撞去表皮，拌以煅过的贝壳粉，使均匀涂布于贝母表面，吸去撞出的浆汁，晒干或烘干。或取鳞茎，大小不分，洗净，除去心芽，趁鲜切成厚片，洗净，干燥，习称浙贝片。

【商品规格与等级】一般分大贝、珠贝 2 种规格。

【质量要求】以鳞叶肥厚、质坚实、粉性足、断面色白者为佳。

【主要成分】含甾醇类生物碱，主要为贝母素甲即浙贝甲素、去氢浙贝母素甲即浙贝乙素、浙贝宁、浙贝丙素、浙贝酮、贝母辛碱、异浙贝母素甲及胆碱等多种生物碱。还含浙贝母素甲苷，水解后产生贝母素甲和一分子葡萄糖。

【包装】竹篓外套麻袋包装。

【贮藏】置于干燥通风处。

【养护】本品易虫蛀、发霉，应防潮，置干燥通风处保存。为防生虫，可用硫黄熏。

【检查】《中国药典》2005 年版一部：水分不得过 18.0%。总灰分不得过 6.0%；酸不溶性灰分不得过 1.0%。

【浸出物】《中国药典》2005 年版一部：照醇溶性浸出物测定法项下的热浸法，用稀乙醇作溶剂，浸出物不得少于 8.0%。

黄　精

【来源】为百合科植物黄精 *Polygonatum sibiricum* Red.、多花黄精 *Polygonatum cyrtonema* Hua 或滇黄精 *Polygonatum kingianum* Coll. et Hemsl. 的干燥根茎。

【产地】黄精主产于河北、内蒙古、陕西等省区；多花黄精主产于贵州、湖南、云南等省；滇黄精主产于贵州、广西、云南等省区。

【采收与加工】春秋二季采挖，以秋季质量为好。采挖后除去地上部分及须根，洗净，置沸水煮至透心，或置蒸笼中蒸约 12 小时，然后晒干或烘干。

【商品规格与等级】按药材性状不同，分为鸡头黄精、姜形黄精、大黄精 3 种。一般为统货。以姜形黄精质量优。

【质量要求】一般以块大、肥润、色黄、断面透明者为佳。

【主要成分】主要含有甾体皂苷。尚含多种黄精多糖。

【包装】一般用麻袋包装。

【贮藏】置通风干燥处。

【养护】本品含多糖，易吸潮发霉、泛油、虫蛀。泛油后颜色变深，质地返软，断面出现油样物。高温、高湿季节可装入内衬防潮纸的木箱和缸内保存，防止吸潮。贮藏期间应定期检查，发现轻度霉变、虫蛀，应及时晾晒，或热蒸 1~2 小时后，再晒干。

【检查】《中国药典》2005 年版一部：水分不得过 18.0%。总灰分不得过 4.0%；酸不溶性灰分不得过 1.0%。

【浸出物】《中国药典》2005 年版一部：照醇溶性浸出物测定法项下的热浸法，用稀乙醇作溶剂，浸出物不得少于 45.0%。

【含量要求】《中国药典》2005 年版一部：照紫外 – 可见分光光度法测定，本品按干燥品计算，含黄精多糖以无水葡萄糖（$C_6H_{12}O_6$）计，不得少于 6.0%。

玉　竹

【来源】本品为百合科植物玉竹 *Polygonatum odoratum*（Mill.）Druce 的干燥根茎。

【产地】主产于湖南、河南、江苏、浙江等省。

【采收与加工】种植后第 3 年采收，南方于秋季采收；北方在春季采收。将挖出的根状茎，分等摊晒，晒至半干后装入箩筐撞去须根，再在木板或石板上揉搓，至粗皮去净，内无硬心，色泽金黄，半透明，手有黏感时，再晒干即可。也可将玉竹先揉后晒，反复多次，直至全干。也有采用蒸与揉结合的加工方式，即先将鲜玉竹晒软后蒸 10 分钟，用高温促进发汗，使糖汁渗出，再用塑料袋装好，30 分钟后用手揉或整包用脚踏踩，直至色黄半透明为止，然后取出摊晒至干透。

【商品规格与等级】分 3 个等级。

【质量要求】以条长、肥壮、色黄白者为佳。

【主要成分】主要含有黏多糖。尚含玉竹果聚糖 A、B、C、D。

【包装】多用麻袋包装。

【贮藏】置干燥通风处。

【养护】本品因含黏液质，性柔软，肉质，味甜，易吸湿返潮而霉变、虫蛀、泛油。在贮藏中一般须 10 天左右检查一次，适时通风、翻垛、除湿、降温。高温、高湿季节用无水氯化钙、变色硅胶等吸湿剂吸湿。轻度霉变或泛油品，可用明矾水洗净，迅速烘干或晾干，再密封保存。若发现回软必须立即进行日晒处理。

【含量要求】《中国药典》2005 年版一部：照紫外 – 可见分光光度法测定，本品按干燥品计算，含玉竹多糖以葡萄糖（$C_6H_{12}O_6$）计，不得少于 6.0%。

天 冬

【来源】为百合科植物天冬 *Asparagus cochinchinensis*（Lour.）Merr. 的干燥块根。

【产地】主产于贵州、四川、广西等省区。

【采收与加工】秋、冬两季采挖，洗净泥土，除去根头及须根，煮或蒸至透心后，即刻放入清水，除去外皮，放入烘房烘至八九成干，再用硫黄熏 10 个小时，再烘至全干或晒干。

【商品规格与等级】商品一般分 3 等。

【质量要求】以条粗壮、色黄白、半透明者为佳。

【主要成分】块根含甾体皂苷，其苷元为雅姆皂苷元、薯蓣皂苷元、菝葜皂苷元、异菝葜皂苷元。还含多种氨基酸、天冬多糖 A、B、C、D。

【包装】一般用麻袋包装。

【贮藏】置干燥处。

【养护】本品因含大量的多糖，质地柔润，味甜发黏。受潮发热后极易生霉、泛糖（油）；吸潮后返软，容易黏结成团。在贮藏期间若发现内部发热时，应迅速摊晾，使热气散发，下午趁热装箱，密封，且倒置 2～3 小时使热量窜到箱底，然后贮藏，此法可使药材不致泛糖（油）。

【检查】《中国药典》2005 年版一部：水分不得过 16.0%。总灰分不得过 5.0%；酸不溶性灰分不得过 1.0%。

【浸出物】《中国药典》2005 年版一部：照醇溶性浸出物测定法项下的热浸法，用稀乙醇作溶剂，浸出物不得少于 80.0%。

麦 冬

【来源】为百合科植物麦冬 Ophiopogon japonicus（Thunb.）Ker – Gawl. 的干燥块根。

【产地】主产于浙江省慈溪、余姚、肖山、杭州，称杭麦冬；主产于四川绵阳、三台者，称川麦冬。

【采收与加工】浙江于栽培后第三年于立夏至芒种期间采挖；四川于栽培第二年清明至谷雨采挖。剪取块根，四川将连须麦冬放入箩筐内，置流水中用脚踩淘，然后暴晒，用水轻轻揉搓，搓后再晒，反复 4～5 次，待干燥后用脚蹬踩，使根须断落，然后筛去杂质。浙江采用"三晒三堆"加工，即摊晒和堆积交替进行。

【商品规格与等级】分为浙麦冬、川麦冬，各有 3 个等级。

【质量要求】一般以身干、个肥大、黄白色、半透明、质柔、有香气嚼之发黏为佳。

【主要成分】含多种麦冬皂苷，皂苷元为鲁斯皂苷元和薯蓣皂苷元。另外含异黄酮类化合物，如麦冬黄烷酮。含挥发油，油中主要成分为长叶烯，α–、β–广藿香烯，香附子烯，愈创奥醇等。

【包装】一般用麻袋包装。

【贮藏】置阴凉干燥处。

【养护】本品因含大量的黏液质，质地柔润，味甜发黏，受潮极易生霉、虫蛀、泛油。在贮藏期间若发现内部发热时，应迅速摊晾，使热气散发。尤其泛油后，体质变软，表面有油样物质，重压后板结成块，严重影响质量，所以应定期检查，注意通风散热。

【检查】《中国药典》2005 年版一部：水分不得过 15.0%。总灰分不得过 4.5%；酸不溶性灰分不得过 1.0%。

【浸出物】《中国药典》2005 年版一部：照水溶性浸出物测定法中冷浸法测定，浸出物不得少于 60.0%。

知　母

【来源】　为百合科植物知母 *Anemarrhena asphodeloides* Bge. 的干燥根茎。

【产地】　主产于河北省。山西、内蒙古、陕西、东北的西部等地亦产。

【采收与加工】　春秋采挖，除去残基及须根，去掉泥土晒干者，习称"毛知母"；鲜时刮去外皮晒干者，习称"知母肉"（光知母）。

【商品规格与等级】　分为知母肉和毛知母两个规格，均为统货。

【质量要求】　以条肥大、质硬、断面黄白者为佳。

【主要成分】　根茎含多种知母皂苷，其皂苷元有菝葜皂苷元、马尔可皂苷元和新吉托皂苷元。并含有黄酮成分，如芒果苷、异芒果苷。另外还含有多糖、烟酸、胆碱等。

【包装】　多用麻袋包装。

【贮藏】　置干燥通风处。

【养护】　知母易受潮发霉、变色，偶有虫蛀。一旦受潮易发霉导致变质，须置干燥通风处保存，贮藏期间应定期检查。高温、高湿季节要通风、倒垛。

【检查】　《中国药典》2005 年版一部：水分不得过 12.0%。总灰分不得过 8.5%；酸不溶性灰分不得过 4.0%。

【含量要求】　《中国药典》2005 年版一部：照高效液相色谱法测定，本品按干燥品计算，含菝葜皂苷元（$C_{27}H_{44}O_3$）不得少于 1.0%。

山　药

【来源】　为薯蓣科植物薯蓣 *Dioscorea opposita* Thunb. 的干燥根茎。

【产地】　主产于河南新乡地区温县、武陟、博爱、沁阳，湖南、江西等省区亦产。均为栽培品。

【采收与加工】　用芦头种植的当年采收；用零余子种植的第 2 年采收。一般在 10 月下旬采挖；南方在 12 月至次年 2 月采挖。挖出后切去芦头，用竹刀除去外皮及须根，然后用硫黄熏，熏至断面全白无黄心为度，然后取出洗净，晒干或烘干即为毛山药。选择肥大顺直的毛山药，置清水中，浸至无干心，闷透，用硫黄熏后，用木板搓成圆柱形，切齐两端，打光，晒干，习称光山药。

【商品规格与等级】　按加工方法不同，分为光山药和毛山药 2 种规格。光山药分 4 个等级；毛山药分 3 个等级。

【质量要求】　以质坚实，粉性足，色白者为佳。

【主要成分】　含淀粉、黏液质、胆碱、糖蛋白、多酚氧化酶、维生素 C。黏液质中含甘露聚糖和植酸、3,4 - 二羟基苯乙胺、16 种氨基酸和尿囊素。

【包装】毛山药多用或竹筐包装；光山药用木箱包装。

【贮藏】置干燥通风处。

【养护】山药因含有较丰富的黏液质、淀粉和蛋白质等，极易发霉、生虫、变色、也易断碎，因此在贮藏中应防止挤压，以免商品破碎。应定期检查，防止虫蛀、鼠类咬食。发现虫蛀，应立即暴晒杀虫，防止虫害进一步发展。如需贮藏大量药材时，应在梅雨季节前，趁天晴暴晒。上档货在晒时，上面应盖白纸，以免日晒过度导致颜色变黄；晒后稍晾装箱，四周用麻袋围好，也有的在装箱同时拌入少量的丹皮，以防止山药生虫。

高 良 姜

【来源】为姜科植物高良姜 *Alpinia officinarum* Hance 的干燥根茎。

【产地】主产于广东、广西等省区。

【采收与加工】夏末秋初将根茎挖出后，除去地上部分及须根，剥去残留的鳞片，洗净，切成 4~5cm 的长的短段，晒至足干即可；也有的地方在晒至六七成干时，堆起闷放 2~3 天，再晒至全干。

【商品规格与等级】分 2 个等级。

【质量要求】以色红棕、气香味辣、分枝少者为佳。

【主要成分】含多种二苯基庚烷类化合物，如姜黄素等。还含黄酮类成分，如高良姜素、山柰素、槲皮素等。尚含挥发油。

【包装】常用木箱、竹篓、麻袋包装。

【贮藏】置干燥凉爽处。

【养护】由于本品含有挥发油，故不宜经常在阳光下暴晒，以免挥发油散失，或使表面干缩，色泽暗淡，影响质量。高良姜的芳香辛辣气味可以防虫，因此虫蛀现象很少，但忌潮湿，否则易生霉、变色。

【检查】《中国药典》2005 年版一部：水分不得过 16.0%。总灰分不得过 4.0%；酸不溶性灰分不得过 1.0%。

【含量要求】《中国药典》2005 年版一部：照高效液相色谱法测定，本品按干燥品计算，含按油精（$C_{10}H_{18}O$）不得少于 0.20%。

天 麻

【来源】为兰科植物天麻 *Gastrodia elata* Bl. 的干燥块茎。

【产地】主产于四川、云南、贵州等省。

【采收与加工】冬栽者在第 2 年冬或第 3 年春采收；春栽者在当年冬或第 2 年春采收。一般在立冬后至次年清明前采挖，立即洗净，蒸透，以见不到黑心为度，也可用沸水烫几分钟，放入熏房，用硫黄熏10～12小时；然后应立即烘烤干燥，温度控制在50℃～60℃，开始温度宜低，防止水分过快散失，造成表面形成硬壳，中间糖心，用慢火烘至八成干时，取出压扁整形，然后升温至70℃烘至全干。

【商品规格与等级】有冬麻和春麻之分，通常均分4个等级。

【质量要求】以质地坚实沉重、有鹦哥嘴、断面明亮、无空心者为"冬麻"，质佳；质地轻泡、有残留茎基、断面色晦暗、空心者为"春麻"，质次。

【主要成分】含天麻苷、赤箭苷以及对羟基苯甲醛、对羟基苯甲醇（天麻苷元）等。

【包装】多用木箱包装。

【贮藏】置干燥通风处。

【养护】本品含有较多的黏液质，易吸潮、霉变、虫蛀。贮藏期间应定期检查，发现轻度霉变或虫蛀时，应立即暴晒，或置50℃烘烤1小时，也可用沸水淋洗后立即干燥，然后密封保存。

【检查】《中国药典》2005年版一部：水分不得过15.0%。总灰分不得过4.5%；酸不溶性灰分不得过1.0%。

【含量要求】《中国药典》2005年版一部：照高效液相色谱法测定，本品按干燥品计算，含天麻素（$C_{12}H_{10}O$）不得少于0.20%。

二、茎木类中药

茎木类中药是以植物的茎入药的药材总称。一般分为茎类和木类两部分，其中茎类中药的药用部位包括木本植物的藤茎、茎枝、茎刺、茎的翅状附属物以及草本植物的藤茎和茎髓等；木类中药的药用部位包括木本植物茎的形成层以内的木质部部分，即以木材入药，且大多采用心材部分。

茎木类药材中易霉变的有首乌藤、通草、小通草、桑寄生、槲寄生、鸡血藤、大血藤、川木通、钩藤、忍冬藤等。易虫蛀的有鸡血藤、海风藤、青风藤等，较易虫蛀的有槲寄生、桑寄生、桂枝、大血藤、松节、桑枝等。易散气变味的有降香、檀香、沉香等，其中沉香还会出现失润干枯。因此茎木类中药的贮藏养护应根据不同药材采用不同的方法来进行，主要养护方法有防霉、防蛀、密闭、晾晒、熏蒸等。

川 木 通

【来源】为毛茛科植物小木通 *Clematis armandii* Franch. 或绣球藤 *Clematis montana* Buch. - Ham. 的干燥藤茎。

【产地】 小木通主产于四川、湖南，陕西、贵州、湖北等省亦产。绣球藤主产于四川、陕西、湖北、甘肃、安徽、广西、云南、贵州等省区亦产。

【采收加工】 春、秋二季均可采收，以秋季为佳。割取藤茎，除去粗皮，晒干，或趁鲜切薄片，晒干。

【商品规格与等级】 分为大、小2种规格。一般均为统货。

【质量要求】 以条粗、断面色黄白、无杂质、无霉蛀者为佳。

【主要成分】 含 α–香树脂醇，β–香树脂醇，绣球藤苷 A、B、C，无羁萜，齐墩果烷型五环三萜类化合物及其多糖苷，正二十八醇等。

【包装】 打捆席包。

【贮藏】 置通风干燥处，防潮。

【养护】 本品质地疏松多孔，易吸水分，受潮后易霉变发黑，故贮藏期间要保持环境的干燥通风。若发现吸潮或有轻度的霉、蛀，应及时烘晒。虫蛀严重时，可用磷化铝熏蒸杀灭。在高温高湿季节前，可进行充氮降氧或自然降氧等气调养护。

鸡 血 藤

【来源】 为豆科植物密花豆 *Spatholobus suberectus* Dunn 的干燥藤茎。

【产地】 主产广西、福建，此外广东、云南、贵州亦产。

【采收加工】 秋、冬二季采收藤茎，除去枝叶，切片，晒干。

【商品规格与等级】 一般为统货。

【质量要求】 以树脂状分泌物多者为佳。

【主要成分】 含多种异黄酮、查耳酮、二氢黄酮、拟雌内酯类、鞣质、三萜类和甾醇类成分。

【包装】 打捆席包。

【贮藏】 置通风干燥处，防霉，防蛀。

【养护】 贮藏期应保持环境的通风干燥。若发现霉变、虫蛀，要及时采取晾晒或药剂熏杀等相应的养护措施。

【检查】 《中国药典》2005 年版一部：水分不得过 13.0%。总灰分不得过 4.0%；酸不溶性灰分不得过 0.6%。

【浸出物】 《中国药典》2005 年版一部：照醇溶性浸出物测定法项下的热浸法测定，用乙醇作溶剂，浸出物不得少于 8.0%。

降 香

【来源】 为豆科植物降香檀 *Dalbergia odorifera* T. Chen 的树干和根的干燥

心材。

【产地】 主产海南、广东，福建、广西、云南等省区亦产。

【采收加工】 全年均可采收，除去边材，锯段阴干。

【商品规格与等级】 分块状、片状等规格。

【质量要求】 以色紫红、质坚实、富油性、香气浓者为佳。

【主要成分】 含挥发油 1.76% ~9.70%，油中成分有 β – 欧白芷内酯、白檀油醇、β – 没药烯、反式 – β – 合欢烯、反式 – 苦橙油醇等。并含黄酮类成分，如芒柄花素、3′ – 甲基黄豆苷元、甘草素、降香紫檀素等。

【包装】 木箱包装。

【贮藏】 置阴凉干燥处。

【养护】 贮藏期间库房应保持阴凉干燥，防受潮和受热，以免散气变味。药材的包装应严密，以防泄气。若受潮，可在干燥的空气中摊晾阴干。

【浸出物】 《中国药典》2005 年版一部：照醇溶性浸出物测定法项下的热浸法测定，用乙醇作溶剂，浸出物不得少于 8.0%。

檀 香

【来源】 为檀香科植物檀香 *Santalum album* L. 树干的心材。

【产地】 主产印度、印度尼西亚、澳大利亚等，我国广东、云南、海南、台湾等地有引种栽培。

【采收加工】 采伐木材后，切成段，除去树皮和边材。

【商品规格与等级】 商品分老山檀香（白皮散枝）、雪梨檀香（澳洲檀香）、新山檀香（线香、西香），均为统货（包括片统、粉统）。

【质量要求】 以质坚体重、香气浓郁、燃烧时其烟可直线上升者为佳。一般以粗大的干材所加工的老檀香为最佳。

【主要成分】 含挥发油 1.6% ~6%，油中有 α – 檀香醇、β – 檀香醇、α – 檀香萜烯、β – 檀香萜烯、檀萜、萜烯酮、α – 檀萜醇、檀油醇等。

【包装】 木箱或铝皮箱包装。

【贮藏】 密闭，置阴凉干燥处。

【养护】 本品香气浓郁，易散失香味，故应置于阴凉干燥处密闭保存。贮藏期要防受潮、防风吹，以免走失香气，降低质量。

【检查】 《中国药典》2005 年版一部：水分不得过 12.0%。

【含量要求】 《中国药典》2005 年版一部：照挥发油测定法测定，本品含挥发油不得少于 3.0%（ml/g）。

沉 香

【来源】 为瑞香科植物白木香 *Aquilaria sinensis* （Lour.） Gilg 含有树脂的木材。

【产地】 主产海南、广东、广西、福建等省区亦产。

【采收加工】 全年均可采收，割取含树脂的木材，除去不含树脂的部分，阴干。

【商品规格与等级】 按商品质地及表面树脂部分（俗称油格）所占的比例分为 4 个等级。

【质量要求】 以色黑体重、油性足、香气浓而持久、能沉水者为佳。

【主要成分】 含挥发油及树脂。挥发油中有沉香螺萜醇、白木香酸、白木香醛、白木香醇、苄基丙酮、对甲氧基苄基丙酮等。

【包装】 木箱包装。

【贮藏】 密闭，置阴凉干燥处。

【养护】 沉香虽不易生霉和虫蛀，但因其油性足、香气浓，贮藏不当易散气变味、失润干枯。故应置于阴凉干燥处密闭保存，贮藏期间切忌日晒、见光和受潮。

【浸出物】《中国药典》2005 年版一部：照醇溶性浸出物测定法项下的热浸法测定，用乙醇作溶剂，浸出物不得少于 10.0%。

通 草

【来源】 为五加科植物通脱木 *Tetrapanax papyriferus* （Hook.） K. Koch 的干燥茎髓。

【产地】 主产贵州、云南、四川、湖北、湖南等省。

【采收加工】 秋季割取 2～3 年生植物的茎干，截成段，趁鲜取出髓部，理直，晒干。

【商品规格与等级】 按加工方法的不同分为通草棍、片通、丝通等规格。按产地可分为贵州方通、通丝；四川大条、小条；湖北通花、通丝等规格。以方通规格为著名。

【质量要求】 以条粗、色洁白者为佳。

【主要成分】 含肌醇、多聚戊糖（约 14.3%）、多聚甲基戊糖（约 3%）及阿拉伯糖、果糖、乳糖、果胶、半乳糖醛酸等。

【包装】 打捆席包。

【贮藏】 置干燥处，防潮。

【养护】本品色白、质轻松软，易沾染灰尘，易吸潮而发霉变色。应置干燥通风处保存，贮藏期间注意防潮、防尘。

钩　藤

【来源】为茜草科植物钩藤 *Uncaria rhynchophylla*（Miq.）Jacks.、大叶钩藤 *Uncaria macrophylla* Wall.、毛钩藤 *Uncaria hirsuta* Havil.、华钩藤 *Uncaria sinensis*（Oliv.）Havil. 或无柄果钩藤 *Uncaria sessilifructus* Roxb. 的干燥带钩茎枝。

【产地】钩藤主产广西、广东、云南、湖南、贵州、湖北等省区。大叶钩藤主产广西、广东、云南等省区。毛钩藤主产广东、广西、福建、台湾等省区。华钩藤主产广西、贵州、湖南、湖北、四川等省区。无柄果钩藤主产广东、广西、云南等省区。

【采收加工】秋、冬两季采收带钩的枝条，去叶，剪成短段，晒干。

【商品规格与等级】按来源不同分为钩藤和华钩藤。按产地不同分为温钩藤（浙江温州产）、西钩藤（四川产）。按性状不同又分为双钩藤、单钩藤、混钩藤和钩藤枝。

【质量要求】以双钩、茎细、钩结实、光滑、色紫红，无枯枝钩者为佳。

【主要成分】茎和根含钩藤碱、异钩藤碱、去氢钩藤碱、去氢异钩藤碱、柯南因等。

【包装】用麻袋或席包装。

【贮藏】置干燥处。

【养护】钩藤受潮后易发霉、虫蛀。应置于通风干燥处保存，并注意防潮。若发现霉变、虫蛀，要及时采取晾晒或磷化铝熏杀等相应的养护措施。

【检查】《中国药典》2005 年版一部：水分不得过 10.0%。总灰分不得过 3.0%。

【浸出物】《中国药典》2005 年版一部：照醇溶性浸出物测定法项下的热浸法测定，用乙醇作溶剂，浸出物不得少于 6.0%。

忍　冬　藤

【来源】为忍冬科植物忍冬 *Lonicera japonica* Thunb. 的干燥茎枝。

【产地】主产浙江、四川、江苏、河南、山东等省。浙江产量最大；江苏所产质量佳，为地道药材。

【采收加工】秋、冬两季采割藤茎，除去杂质，扎成捆把，晒干。

【商品规格与等级】分为忍冬藤（老藤）和银花藤（嫩藤）两种。

【质量要求】以枝条均匀、表面色棕红、质嫩带叶者为佳。

【主要成分】茎含绿原酸、异绿原酸、木犀草黄素、皂苷、淀粉、鞣质等。

【包装】席包装或竹篓装。

【贮藏】置干燥处。

【养护】贮藏中应防受潮、生霉。若受潮，应及时晾晒。本品在贮藏期间只要能保持干燥，一般不会变质。

【检查】《中国药典》2005 年版一部：水分不得过 12.0%。总灰分不得过 4.0%；酸不溶性灰分不得过 1.0%。

【含量要求】《中国药典》2005 年版一部：照高效液相色谱法测定，本品按干燥品计算，含绿原酸（$C_{16}H_{18}O_9$）不得少于 0.10%。

三、皮类中药

皮类中药是指来源于裸子植物或被子植物（其中主要为双子叶植物）的茎干、枝和根的形成层以外部分的药材。其中大多数为木本植物茎干的皮，少数为根皮或枝皮。

皮类药材在采收加工、贮藏及养护不善时，易发生霉蛀、变色、散气等质变现象。如桑白皮、白鲜皮、木槿皮、椿皮、苦楝皮、地骨皮、黄柏、杜仲、牡丹皮等易霉变；桑白皮、黄柏、椿皮、合欢皮等易生虫；牡丹皮、桑白皮、黄柏、白鲜皮等易变色；厚朴、肉桂、牡丹皮等易散失气味，肉桂、厚朴还会出现失润干枯等。因此皮类中药贮藏与养护的主要方法有防潮、防蛀、密闭、药剂熏蒸、晾晒、对抗同贮等。

牡 丹 皮

【来源】为毛茛科植物牡丹 *Paeonia suffruticosa* Andr. 的干燥根皮。

【产地】主产安徽、四川、河南、湖南、山东、陕西、湖北、甘肃、贵州等省。

【采收加工】栽培 3～5 年后采收。在 10～11 月挖取根部，除去须根及茎基，剥取根皮，晒干，称原丹皮。若用竹刀趁鲜刮去外皮，再剥取根皮，晒干，称为刮丹皮或粉丹皮。

【商品规格与等级】按加工方法不同可分为原丹、刮丹、丹须三种。按产地可分为安徽丹皮（凤丹、瑶丹）、川丹皮（四川）、山东丹皮、湘丹皮（湖南）、西丹皮（甘肃、陕西）、统杂丹（各地）等，其中以安徽铜陵凤凰山产的凤丹皮质量最佳；重庆垫江产的川丹皮质量较好。均分为 1～4 个等级。出口商品分刮丹和连丹 2 种，均分为 2 个等级。

【质量要求】以条粗长、皮厚、无木心、断面色白、粉性足、结晶多、气香浓者为佳。

【主要成分】鲜皮中含丹皮酚原苷约 5% ~6%，该成分易受药材本身同时存在的酶水解成丹皮酚苷及一分子 L–阿拉伯糖。根皮含丹皮酚、芍药苷、挥发油（0.15% ~0.4%），以及苯甲酸、植物甾醇等。

【包装】用木箱或竹篓包装，并内衬防潮纸。

【贮藏】置阴凉干燥处。

【养护】本品含丹皮酚及挥发油，气香浓，为防止其挥发"走气"，应严密包装，并置于阴凉干燥处保存。牡丹皮又含苯甲酸，具防腐作用。气味能避虫蛀，故不易生虫。本品受潮后易发霉、变色，应防潮。在梅雨季节前后可行日晒，保持干燥。还可利用传统经验进行对抗同贮，泽泻和山药易生虫，丹皮易变色，若将三者交互层层存放，或泽泻与山药各分别与丹皮贮存在一起，既可防止泽泻、山药生虫，又可防止丹皮变色。

【检查】《中国药典》2005 年版一部：水分不得过 13.0%。总灰分不得过 5.0%；酸不溶性灰分不得过 1.0%。

【浸出物】《中国药典》2005 年版一部：照醇溶性浸出物测定法项下的热浸法测定，用乙醇作溶剂，浸出物不得少于 15.0%。

【含量要求】《中国药典》2005 年版一部：照高效液相色谱法测定，本品按干燥品计算，含丹皮酚（$C_9H_{10}O_3$）不得少于 1.2%。

肉 桂

【来源】为樟科植物肉桂 *Cinnamomum cassia* Presl 的干燥树皮。

【产地】主产广西、广东等省，云南、福建等省区亦产。

【采收加工】每年分两期采收，4~5 月为第一期，9~10 月为第二期，以第二期产量大，香气浓，质量佳。采收时选取适龄肉桂树，按一定的长度、宽度剥下树皮，放于阴凉处，按各种规格修整，或置于木制的"桂夹"内压制成型，阴干或先放置阴凉处 2~3 天后，于较弱的阳光下晒干。

【商品规格与等级】商品分国产桂及进口桂两大类。进口桂有清化桂、企边桂、桂楠、夹桂、筒桂五个规格。国产桂有企边桂、板桂、油桂、桂通、桂心、桂碎等规格。进口桂以清化桂质最优，国产桂以企边桂质最优。

【质量要求】以不破碎、皮细肉厚、体重、断面色紫、油性大、香气浓厚、味甜辣，嚼之渣少者为佳。

【主要成分】含挥发油 1% ~2%，油中主要成分为桂皮醛约 85%、醋酸桂皮酯。并含鞣质、黏液质、碳水化合物等。另含少量的苯甲醛、桂皮酸、水杨酸、苯甲酸、香兰素、乙酸苯内酯等。

【包装】用防压、防潮性较好的木箱或纸箱包装。

【贮藏】置阴凉干燥处。

【养护】本品主含挥发油，香气浓厚，贮存不当易散失气味、失润干枯。本品挥发油中主要成分桂皮醛在空气中易被氧化为桂皮酸，影响药材品质。故内桂应贮放于阴凉、干燥、避风、遮光处，密封保存。如有条件最好冷藏。贮藏期间注意防热、防潮、防压，以免走油、发霉和压碎。

【检查】《中国药典》2005 年版一部：水分不得过 15.0%。总灰分不得过 5.0%。

【含量要求】《中国药典》2005 年版一部：照挥发油测定法测定，本品含挥发油不得少于 1.2%（ml/g）。照高效液相色谱法测定，本品按干燥品计算，含桂皮醛（C_9H_8O）不得少于 1.5%。

川　黄　柏

【来源】为芸香科植物黄皮树 *Phellodendron chinense* Schneid. 的干燥树皮。

【产地】主产四川、贵州等省，广西、陕西、湖北、云南、湖南、甘肃等省区亦产。

【采收加工】3～6 月间采收，选 10 年左右树龄的树，轮流部分剥皮。将剥下的树皮晒至半干，压平，刮净粗皮至显黄色，不要伤及内皮，刷净晒干，置干燥通风处，防霉变。

【商品规格与等级】川黄柏分为 2 个等级。

【质量要求】以皮厚、断面色黄者为佳。

【主要成分】含多种生物碱，主要为小檗碱约 1.4%～5.8%，并含少量黄柏碱、木兰碱、掌叶防己碱等。另含苦味质黄柏酮、黄柏内酯、β - 谷甾醇、γ - 谷甾醇、豆甾醇和黏液质等。

【包装】打捆，席包。

【贮藏】置通风干燥处，防潮。

【养护】黄柏易发霉、虫蛀、变色。受潮易生霉；贮久、雨淋易变色；蛀蚀品周围常有蛀痕、蛀屑及虫粪，故入库前应严格质量检查，防止受潮或霉、蛀品掺入。贮藏期间要保持环境的通风干燥，并定期检查。发现受潮或初霉品，要及时通风晾晒。虫蛀严重时可用磷化铝等药剂熏杀。高温、高湿季节可采用抽氧充氮或自然降氧等气调法养护。

【检查】《中国药典》2005 年版一部：水分不得过 12.0%。总灰分不得过 8.0%。

【浸出物】《中国药典》2005 年版一部：照醇溶性浸出物测定法项下的冷浸

法测定，用稀乙醇作溶剂，浸出物不得少于14.0%。

【含量要求】《中国药典》2005年版一部：照高效液相色谱法测定，本品按干燥品计算，含小檗碱以盐酸小檗碱（$C_{20}H_{18}ClNO_4$）计，不得少于3.0%。

五 加 皮

【来源】为五加科植物细柱五加 *Acanthopanax gracilistylus* W. W. Smith 的干燥根皮。

【产地】主产湖北、河南、四川、湖南、安徽等省。山东、江苏、浙江、贵州、云南等省亦产。

【采收加工】夏、秋二季采挖根部，洗净，剥取根皮，晒干。

【商品规格与等级】分为一、二等及统货。以湖北产者品质最优。

【质量要求】以粗长、皮厚、气香、断面色灰白、无木心者为佳。

【主要成分】含挥发油及树脂，油中主要成分为4－甲基水杨醛。另含d－芝麻素、紫丁香苷、刺五加苷、β－谷甾醇、棕榈酸、亚麻酸、硬脂酸、鞣质及维生素A、B_1等。

【包装】席或木箱包装。

【贮藏】置干燥处，防霉，防蛀。

【养护】本品易走失香气，受潮易霉变，应置于阴凉干燥处保存。贮藏期间防受潮和风吹，若受潮，应及时摊晾干燥。此外还应避免雨淋水湿，否则颜色易发黑。本品质脆易断，在运输和贮藏时要避免重摔和挤压。

地 骨 皮

【来源】为茄科植物枸杞 *Lycium chinense* Mill. 或宁夏枸杞 *Lycium barbarum* L. 的干燥根皮。

【产地】枸杞主产于河南、山西、河北、陕西、四川、江苏、浙江等省，多为野生，以河南、山西的产量较大，江苏、浙江的品质较好。宁夏枸杞主产宁夏、甘肃等省区。

【采收加工】春初或秋后采挖根部，洗净，剥取根皮，晒干。

【商品规格与等级】商品按产地分：南骨皮，又称杜骨皮（江苏、无锡、上海等地所产），品质最好；北地骨皮（主产苏北、泰兴、涟水、淮阴等地），质次之；古城骨皮（主产安徽滁县等地）；津骨皮（山西、河北、河南所产）。商品按品质又分为特王地骨皮、头王地骨皮、地骨皮等。一般分4个等级。

【质量要求】以块大、肉厚、无木心者为佳。

【主要成分】含桂皮酸和多量酚性物质。尚含β－谷甾醇、亚油酸、亚麻酸、三十一酸、蜂花酸、东莨菪内酯、枸杞酰胺、苦柯胺 A、甜菜碱、维生素 B 等。

【包装】席或木箱包装。

【贮藏】置干燥处。

【养护】本品易发霉、走失气味，应置于阴凉干燥处保存。贮藏期间要保持低温、低湿的环境，并注意包装的严密性，以免泄气、走味。若受潮，可行晾晒处理。

【检查】《中国药典》2005 年版一部：总灰分不得过 11.0%。

苦 楝 皮

【来源】为楝科植物川楝 *Melia toosendan* Sieb. et Zucc. 或楝 *Melia azedarach* L. 的干燥树皮及根皮。

【产地】川楝主产四川、贵州、云南、甘肃等省；楝主产山西、甘肃、山东、江苏等省。

【采收加工】四季可采，但楝在春、夏季剥取为佳（川楝素含量较高）；川楝在冬季剥取最好（川楝素含量最高）。一般先刮去粗皮后再剥皮，晒干或低温烘干。

【商品规格与等级】商品有干皮、根皮两种，均为统货。以四川所产者最为著名。

【质量要求】干皮以皮细、紫褐色、折断面层次分明、味苦者为佳。根皮以皮厚、栓皮去净、呈黄白色、富含纤维者为佳。

【主要成分】川楝皮含川楝素、楝树碱、山柰酚、树脂、鞣质等。楝树皮含川楝素、苦楝皮萜酮、苦楝萜酮内酯、苦楝萜醇内酯、苦楝子三醇、β–谷甾醇等。

【包装】捆包或席包。

【贮藏】置通风干燥处，防潮。

【养护】本品易吸潮而出现霉、蛀。在贮藏前须检查，以干燥药材入库，置于通风干燥处，防潮保存。贮藏期间若发现受潮，应及时晾晒。本品在贮藏中只要能保持干燥，一般不易变质。

四、叶类中药

叶类中药是以植物的叶入药的药材总称，大多为成熟完整的叶，少数为嫩叶。药用部位有单叶、复叶的小叶、带叶的嫩枝及叶柄等。

叶类中药在贮藏中易出现发霉、变色、虫蛀等质变现象。如桑叶、枇杷叶、大青叶、艾叶、侧柏叶、人参叶、木芙蓉叶等易发霉；桑叶、侧柏叶、人参叶、荷叶、紫苏叶等易变色；桑叶、荷叶、人参叶、艾叶等易虫蛀；艾叶、紫苏叶等易散失气味。因此叶类中药在贮藏时应防潮、防霉蛀，主要养护方法有晾晒法、药剂熏蒸法等，有条件者还可用气调养护法。

桑　叶

【来源】为桑科植物桑 *Morus alba* L. 的干燥叶。

【产地】全国大部分地区均产，以南方育蚕区产量较大，如安徽、江苏、浙江、广东、四川等省。

【采收加工】10~12 月霜降后采收经霜之叶，除去细枝和杂质，晒干即可。

【商品规格与等级】不分等级，均为统货。

【质量要求】以叶大而厚、少破碎、色黄绿者为佳。

【主要成分】含蜕皮甾酮、芸香苷、桑苷、异槲皮苷、腺嘌呤、胆碱、胡芦巴碱、东莨菪碱、伞形花内酯及氨基酸等。

【包装】席包装或竹篓装。

【贮藏】置干燥处，防霉、蛀，防变色。

【养护】本品吸潮后极易发霉，颜色变黑；重者霉烂。应放置在干燥、通风处保存。贮藏期间若受潮，应及时晾晒；若有虫蛀，可用磷化铝等药剂熏杀。由于本品质脆易碎、吸潮发霉、变黑，故在包装、运输和堆垛存放时应注意轻拿、轻放，避免重压，不可受到雨淋、水湿。

【检查】《中国药典》2005 年版一部：水分不得过 15.0%。酸不溶性灰分不得过 4.5%。

【浸出物】《中国药典》2005 年版一部：照醇溶性浸出物测定法项下的热浸法测定，用无水乙醇作溶剂，浸出物不得少于 5.0%。

【含量要求】《中国药典》2005 年版一部：照高效液相色谱法测定，本品按干燥品计，含无水芦丁（$C_{27}H_{30}O_{16}$）不得少于 0.10%。

枇　杷　叶

【来源】为蔷薇科植物枇杷 *Eriobotrya japonica*（Thunb.）Lindl. 的干燥叶。

【产地】华东、中南、西南及陕西、甘肃均产，主产广东、江苏等省。以江苏产量大；广东产者质量佳。

【采收加工】全年均可采收，晒至七八成干时，扎成小把，再晒干。

【商品规格与等级】商品中分鲜叶、干叶和枇杷丝三种，又有摘叶（青叶）与落叶（黄叶）之别，摘叶质佳，落叶质差。还有以产地命名者，如广杷叶

（广东产），苏杷叶（江苏产）等。均为统货。

【质量要求】以叶完整、身干、叶大而厚、色绿者为佳。

【主要成分】含挥发油、枇杷苷Ⅰ、苦杏仁苷、熊果酸、齐墩果酸、儿茶素、表儿茶素、逆没食子酸、槲皮素－3－葡萄糖苷、鞣质、糖类及维生素B_1等。

【包装】蒲包或竹篓包装。

【贮藏】置干燥处。

【养护】本品含有维生素B_1和维生素C等，为了保持较多的维生素，干燥时宜用较高的温度，迅速干燥。枇杷叶受潮后易发生霉、烂，开始出现斑点，以后会变色，甚至发黑，故贮藏处应经常保持干燥、通风以避免霉变。本品质脆易折断，在搬运或堆垛时，要避免撞击或重压，以保持叶片的完整。

【浸出物】《中国药典》2005年版一部：照水溶性浸出物测定法项下的热浸法测定，浸出物不得少于10.0%。

紫 苏 叶

【来源】为唇形科植物紫苏 *Perilla frutescens*（L.）Britt. 的干燥叶（或带嫩枝）。

【产地】全国大部分地区均产，以江苏、浙江、河北等省为主产地。

【采收加工】夏季枝叶茂盛时采收，除去杂质，晒干。

【商品规格与等级】统货。

【质量要求】以叶大不碎、色紫、香气浓、无枝梗、无杂质者为佳。

【主要成分】茎叶含挥发油0.1%～0.2%，油中主要成分为l－紫苏醛，具特殊香气。尚含左旋柠檬烯、α－蒎烯、榄香素、紫苏酮、紫苏醇、精氨酸等。叶中含红色色素等。

【包装】席装或竹篓装。

【贮藏】置阴凉干燥处，防潮和防香气走失。

【养护】本品受潮后容易发霉变色，甚至腐烂。紫苏叶主含挥发油，气香浓，受热会导致挥发油损失，香气走失，故应置阴凉、干燥处贮存。贮藏期间若发现潮软，要及时摊晾，不宜日晒（日晒后颜色变淡）。苏叶质脆易碎，在贮藏和运输中应防止压碎。本品不宜久贮，否则会使苏叶的香气逐渐淡薄，影响质量。

艾 叶

【来源】为菊科植物艾 *Artemisia argyi* Levl. et Vant. 的干燥叶。

【产地】全国大部分地区均产，主产于山东、安徽、湖北、河北等省。

【采收加工】夏季花未开时，采叶，除去杂质，晒干，称"艾叶"；取嫩叶晒干，敲打或轧辗成粗粉，称"艾绒"。

【商品规格与等级】分艾叶和艾绒。为统货。

【质量要求】以叶厚色青、背面灰白色、绒毛多、质柔软、香气浓者为佳。

【主要成分】含挥发油，油中成分为水芹烯、杜松烯、龙脑、樟脑、α-松油醇、松油烯-4-醇、芳樟醇和蒿醇等。还含黄酮类成分。

【包装】席包、蒲包或袋装。

【贮藏】置阴凉干燥处，防潮，防霉。

【养护】本品吸湿后可致发霉，甚至腐烂，故贮藏处应保持阴凉、干燥。若受潮，应及时晾晒。因艾叶含挥发油，不宜暴晒。

淡 竹 叶

【来源】为禾本科植物淡竹叶 *Lophatherum gracile* Brongn. 的干燥茎叶。

【产地】主产浙江、江苏、湖南、湖北、广东、广西、安徽、四川等省区。其中浙江产量大质佳。

【采收加工】夏季在抽花穗前，采割地上部分，晒干。

【商品规格与等级】分大、小淡竹叶，均为统货。一般认为浙江杭州所产的质量最优，俗称"杭竹叶"。

【质量要求】以叶多、长大、色青绿、质软、不带根及花穗者为佳。

【主要成分】含芦竹素、白茅素、蒲公英萜醇、无羁萜、酚性成分、氨基酸、有机酸、糖类等。

【包装】席包或竹篓装。

【贮藏】置干燥处，防潮防热。

【养护】本品受潮、遇热后易发霉、变色、散失气味；重者腐烂。贮藏时要注意保持环境的凉爽、干燥。淡竹叶在阳光下暴露过久，或久经风吹，易变为白色，故贮藏期间还要注意遮光和避风，以保持叶色青绿。

五、花类中药

花类中药是以植物的花入药的药材总称，药用部位包括花序、单花和花的一部分。其中完整的花多数为未开放的花蕾，少数为开放的花或花序；花的一部分则包括总苞、花托、花萼、花冠、雄蕊、花粉、柱头等。

花类中药在贮藏中常发生变色、霉变、虫蛀、散失气味等质变现象。如金银花、菊花、款冬花、槐花、洋金花、厚朴花等易发霉；款冬花、菊花、金银花、槐花（米）、玫瑰花、月季花、玳玳花、蒲黄、芫花、凌霄花、闹羊花、木槿花、芙蓉花等易生虫，其中款冬花、菊花最易生虫；款冬花、红花、菊花、玫瑰花、月季花、金银花、槐花（米）、梅花、腊梅花、扁豆花、玳玳花、山茶花、莲须等易变色，其中的玫瑰花、款冬花、扁豆花、莲须等最易变色；玫瑰花、月季花、玳玳花、梅花等还易散失气味。因此花类中药在贮藏中需防潮、防霉、防蛀、防走气等，主要的养护方法有密封、吸潮、晾晒或烘烤以及药剂熏蒸等。有条件者，还可采用冷藏或气调养护法。

鸡冠花

【来源】为苋科植物鸡冠花 *Celosia cristata* L. 的干燥花序。

【产地】全国大部分地区均产，河北、天津、北京、山东、江苏、上海、湖北、河南等地主产。

【采收加工】秋季花盛开时采收，剪下整个花序，迅速晒干。

【商品规格与等级】商品有红、白、紫、黄等多种颜色，以红、白为主流商品。均为统货。

【质量要求】以朵大而扁、色泽鲜明者为佳。习惯认为白色者质优。

【主要成分】含甜菜红素、甜菜黄素、苋菜红素、鸡冠花素、异鸡冠花素、氨基酸及多量硝酸钾等。

【包装】麻袋或席包装。

【贮藏】置通风干燥处，防潮。

【养护】本品受潮后易发霉、变色，应贮藏于通风干燥处，以防霉变。梅雨季节要经常检查，发现受潮要及时晾晒。因鸡冠花不能用水洗，在贮藏、运输时应防避尘土，勿受雨淋、水湿。本品不宜久贮，否则色褪，影响药材质量。

辛 夷

【来源】为木兰科植物望春花 *Magnolia biondii* Pamp. 、武当玉兰 *Magnolia sprengeri* Pamp. 或玉兰 *Magnolia denudata* Desr. 的干燥花蕾。

【产地】主产于河南、湖北、安徽、四川、陕西、浙江等省。

【采收加工】冬末春初花未开放时采收，除去枝梗，阴干。

【商品规格与等级】商品按来源和性状分为望春花、玉兰和武当玉兰三种；按产地分有会春花（河南产），安春花（安徽产），杜春花（浙江产）；按药材大小可分为 2 个等级。一般认为河南产的会春花质最佳。

【质量要求】以花蕾完整、内瓣紧密、香气浓、无枝梗杂质者为佳。

【主要成分】望春花含挥发油 3% ~5% ，油中主要成分为 1，8 - 桉油精、β - 蒎烯、胡椒酚甲醚、丁香酚、樟脑等。还含木兰脂素、法氏玉兰素、鹅掌楸素二甲醚等。武当玉兰的挥发油，主要成分为 β-蒎烯、香桧烯、对伞花烃、乙酸龙脑脂、丁香烯氧化物、β-桉油精等。玉兰含挥发油，主要成分为 1，8-桉油精、β-蒎烯、香桧烯、橙花叔醇等 40 余种成分；另含 6 种木脂素成分。

【包装】席或篓装，内衬防潮纸。出口的用箱装。

【贮藏】置阴凉干燥处，防潮，防蛀。

【养护】本品外有苞片 2~3 层，并密被茸毛，内部具油性，不易干燥。若内心不干，放置日久，极易发霉、变黑，不能入药，故在入库贮藏前要注意检查内部花心是否干燥。对内心不干者，应进行干燥处理后再入库。辛夷受潮后会引起霉变，故应置于阴凉干燥处保存，并注意检查，发现受潮要及时干燥。本品在贮藏中虫蛀现象较为常见，虫蛀部位往往从雄蕊和雌蕊开始，进而蛀蚀花被，严重时能使苞片脱落。发现虫蛀时，可用磷化铝等药剂进行熏杀。有条件者还可采用冷藏或气调养护，密闭贮藏，这样不仅能避免挥发油的损失，更能防止虫蛀的发生。总之，本品在贮藏中只要能保持干燥，不受潮，一般不会变质。

【检查】《中国药典》2005 年版一部：水分不得过 18.0%。

【含量要求】《中国药典》2005 年版一部：照挥发油测定法测定，本品含挥发油不得少于 1.0%（ml/g）。照高效液相色谱法测定，本品按干燥品计算，含木兰脂素（$C_{23}H_{28}O_7$）不得少于 0.40%。

玫 瑰 花

【来源】为蔷薇科植物玫瑰 *Rosa rugosa* Thunb. 的干燥花蕾。

【产地】主产江苏、浙江、福建、山东、四川、河北等省。

【采收加工】春末夏初花蕾将开放时，分批采收，文火迅速烘干或阴干。

【商品规格与等级】分为头小花、二小花、三小花 3 等，以头小花质量较好。一般以浙江长兴产者品质最优。

【质量要求】以花大完整、色紫红、不露蕊、香气浓者为佳。

【主要成分】含挥发油，油中主要成分为香茅醇、牻牛儿醇，并含芳樟醇、橙花醇、丁香酚、苯乙醇、玫瑰醚和玫瑰花素等。

【包装】袋装或箱装。

【贮藏】密闭，置阴凉干燥处，防压、防潮及防蛀。

【养护】本品质脆易碎。受潮后易发霉、虫蛀和变色，故应置于阴凉干燥处，密封保存并防压。贮藏期间若发现受潮，要及时进行低温干燥，不宜日晒（晒则褪色）或大火烘烤（易散瓣且挥发油损失）；若有虫蛀，可用磷化铝等熏杀。零售药店在保管、销售散装玫瑰时，为保持玫瑰的色泽和完整，可选一处湿气不太大的土地，上铺一块布，将花平摊在布上，约经一夜，玫瑰吸潮变软不易破碎时，再按零售量的大小，分成包，用纸包紧后，叠放在石灰缸内，以吸潮并防潮，用时取之。有条件者，还可采取密封冷藏或气调养护法。

【检查】《中国药典》2005 年版一部：水分不得过 12.0%。总灰分不得过 7.0%。

【浸出物】《中国药典》2005 年版一部：照醇溶性浸出物测定法项下的热浸法测定，用 20% 乙醇作溶剂，浸出物不得少于 28.0%。

槐 花

【来源】为豆科植物槐 *Sophora japonica* L. 的干燥花及花蕾。前者习称"槐花"，后者习称"槐米"。

【产地】主产河北、河南、山东、辽宁及江苏等省。

【采收加工】夏季花开放或花蕾形成时采收，及时干燥，除去枝、梗及杂质。

【商品规格与等级】国内商品均为统货，出口商品分一、二、三等和统货 4 种规格。

【质量要求】槐花以花初开、完整、色黄白者为佳。槐米以粒大、紧缩、色黄绿者为佳。

【主要成分】主含芸香苷、槐花米甲素、槐花米乙素、槐花米丙素、桦皮醇、槐二醇等。

【包装】袋或箱装。

【贮藏】置干燥处，防潮，防蛀。

【养护】本品吸湿性强，易发霉、生虫及变色，应置于干燥通风处保存。应定期检查，注意防潮。若发现受潮初霉及蛀虫分泌物，要及时晾晒；还可用磷化铝等药剂熏灭以防蛀。贮藏期间应做到"先进先出，易变先出"。

【检查】《中国药典》2005 年版一部：水分不得过 11.0%。总灰分槐花不得过 14.0%，槐米不得过 9.0%；酸不溶性灰分槐花不得过 8.0%，槐米不得过 3.0%。

【浸出物】《中国药典》2005 年版一部：照醇溶性浸出物测定法项下热浸法测定，用 30% 甲醇作溶剂，槐花不得少于 37.0%；槐米不得少于 43.0%。

【含量要求】《中国药典》2005 年版一部：照紫外 – 可见分光光度法测定，本品按干燥品计算，含总黄酮以无水芦丁（$C_{27}H_{30}O_{16}$）计，槐花不得少于 8.0%；槐米不得少于 20.0%。照高效液相色谱法测定，本品按干燥品计算，含无水芦丁（$C_{27}H_{30}O_{16}$）槐花不得少于 6.0%；槐米不得少于 15.0%。

丁 香

【来源】为桃金娘科植物丁香 *Eugenia caryophyllata* Thunb. 的干燥花蕾。

【产地】主产坦桑尼亚、马来西亚、印度尼西亚等国。我国广东、海南等省有引种栽培。

【采收加工】当花蕾由绿色转红时采摘，晒干。

【商品规格与等级】均为统货，不分等级。

【质量要求】以个大完整、色红棕、油性足、香气浓郁、入水下沉者为佳。

【主要成分】含挥发油 15%～20%，油中主要成分为丁香酚、β－丁香烯、乙酰基丁香酚以及其他少量成分甲基正戊酮、醋酸苄酯、苯甲醛、水杨酸甲酯、葎草烯、α－依兰烯、胡椒酚等。

【包装】袋装套纸箱或木箱。

【贮藏】置阴凉干燥处，防潮，防热。

【养护】本品主含挥发油，香气浓，在受潮、受热后易引起发霉、香气散失和走油失润，应置于阴凉、干燥处，密闭保存。有条件者，还可采用冷藏或气调养护法贮藏保管。贮藏期间可采用通风、吸潮等方法来保持环境的低温、低湿，同时应避光，以利贮存；若药材受潮，要及时晾晒。丁香久贮也会泛油，使药材色泽加深，品质降低，故在出货时应掌握"先进先出"的原则。

【检查】《中国药典》2005 年版一部：杂质不得过 4%。水分不得过 12.0%。

【含量要求】《中国药典》2005 年版一部：照气相色谱法测定，本品含丁香酚（$C_{10}H_{12}O_2$）不得少于 11.0%。

金 银 花

【来源】为忍冬科植物忍冬 *Lonicera japonica* Thunb. 的干燥花蕾或带初开的花。

【产地】全国大部分地区均产，主产山东、河南。

【采收加工】夏初花开放前采收花蕾，置通风处阴干或摊成薄层晒干。晒时铺层要适宜，太厚不易晒干，太薄易晒枯而发红。晒时不宜翻动，亦不可沾水，否则花色变黑，影响药材质量。

【商品规格与等级】商品按产地不同分为密银花（即南银花，主产河南密县一带，品质最优）、济银花（即东银花，主产山东济南一带，产量最大）。密银花和济银花均分 4 个等级。出口商品分为甲、乙 2 个等级。

【质量要求】以花未开放、花蕾肥壮、色青绿微白、无黑头和油条、无枝叶、气清香者为佳。

【主要成分】花蕾含黄酮类成分，如木犀草素及木犀草素 – 7 – 葡萄糖苷。并含绿原酸、异绿原酸、肌醇、皂苷及挥发油，油中主要含有双花醇、芳樟醇、香叶醇等。

【包装】纸箱、木箱或袋装。

【贮藏】置阴凉干燥处，防潮，防蛀。

【养护】本品易虫蛀、发霉、变色，贮藏前应压实、密封，勿使透风，然后置于阴凉、干燥处保存，以防受潮、变色和走失香味。贮藏期间要经常检查，如受潮霉、蛀，应及时晾晒，也可用文火缓缓烘焙，或用磷化铝熏杀，但不可暴晒或硫熏，否则易变色或散瓣。在梅雨季节银花尤易发生霉、蛀，可在梅雨季节前将药材烘干，放冷到未完全冷透时，装入箱中（因冷透后质地很脆，装箱时易造成破碎），箱内可放入几根用纸包好的干洁木炭，以吸潮湿，然后密封保存。少量银花，可放入石灰缸内密闭保存，可防止受潮、变色、走失香气。本品安全水分为 10% ~ 12%，含水量超过 20% 则易生霉。银花不宜久贮，如贮藏一年以上也会变质，出货应做到"先进先出，易变先出"。有条件者，可用冷藏或气调养护法，可防霉、防蛀。

【检查】《中国药典》2005 年版一部：水分不得过 12.0%。总灰分不得过 10.0%；酸不溶性灰分不得过 3.0%。重金属及有害元素：铅不得过百万分之五；镉不得过千万分之三；砷不得过百万分之二；汞不得过千万分之二；铜不得过百万分之二十。

【含量要求】《中国药典》2005 年版一部：照高效液相色谱法测定，本品按干燥品计算，含绿原酸（$C_{16}H_{18}O_9$）不得少于 1.5%。照高效液相色谱法测定，本品按干燥品计算，含木犀草苷（$C_{21}H_{20}O_{11}$）不得少于 0.10%。

旋 覆 花

【来源】为菊科植物旋覆花 *Inula japonica* Thunb. 或欧亚旋覆花 *Inula britannica* L. 的干燥头状花序。

【产地】全国大部分地区均产，主产河南、江苏、河北、浙江等省。以河南产量最大；江苏、浙江品质最佳。

【采收加工】夏、秋二季花开放时采收，除去杂质，阴干或晒干。

【商品规格与等级】统货。

【质量要求】以朵大完整、色金黄、有白绒毛、无枝梗者为佳。

【主要成分】旋覆花含旋覆花内酯、旋覆花次内酯等。欧亚旋覆花含天人菊内酯、槲皮素、槲皮素黄苷、异槲皮苷、槲皮万寿菊苷等。

【包装】麻袋或纸箱装。

【贮藏】置干燥处，防潮。

【养护】本品受潮后会引起霉、蛀和变色，故贮藏期间应保持环境的阴凉、干燥。若受潮要及时晾晒；发现霉、蛀可用磷化铝熏蒸。旋覆花质脆易碎，运输和堆垛存放时应注意防止挤压。

款 冬 花

【来源】为菊科植物款冬 *Tussilago farfara* L. 的干燥花蕾。

【产地】主产于河南、甘肃、陕西、山西等省，河北、青海、四川等省亦产。以河南产量最大；甘肃灵台、陕西榆林产品质量最佳。

【采收加工】12 月或地冻前当花尚未出土时，采挖花蕾，放通风处阴干，待半干时筛去泥土，除去花梗，再晾至全干。严防水洗、日晒和受冻，以免变黑。

【商品规格与等级】分 2 个等级。出口冬花亦分 2 个等级。

【质量要求】以朵大肥壮、色紫红、花梗短者为佳。木质老梗及已开花者不可供药用。

【主要成分】含款冬二醇、山金车二醇、降香醇、蒲公英黄色素、千里光碱、芸香苷、金丝桃苷等。此外，尚含款冬花酮、挥发油、三萜皂苷、鞣质及黏液质等。

【包装】纸箱或木箱包装。

【贮藏】置干燥处，防潮，防蛀。

【养护】本品易虫蛀、发霉、变色，应置于阴凉干燥处保存。冬花的采挖加工和收购多在冬季，入库后因药材未干透而遭受霉、烂损失者甚多，故在收购入库时要认真检查，湿货必须经处理干燥后方能收购入库。因本品易吸潮，在装箱时可放入干洁的木炭（一般每 40kg 包装的冬花药材中放 1.5～2kg 木炭）以吸潮，然后密封贮藏，可防潮，并保持不变色。对大量冬花贮藏，可在梅雨季节前晾晒或微火烘烤至干透，冷后装箱，内衬防潮纸，密封保存；对少量冬花，经晒或烘后可装入坛内，或置于石灰缸内，盖紧密封。贮藏期间要经常检查，可用磷化铝等药剂熏蒸防虫蛀；如发现受潮或有霉味，但内色并无变化者，可及时晾晒或微火烘烤至干；若内部黑色发霉，则不可药用。有条件者，尚可采用冷藏或气调养护法。本品安全水分为 12%～15%，相对湿度保持在 75% 以下，冬花未见生霉。

菊 花

【来源】为菊科植物菊 *Chrysanthemum morifolium* Ramat. 的干燥头状花序。

【产地】主产安徽、浙江、河南等省。安徽亳县、涡阳及河南商丘产者，习称"亳菊";安徽滁县产者,习称"滁菊";安徽歙县(徽菊)、浙江德清(清菊)产者,习称"贡菊";河南武陟、博爱等地产者,习称"怀菊";浙江嘉兴、桐乡等地产者,习称"杭菊花"。此外,各地尚有自产菊花,均以产区命名,如四川中江产者称川菊,山东济南产者称济菊,湖南平江产者称平江菊等。

【采收加工】9~11月花盛开时,分批采收开放的花。产地不同和商品规格不同,采收加工方法也不同。亳菊先将花枝摘下,倒挂阴干后再剪取花头;滁菊剪下花头后,用硫黄熏蒸,再晒至半干,用筛子筛成球形,再晒干;贡菊直接由新鲜花头烘干;杭菊摘取花头后,上笼蒸3~5分钟后再取出晒干。

【商品规格与等级】商品按产地不同分为亳菊、滁菊、贡菊、杭菊、黄菊、怀菊、祁菊、川菊、济菊、平江菊等。按加工方法的不同分为烘菊、蒸菊、晒菊等。按性状不同又分为白菊花、滁菊花、贡菊花、杭菊花四种。均分为1~3等。以亳菊和滁菊品质最优。

【质量要求】以身干、色白(黄)、花朵完整不散瓣、香气浓郁、无杂质者为佳。

【主要成分】含绿原酸和挥发油约0.13%,油中主要成分为菊花酮、龙脑、龙脑乙酸酯、樟脑等。并含腺嘌呤、胆碱、水苏碱。亦含黄酮类成分,如木犀草素 -7 - 葡萄糖苷、大波斯菊苷、刺槐素苷等。

【包装】袋或箱装。

【贮藏】置阴凉干燥处,密闭保存,防霉,防蛀。

【养护】本品受潮后极易生虫;风吹、暴晒则易散瓣、变色;在梅雨季节更容易霉烂、变色、变味,不易保存。因此菊花的贮藏保管重在预防,应置于阴凉干燥(相对湿度在70%以下最好)、避风、避光处,密封保存。菊花安全水分为10%~15%,若超过20%,在潮湿环境中,一周后即会生霉。本品易吸潮,为防潮,滁菊、杭菊在封袋后,宜用石灰干燥法保存;亳菊、怀菊可用木炭干燥法保存。贮藏期间应经常检查,若菊花有湿、霉或变色现象,要及时晾晒或烘焙至干;为防霉、蛀,还可用磷化铝熏蒸。有条件者,最好采用冷藏或气调法养护,以防生虫、发霉、变色。

【含量要求】《中国药典》2005年版一部:照高效液相色谱法测定,本品按干燥品计算,含绿原酸($C_{16}H_{18}O_9$)不得少于0.20%。

除 虫 菊

【来源】为菊科植物除虫菊 *Chrysanthemum cinerariifolium*(Trev.)Vis. 的头状花序。

【产地】原产欧洲。我国南、北各地有栽培,如江苏、云南、浙江、江西、山东、四川等地。

【采收加工】春播第 2 年在花完全开放时采收，其质量最好。采收应选晴天，采下后风干入药。

【商品规格与等级】统货。

【质量要求】以身干、花大、完整不散、无梗、无叶者为佳。

【主要成分】含除虫菊素Ⅰ、Ⅱ及灰菊素Ⅰ、Ⅱ。还含除虫菊内酯、除虫菊醇、水苏碱等。尚含倍半萜内酯成分和黄酮类成分。

【包装】袋、箱或桶装，内衬防潮纸。

【贮藏】置阴凉干燥处，密闭保存，防潮，防热，避光。

【养护】本品有效成分的性质很不稳定，空气、日光、热及潮湿等因素，均极易引起其化学性质的改变，从而使除虫菊的杀虫效力降低，甚至完全丧失。在贮藏保管时应将除虫菊收储于密闭容器中，置于阴凉、干燥处保存，避免与日光、热、潮湿等接触，方能保证其效力。由于除虫菊有效成分的分解在暗处或缺乏氧气的情况下也能进行，故本品不宜久贮，应做到"先进先出，易变先出"。将花磨成细粉贮藏时，有效成分更易分解失效，所以除虫菊的贮藏以整花保存为好。贮藏期间可采用木炭干燥等方法来防潮。有条件者，最好采用冷藏或气调养护法。

红　花

【来源】为菊科植物红花 *Carthamus tinctorius* L. 的干燥花。

【产地】主产河南、四川、浙江、河北、云南、新疆等省。

【采收加工】5～7 月间花冠由黄变红时采收，择晴天早晨露水未干时摘取管状花，注意勿伤及基部的子房，以便继续结子。在较弱的阳光下晒干、阴干或微火烘干。

【商品规格与等级】商品按产地不同可分为怀红花（河南产）、杜红花（浙江产）、川红花（四川产）、金红花（江苏产）、云红花（云南产）等，各地红花均分为 2 个等级。

【质量要求】以色红艳、无枝刺、质柔润、手握软如茸毛者为佳。

【主要成分】含红花苷、新红花苷、红花醌苷、红花素、红花黄色素、山奈素、β–谷甾醇、棕榈酸、肉豆蔻酸、月桂酸等。

【包装】袋或箱装。

【贮藏】置阴凉干燥处，防潮，防蛀。

【养护】本品易吸潮而导致生霉、虫蛀、变色。在贮藏和运输中常采用木炭或石灰干燥法来防潮、保色，即在包装时按红花数量的多少酌放木炭或石灰包，多采用木炭，一般每 40kg 包装的红花药材中放 1.5~2kg 木炭即可。红花安全水分为 10%~13%，在相对湿度 75% 以下可不致生霉；当含水量超过 20% 时，10天后即开始发霉。故在贮藏期间应保持环境的阴凉干燥，经常检查，尤其在梅雨季节前更要认真检查。若发现受潮，要及时开箱晾晒或微火烘丁，待热气发散凉透后再装箱密封保存；还可用磷化铝等药剂熏蒸以防虫蛀。注意不可暴晒或硫黄熏，否则会致褪色，影响品质。

【检查】《中国药典》2005 年版一部：杂质不得过 2%。水分不得过 13.0%。总灰分不得过 15.0%；酸不溶性灰分不得过 5.0%。

【浸出物】《中国药典》2005 年版一部：照水溶性浸出物测定法项下的冷浸法测定，浸出物不得少于 30.0%。

【含量要求】《中国药典》2005 年版一部：照高效液相色谱法测定，本品按干燥品计算，含羟基红花黄色素 A（$C_{27}H_{30}O_{15}$）不得少于 1.0%。照高效液相色谱法测定，本品按干燥品计算，含山柰素（$C_{15}H_{10}O_6$）不得少于 0.050%。

梅 花

【来源】为蔷薇科植物梅 *Prunus mume*（Sieb.）Sieb. et Zucc. 的干燥花蕾。

【产地】各地均有栽培。白梅花主产浙江、江苏等省，以浙江产量大。红梅花主产四川、湖北、安徽等省，以四川产量大。

【采收加工】初春花未开放时采摘花蕾，及时低温干燥。

【商品规格与等级】有白梅花（绿梅）和红梅花（红梅）两种，以白梅花为主流商品。

【质量要求】以花均匀、含苞露花不开瓣、色鲜、无梗及杂质、气味芳香者为佳。

【主要成分】含挥发油，其中主要成分为苯甲醛、苯甲醇、4-松油烯醇、棕榈酸、苯甲酸、异丁香油酚等。

【包装】袋或纸箱装。

【贮藏】置阴凉干燥处，防霉，防蛀。

【养护】本品易虫蛀、发霉、变色。在药材包装时可放入干洁的木炭以吸潮、保色，然后置于阴凉干燥处，密封保存。贮藏期间应避强光，以防变色；若受潮发霉或虫蛀，应及时烘烤或用磷化铝等药剂熏杀。有条件者，可用冷藏或气调法养护，以避免霉变、虫蛀及变色。

月 季 花

【来源】为蔷薇科植物月季 *Rosa chinensis* Jacq. 的干燥花。

【产地】全国大部分地区均产。主产江苏、湖北、山东、河北、北京等地，以江苏所产量大质优。

【采收加工】全年均可采收，花半开时采摘，阴干或低温干燥。

【商品规格与等级】统货。

【质量要求】以完整、半开放、色紫红、气清香者为佳。

【主要成分】含挥发油，油中主要成分为牻牛儿醇、橙花醇等。另含槲皮苷、没食子酸、鞣质、色素等。

【包装】木箱装。

【贮藏】置阴凉干燥处，防压，防霉、防蛀。

【养护】本品易虫蛀、发霉、变色。贮藏时可加入木炭等吸湿剂以吸潮，置放于阴凉、干燥、通风处，密封保存。若有潮软、霉、蛀现象，要及时烘烤或用磷化铝等药剂熏杀处理，不宜暴晒或高温烘烤，否则会变色。有条件者，宜用气调法贮藏与养护。本品质脆，易破碎，在贮藏与运输中应防重压。

玳 玳 花

【来源】为芸香科植物玳玳花 *Citrus aurantium* L. var. *amara* Engl. 的干燥花蕾。

【产地】主产江苏、浙江等省，广东、贵州等地亦产。

【采收加工】5～6月间摘取花蕾，微火烘干或晒干。

【商品规格与等级】统货。

【质量要求】以干燥完整、色黄白、香气浓郁者为佳。

【主要成分】含挥发油，油中主要成分为柠檬烯、芳樟醇、牻牛儿醇、香茅醇、缬草酸等，还含黄酮类如新橙皮苷和柚皮苷等。

【包装】袋或箱装。

【贮藏】密闭，置通风干燥处，防霉、防蛀。

【养护】本品贮藏不当，易发霉、虫蛀、变色，应密封后，置干燥避光的库房存放。贮藏中可用吸湿剂（如生石灰等）吸潮，以防药材霉变、虫蛀、变色。若长期经吸潮处理可保药材的色、香、味不变。贮藏期间若发现受潮，要及时烘烤至干，但不宜过于干燥，以免造成花瓣碎断、色泽变化和烘焦等后果。可用磷化铝等药剂熏蒸防虫蛀。有条件者，还可用气调养护法贮藏保管。

蒲 黄

【来源】为香蒲科植物水烛香蒲 *Typha angustifolia* L.、东方香蒲 *Typha orientalis* Presl 或同属多种植物的干燥花粉。

【产地】水烛香蒲主产江苏、浙江、山东、安徽、湖北等省。东方香蒲产贵州、山东、山西及东北各省。

【采收加工】6~7月花刚开时，剪取蒲棒顶端雄花序，晒干，碾碎，除去花茎等杂质，所得带雄花的花粉，习称"草蒲黄"或"粗蒲黄"；再经细筛，所得纯花粉，习称"蒲黄"或"细蒲黄"。

【商品规格与等级】分粗蒲黄与细蒲黄两种，以细蒲黄质佳。

【质量要求】以粉细、质轻、色鲜黄、滑腻感强者为佳。草蒲黄品质较次。

【主要成分】含异鼠李素 – 3 – O – 新橙皮苷、香蒲新苷、芸香苷、槲皮素、异鼠李素、β – 谷甾醇、香草酸、琥珀酸、氨基酸及无机元素等。

【包装】袋或纸箱装。

【贮藏】置通风干燥处，防潮，防蛀。

【养护】本品受潮后易发热、霉烂、结块、变色。要注意保持贮藏环境的干燥、通风，贮藏中须防潮，发现受潮及时晾晒或烘烤至干透。蒲黄新货一般不易生虫，但贮藏时间较长，也会发生虫蛀现象，可进行日晒或烘烤处理，也可采用药剂熏杀，同时出货时还应做到"先进先出"。

【检查】 《中国药典》2005 年版一部：杂质不得过 10%。水分不得过 13.0%。

【浸出物】《中国药典》2005 年版一部：照醇溶性浸出物测定法项下的热浸法测定，用乙醇作溶剂，浸出物不得少于 15.0%。

【含量要求】《中国药典》2005 年版一部：照高效液相色谱法测定，本品按干燥品计算，含异鼠李素 – 3 – O – 新橙皮苷（$C_{28}H_{32}O_{16}$）不得少于 0.10%。

西 红 花

【来源】为鸢尾科植物番红花 *Crocus sativus* L. 的干燥柱头。

【产地】主产西班牙、希腊、法国等。我国西藏、浙江、江苏、北京、上海等地有栽培。

【采收加工】开花期早晨采集花朵，摘下柱头，在 55℃ ~60℃烘干，习称"干红花"；若再进行加工使其油润光亮，习称"湿红花"。干红花品质较佳。

【商品规格与等级】有干红花（人头牌）、湿红花（象牌）、散装生晒、采花生晒等规格。以人头牌（干红花）品质为优。

【质量要求】以柱头色棕红、滋润有光泽、黄色花柱少者为佳。

【主要成分】含西红花苷（Ⅰ~Ⅳ）、西红花二甲酯、β – 胡萝卜素、西红花苦苷、α – 西红花酸、玉米黄质及挥发油等，油中主要成分为西红花醛。

【包装】铁盒或瓶装。

【贮藏】密闭保存，置通风阴凉干燥处，避光。

【养护】本品贮藏不当易散气、失油、变色或干枯。本品为细贵药材，入库时要认真检查原包装有无损坏、重量是否符合、有无变色及失油。贮藏时选择阴凉、通风、干燥，不易受潮、受热之处，避风、避光，密闭保存。西红花若露置于光线中，其所含色素易分解而使药材失去固有的颜色。若受潮，易霉、烂、变黑；若过分干燥，易走失油分变得干枯，故贮藏期间要注意避光、防潮、防燥。在梅雨季节也可连同包装置于石灰缸内保存，但时间不宜太长，以免吸湿过度，使西红花失去油性，品质降低。有条件者，最好采用冷藏养护法保存。

【检查】《中国药典》2005 年版一部：本品干燥失重不得过 12.0%。总灰分不得过 7.5%；酸不溶性灰分不得过 1.5%。

【浸出物】《中国药典》2005 年版一部：照醇溶性浸出物测定法项下的热浸法测定，用 30% 的乙醇作溶剂，不得少于 55.0%。

【含量要求】《中国药典》2005 年版一部：照高效液相色谱法测定，本品按干燥品计算，含西红花苷 – Ⅰ（$C_{44}H_{64}O_{24}$）和西红花苷 – Ⅱ（$C_{38}H_{54}O_{19}$）的总量不得少于 10.0%。

六、果实与种子类中药

果实由受精后的子房发育而成，其中包藏有种子。种子是受精后的胚珠发育而成。果实与种子在植物体中是两个不同的器官，但在药材商品中两者往往没有严格分开，在贮藏与养护中它们易发生多种质量变异。

（一）果实类中药

果实类中药是指以果实、果实的一部分及果实的加工品入药的一类中药。通常采用近成熟或完全成熟的果实。如用整个果穗的桑椹，用假果的木瓜，用真果的五味子，用果皮的陈皮、大腹皮，用果肉的山茱萸，用中果皮维管束的橘络、丝瓜络，用果核的薤仁。

新入库的果实类中药，有较强的呼吸作用，能吸潮发热或发霉，若采收时未充分干燥，霉变更易发生。果实霉变大多发生在其内的种子团或种子表面，如使君子、川楝子、瓜蒌等。果实类中药虫蛀也较为常见，蛀蚀部位通常先由外果皮开始，然后逐渐蛀蚀中果皮、内果皮，如无花果、槐角等。有些含糖质成分多的果实，如桑椹、枸杞子、大枣等，害虫蛀蚀更剧烈，药材被严重蛀蚀后不能入药。

易生虫、发霉、泛油的果实类药材有枸杞子、大枣、佛手、瓜蒌、金樱子、使君子、桑椹、槐角、香（栌）橼、预知子、火麻仁、荜茇、桂圆肉等，其中枸杞还易变色。易发霉、泛油的果实类药材有母丁香、荜澄茄、鸦胆子、大茴香、桂丁香、牛蒡子、草果等。易生虫、发霉的果实类药材有川楝子、山楂、山茱萸、木瓜、红豆蔻、青皮、枳实、枳壳、枸橘、化橘红、乌梅、陈皮、橘络、柿蒂、牙皂、皂荚、栀子、五味子、胡椒、酸浆、谷芽、麦芽、浮小麦、小茴香等。而带硬壳的火麻仁、蕤仁等一般不会生虫。

果实类药材的养护，应按其不同性质特点和商品实际需要结合实施。除桂圆肉、五味子、母丁香、大茴香、乌梅、荜澄茄等不宜日晒，其他品种均可晾晒。桂圆肉、枸杞子等适宜密封养护。除母丁香、荜澄茄、鸦胆子、大茴香、牛蒡子、草果等外，其他果实类药材均可用磷化铝熏蒸防治仓虫。枸杞子、桂圆肉、大枣、广佛手片等品种在高温季节适合采用低温法（冷风库）养护。五味子、山茱萸轻度发霉，可用醋喷擦。

（二）种子类中药

种子类中药是指以种子、种子的一部分及种子的加工品入药的一类中药。大多采用成熟完整的种子，也有用种子的某一部分，如假种皮（桂圆肉）、种皮（绿豆衣）、去掉子叶的胚（莲子心），或用其发芽或加工制品（如大豆卷、淡豆豉等）。

种子类药材在贮藏中极易回潮、发霉等。由于种子类药材含有脂肪、蛋白质、糖类等成分，这些成分是害虫生长和繁殖不可缺少的养料，也是它们喜于蛀食的物质，故常被其危害。种子类中药被蛀程度和部位，常因品种不同而异，应区别不同品种，采取相应措施进行贮藏与养护。

易生虫、发霉、泛油的种子类药材有柏子仁、郁李仁、胡桃仁、苦杏仁、甜杏仁、桃仁、冬瓜子、肉豆蔻、黑芝麻、酸枣仁、蕤仁、榧子、橘核、白果、莱菔子、娑罗子、瓜蒌子、使君子仁等。易生虫、发霉的种子类药材有白扁豆、刀豆、淡豆豉、红米、芡实、赤小豆、荔枝核、槟榔、莲子、莲子心、菟丝子、黑大豆、葶苈子、大豆卷、车前子、薏苡仁、胖大海等。

种子类药材的贮藏应选干燥通风的库房，以防潮为主。一般品种贮藏，库房的温度不宜超过30℃，相对湿度应控制在70.0%～75.0%。对易泛油的品种，应严格温、湿度管理，温度不宜超过25℃。对于贮存易泛油商品的货垛，不宜靠近门、窗，应避免日光直射，且货垛不宜过于高大，应留适当空隙，以便透气。

种子类中药的养护除肉豆蔻、胡桃仁外，其余品种均可晾晒，但应注意晾晒时间、方法、操作等事项。柏子仁、胡桃仁、肉豆蔻、使君子仁等均宜密封贮存。少量柏子仁若受潮、泛油，可采用麸皮炒炙法进行养护。柏子仁、胡桃仁、肉豆蔻等高温季节易泛油的品种，经包装加固后，宜置冷库贮藏保质。新货榧子、白果、橘核等的种仁一时不易干燥，可采用烘烤法。使用磷化铝等熏蒸可防治种子类药材的虫蛀。

柏 子 仁

【来源】为柏科植物侧柏 *Platycladus orientalis*（L.）Franco 的干燥成熟种仁。

【产地】主产山东、河南、河北。此外，陕西、湖北、甘肃、云南等地亦产。

【采收与加工】秋、冬二季种子成熟时采收，晒干，为壳柏仁；除去种皮，收集种仁，为净柏仁。

【商品规格与等级】商品分壳柏仁（柏麦）、净柏仁。均为统货。

【质量要求】壳柏仁（柏麦）以饱满、质重、入水下沉者为佳。净柏仁以粒大、饱满、色黄白者为佳。

【主要成分】含大量脂肪油（约14%）及少量的挥发油、皂苷、甾醇、维生素 A、蛋白质等。

【包装】多以木箱，内衬防潮纸或塑料薄膜包装。

【贮藏】置阴凉干燥处，防热，防蛀，防鼠。

【养护】本品含大量的脂肪油和少量的挥发油，受热易走油，受潮易生虫、发霉。若发现生虫，可置烈日下暴晒 2～3 小时（时间过久，种皮易干裂或泛油），忌翻动，筛去蛀屑和虫体，待冷透后装箱，密闭。未发生虫害前可用气调密闭贮藏，不仅能防虫、防霉，也能保持香气。木箱内衬防潮纸或塑料薄膜，有利贮存；用聚氯乙烯塑料袋和牛皮纸袋结合密封（内应置吸湿剂）包装或真空密封、无菌包装可保质久贮。

传统经验认为将本品与滑石粉或明矾粉混合存放，可防其泛油。其方法是先将木箱晒干、放冷，内衬油纸，再将柏子仁倒入，拌入滑石粉或明矾粉（每50kg 柏子仁用滑石粉或明矾 5～7.5kg），盖严，密封。少量的柏子仁可用油纸包好，置石灰缸内存放。

壳柏仁只要晒干，不致走油变质，可较长时间的存放。

【检查】《中国药典》2005 年版一部：酸值不得过 40.0；羰基值不得过30.0；过氧化值不得过 0.26。

五 味 子

【来源】为木兰科植物五味子 *Schisandra chinensis*（Turcz.）Baill. 的干燥成熟果实。习称北五味子、辽五味子。

【产地】（北）五味子主产辽宁、吉林、黑龙江。此外，河北、山西、内蒙古等地亦产。多栽培。

【采收与加工】秋季果实成熟时采摘，晒干或蒸后晒干，除去果梗及杂质。

【商品规格与等级】（北）五味子分2个等级。

【质量要求】以粒大、果皮紫红、肉厚、柔润者为佳。

【主要成分】果实主含挥发油（0.89%）、木质素（约5%），还含有机酸、挥发油、维生素及糖等。种子含脂肪油（约33%）。

【包装】麻袋装或塑料编织袋装。

【贮藏】置通风干燥处，防霉。

【养护】本品富含木质素、脂肪油、挥发油及糖等成分，易吸湿返潮，发热，导致霉变，故应保持药材干燥。但干燥过度则易失润、干枯，应避免暴晒和久经风吹。未发生虫害前本品可用气调密闭贮藏，能防虫、防霉。麻袋内衬塑料薄膜，有利贮存。真空密封或无菌包装可保质久贮。若轻度发霉，可用醋喷擦，随喷随擦，至霉渍清除，盖闷 1~2 小时，晾干。

【检查】《中国药典》2005 年版一部：杂质不得过1%。

【含量要求】《中国药典》2005 年版一部要求：照高效液相色谱法测定，本品含五味子醇甲（$C_{24}H_{32}O_7$）不得少于 0.40%。

八角茴香

【来源】为木兰科植物八角茴香 *Illicium verum* Hook. f. 的干燥成熟果实。

【产地】主产于广东、广西、云南等地。以广西（左江和右江）产量大，质较优。野生或栽培。

【采收与加工】秋、冬二季果实由绿变黄时采摘，置沸水中略烫后，干燥或直接干燥。

【商品规格与等级】因集散地不同分南宁八角和北海八角。均为统货。

【质量要求】以个大、完整、红棕色、香气浓者为佳。

【主要成分】含挥发油等，油中主含茴香醚（约占挥发油的85%）、黄樟醚、茴香醛、茴香酮等。

【包装】麻袋（40 千克/袋）或木箱、纸箱包装。

【贮藏】置阴凉干燥处，密闭贮存。

【养护】本品有特异芳香，气味易散失，应防止受潮、日晒或风吹。在木箱或麻袋内衬防潮纸或塑料薄膜有利于贮存；真空密封或无菌包装可保质久贮。本品不宜用磷化铝熏蒸。

【含量要求】《中国药典》2005 年版一部：照挥发油测定法测定，本品含挥发油不得少于 4.0%（ml/g）。

肉 豆 蔻

【来源】 为肉豆蔻科植物肉豆蔻 *Myristica fragrans* Houtt. 的干燥种仁。

【产地】 主产于印度尼西亚的马鲁古岛、爪哇、苏门答腊及新加坡、西印度群岛等地。均系进口。

【采收与加工】 栽培后约 7 年开始结果。每年采收 2 次，一次在 11~12 月，一次在 4~6 月。早晨采摘成熟果实，将肉质果实纵剖开，内有红色网状的假种皮包围着种子，将假种皮剥下，再敲脱壳状的种皮，将种仁用石灰乳浸一天，取出后再缓火焙干。或将种仁直接在 60℃ 以下干燥。干燥后按形状大小及体质轻重分级，拣去虫蛀及未成熟或破碎的种仁。

【商品规格与等级】 商品多经香港进货，加工后分为玉果面、顶玉果、上玉果、中玉果等。

【质量要求】 以个大、体重、坚实、表面光滑、油足、破开后香气强烈、无霉蛀者为佳。

【主要成分】 种仁含挥发油（5%~15%）、脂肪油和淀粉等。挥发油主要存在于外胚乳中。

【包装】 木箱包装或聚氯乙烯薄膜制成的塑料袋和牛皮纸袋结合密封包装（内置吸湿剂）。

【贮藏】 置阴凉干燥处，防蛀，防霉。

【养护】 本品含挥发油和脂肪油，受热易泛油，走失香气。受潮易生虫、变色和散颗。受潮后应晾干，忌日晒或高温烘烤。如有虫蛀现象，应及时用磷化铝熏；未发生虫害前可用气调密闭贮藏，不仅能防虫、防霉，也能保持香气。在木箱内衬防潮纸或塑料薄膜，有利贮存；真空密封或无菌包装可保质久贮。由于本品质地脆弱、油性大，堆垛时不要重压；倒垛时应轻拿轻放，以减少损耗。

【检查】 《中国药典》2005 年版一部要求：水分不得过 10.0%。

【含量要求】 《中国药典》2005 年版一部要求：本品含挥发油不得少于 6.0%（ml/g）。

苦 杏 仁

【来源】 为蔷薇科植物山杏 *Prunus armeniaca* L. var. *ansu* Maxim.、西伯利亚杏 *Prunus sibirica* L.、东北杏 *Prunus mandshurica*（Maxim.）Koehne 或杏 *Prunus armeniaca* L. 的干燥成熟种子。

【产地】 山杏主产于辽宁、河北、内蒙古、山东等省区，多野生，有栽培。

西伯利亚杏主产于东北、华北地区，系野生。东北杏主产于东北各地，系野生。杏主产于东北、华北及西北等地区，系栽培。

【采收与加工】夏季采收成熟果实，除去果肉及核壳，取出种子，晒干。

【商品规格与等级】一般为统货。

【质量要求】以颗粒饱满、完整、味苦者为佳。

【主要成分】含苦杏仁苷（约 3%）、苦杏仁酶、脂肪油（杏仁油，约50%）、胆甾醇、α－雌二醇、蛋白质、氨基酸、β－紫罗兰酮等挥发性成分。

【包装】麻袋或木箱包装。

【贮藏】本品易虫蛀、发霉、泛油，应置防热、防潮、建筑结构好、阴凉、干燥的库房。

【养护】本品含较多脂肪油，一般用摊晾法干燥，不能暴晒，可放于日光不太强的处所或通风、阴凉处摊晾，以免高温走油，降低药材质量。药材本身有呼吸作用，若含水量过高，其呼吸作用增强，放出大量的热，因包装或堆积，热量不能有效排出，导致高温走油变质，故应防热。夏季本品可用氯化苦或磷化铝熏，不宜用硫黄熏。

【含量要求】《中国药典》2000 年版一部：照容量法测定，本品含苦杏仁苷（$C_{20}H_{27}NO_{11}$）不得少于 3.0%。

郁 李 仁

【来源】为蔷薇科植物欧李 *Prunus humilis* Bge.、郁李 *Prunus japonica* Thunb. 或长柄扁桃 *Prunus pedunculata* Maxim. 的干燥成熟种子。前二种习称"小李仁"；后一种习称"大李仁"。

【产地】小李仁主产东北、内蒙古、河北、河南、山东等地。大李仁主产内蒙古，销东北、河北、天津、北京等地。野生或栽培。

【采收与加工】夏、秋二季采收成熟果实，除去果肉及核壳，取出种子，干燥。

【商品规格与等级】商品分小李仁、大李仁，均为统货。以小李仁为优。

【质量要求】以粒饱满、完整、浅黄白色、不泛油者为佳。

【主要成分】含苦杏仁苷、脂肪油、挥发油和有机酸等。

【包装】麻袋或塑料编织袋包装。

【贮藏】置阴凉干燥处，防蛀、防霉。

【养护】本品受潮易虫蛀、发霉；受热易泛油，应防潮、避热。入夏前可用硫黄、氯化苦或磷化铝熏以防虫蛀。夏季为防虫，可复晒，但时间不宜过久，以免种皮干燥破裂；晒后应凉透装包。未发生虫害前可用气调密闭贮藏，不仅能防虫、防霉，也能保持香气。塑料编织袋或麻袋内衬防潮纸或塑料薄膜，有利贮存。真空密封或无菌包装可保质久贮。

【检查】《中国药典》2005 年版一部：酸值不得过 10.0；羰基值不得过 3.0；过氧化值不得过 0.050。

【含量要求】《中国药典》2005 年版一部要求：照容量法测定，本品含苦杏仁苷（$C_{20}H_{27}NO_{11}$）不得少于 1.5%。

枳　壳

【来源】为芸香科植物酸橙 *Citrus aurantium* L. 及其栽培变种的干燥未成熟果实。

【产地】主产江西、四川以及江苏、福建、湖北、贵州等地。产江西者称"江枳壳"；产江苏者称"苏枳壳"；产四川者称"川枳壳"；产福建者称"绿衣枳壳"。以江西（清江、新干）所产最为闻名。均系栽培。

【采收与加工】7 月果皮尚绿时采收，自中部横切为两半，晒干或低温干燥。

【商品规格与等级】商品枳壳分为江枳壳（香圆枳壳）、川枳壳（酸橙枳壳）、苏枳壳（玳玳花枳壳）、绿衣枳壳四种。各分为 2 个等级。

【质量要求】以外皮色棕褐、果肉厚、质坚硬、香气浓者为佳。

【主要成分】含挥发油、辛弗林、N－甲基酪胺、橙皮苷、新橙皮苷等。

【包装】麻袋或竹篓装。

【贮藏】置阴凉干燥处，防蛀。

【养护】本品因含挥发油，具浓郁的香气，不宜久晒或火烘，以防香味的失散而降低药材的疗效。本品吸潮则内心易蛀，外壳易霉，色泽变为红褐色，故应避热、防潮、防蛀。未发生虫害前，本品可用气调密闭贮藏，不仅能防虫、防霉，也能保持香气。

【检查】《中国药典》2005 年版一部：总灰分不得过 7.0%。

【含量要求】《中国药典》2005 年版一部：照高效液相色谱法测定，本品含柚皮苷（$C_{27}H_{32}O_{14}$）不得少于 4.0%。

陈　皮

【来源】为芸香科植物橘 *Citrus reticulata* Blanco 及其栽培变种的干燥成熟果皮。

【产地】产广东新会、广州近郊、四会等地者，称为"广陈皮"，品质最佳。此外，四川、福建、浙江、江西、湖南等地亦产，商品称"陈皮"。均系栽培，销全国各地，并有出口。

【采收与加工】采摘成熟果实，剥取果皮，晒干或低温干燥。

【商品规格与等级】商品分为"广陈皮"和"陈皮"。广陈皮分为3个等级；陈皮分为2个等级。

【质量要求】均以瓣大、完整、色鲜艳、质柔软、油润、杏气浓者为佳。

【主要成分】含挥发油2%~4%，油中主要成分为右旋柠檬烯等；含黄酮类化合物：橙皮苷、橘皮素、新橘皮素、川陈皮素等；尚含肌醇、β-谷甾醇、维生素 B_1、对羟福林等。

【包装】用麻袋或竹篓装。

【贮藏】置阴凉干燥处，防霉，防蛀。

【养护】本品受潮易霉烂、虫蛀；受热易走失芳香，影响药效。若有发热的现象应立即摊晾。生虫时，可以用硫黄熏之。本品以冷藏养护效果最佳。

【检查】《中国药典》2005年版一部：水分不得过13.0%。

【含量要求】《中国药典》2005年版一部：照高效液相色谱法测定，本品按干燥品计算，含橙皮苷（$C_{28}H_{34}O_{15}$）不得少于3.5%。

吴　茱　萸

【来源】为芸香科植物吴茱萸 *Evodia rutaecarpa*（Juss.）Benth.、石虎 *Evodia rutaecarpa*（Juss.）Benth. var. *officinalis*（Dode）Huang 或疏毛吴茱萸 *Evodia rutaecarpa*（Juss.）Benth. var. *bodinieri*（Dode）Huang 的干燥近成熟果实。

【产地】主产贵州、广西、湖南、云南、四川、陕西南部及浙江等地。此外，陕西、湖北、安徽、福建等地亦产。以贵州、广西产量较大，湖南（常德）产者质量最优。

【采收与加工】8~11月果实尚未开裂时，剪下果枝，晒干或低温干燥，除去枝、叶、果梗等杂质。

【商品规格与等级】商品过去因产地不同有常吴萸、川吴萸、广西吴萸、陕西吴萸、汉吴萸、江西吴萸等之分。习惯认为常吴萸质量最佳。现只分大粒吴萸（大花吴萸）、小粒吴萸（小花吴萸）2种。均为统货。

【质量要求】以粒小、坚实饱满、色绿、香气浓烈者为佳。

【主要成分】含挥发油（0.4%以上），主要由吴茱萸烯、罗勒烯等组成；还含生物碱（吴茱萸碱、吴茱萸次碱）等。

【包装】用木箱或竹篓内衬麻袋包装。

【贮藏】置阴凉干燥处。

【养护】本品因含挥发油而具有特异的芳香，易泛油，易散失气味，须密封、防潮、防热保存。本品气芳香、味辛辣，不会虫蛀。若与其他易生虫的药材同放，可以防止其他药材被虫蛀。

【检查】《中国药典》2005 年版一部：杂质不得过 7.0%。水分不得过 15.0%。总灰分不得过 10.0%；酸不溶性灰分不得过 1.0%。

【浸出物】《中国药典》2005 年版一部：照醇溶性浸出物测定法项下的热浸法测定，用稀乙醇作溶剂，浸出物不得少于 30.0%。

【含量要求】《中国药典》2005 年版一部：照高效液相色谱法测定，本品按干燥品计算，含吴茱萸碱（$C_{19}H_{17}N_{30}$）和吴茱萸次碱（$C_{18}H_{13}N_{30}$）的总量不得少于 0.15%。

鸦 胆 子

【来源】为苦木科植物鸦胆子 *Brucea javanica*（L.）Merr. 的干燥成熟果实。

【产地】主产广东、广西、云南、贵州、福建、台湾等地。以广东产量大，质量佳。野生或栽培。

【采收与加工】秋季果实成熟时采收，除去杂质，晒干。

【商品规格与等级】一般为统货。

【质量要求】以粒大、饱满、色黑、种仁色白、油性足、味苦者为佳。

【主要成分】含多种鸦胆子苦素类成分、鸦胆子苦醇、鸦胆子苷，还含植物毒蛋白（鸦胆子毒素）、生物碱（鸦胆子碱）。种子中含有脂肪油等。

【包装】麻袋或木箱装。

【贮藏】置干燥处。

【养护】本品易失润干枯，应置防热、避风、避光处保存。有报道本品陈货疗效不如新货，故不宜久贮。木箱或麻袋内衬防潮纸或塑料薄膜，有利于贮存。

佛 手

【来源】为芸香科植物佛手 *Citrus medica* L. var. *sarcodactylis* Swingle 的干燥果实。

【产地】主产广东，称广佛手；产福建者，称建佛手；产四川以及云南等地者，称川佛手。以川佛手为最优。多系栽培。

【采收与加工】秋季果实尚未变黄或变黄时采收，纵切成薄片，晒干或低温干燥。

【商品规格与等级】商品分广佛手、建佛手、川佛手。均为统货。

【质量要求】以片大、皮黄、肉白、香气浓者为佳。

【主要成分】干的果实含柠檬油、柠檬苦素、布枯苷、佛手内酯、胡萝卜苷、棕榈酸、琥珀酸，另含痕量的香叶木苷、橙皮苷。

【包装】以木箱、麻袋或缸盛装。

【贮藏】置阴凉干燥处，防霉，防蛀。

【养护】本品受潮易虫蛀、发霉；受热易走失芳香。量少时，可用纸包好放于石灰缸内贮存。未发生虫害前可用气调密闭贮藏，不仅能防虫、防霉，也能保持香气。如有条件最好冷藏。在木箱或麻袋内衬防潮纸或塑料薄膜有利于贮存；真空密封或无菌包装可保质久贮。佛手片不宜用硫黄熏或久晒，以免影响品质。

【检查】《中国药典》2005 年版一部：水分不得过 15.0%。

【浸出物】《中国药典》2005 年版一部：照醇溶性浸出物测定法项下的热浸法测定，用乙醇作溶剂，浸出物不得少于 10.0%。

川 楝 子

【来源】为楝科植物川楝 *Melia toosendan* Sieb. et Zucc. 的干燥成熟果实。

【产地】主产四川、湖北、贵州、河南等地。以四川产量最大，质量亦优。野生或栽培。

【采收与加工】冬季果实成熟时采收，除去杂质，干燥。

【商品规格与等级】统货。

【质量要求】以个大、外皮金黄色、果肉黄白色、饱满、有弹性者为佳。

【主要成分】果实含川楝素、异川楝素等驱蛔有效成分。另含苦楝子酮、脂川楝子醇、生物碱、山柰醇、树脂、鞣质等。种子含川楝素。

【包装】用篾篓包装。

【贮藏】置通风干燥处，防潮、防蛀。

【养护】本品易受潮及虫蛀。为了防止生虫，可用硫黄熏之。

【检查】《中国药典》2005 年版一部：水分不得过 12.0%。

【浸出物】《中国药典》2005 年版一部：照水溶性浸出物测定法项下的热浸法测定，浸出物不得少于 32.0%。

巴 豆

【来源】为大戟科植物巴豆 *Croton tiglium* L. 的干燥成熟果实。

【产地】主产四川，其次广西、云南、贵州、湖北等地亦产。以四川产量最大。多栽培。

【采收与加工】秋季白露前后果实成熟时采收，堆置 2~3 天，使其发汗变色后摊开，干燥。或去其果壳，取出种子，晒干即为巴米。

【商品规格与等级】商品分壳巴豆和巴米两种规格。均为统货。

【质量要求】以粒大饱满，种仁黄白色，油性足者为佳。

【主要成分】种子含脂肪油（巴豆油 34% ~ 57%）、蛋白质（巴豆毒素约 18%）、巴豆苷、β - 谷甾醇、氨基酸及酶等。

【包装】用篾包或硬竹篓（内垫篾席）包装。巴米用聚氯乙烯塑料袋和牛皮纸袋结合密封（内应置吸湿剂）包装。

【贮藏】置阴凉干燥处。本品因系剧毒药，应妥为保存。

【养护】本品因富含脂肪油（巴豆油 34% ~ 57%），易泛油、失润；受潮易发霉，易受鼠害，故应防高温、防暴晒、防鼠患。巴豆贮器内衬塑料薄膜密闭贮藏；巴米真空密封或无菌包装，可保质久贮。

【检查】《中国药典》2005 年版一部：水分不得过 12.0%。总灰分不得过 5.0%；酸不溶性灰分不得过 1.0%。

【含量要求】《中国药典》2005 年版一部：照重量法测定，本品按干燥品计算，含脂肪油不得少于 22.0%。

酸 枣 仁

【来源】为鼠李科植物酸枣 *Ziziphus jujuba* Mill. var. *spinosa*（Bunge）Hu ex H. F. Chou 的干燥成熟种子。

【产地】主产河北、陕西、河南、辽宁等省。

【采收与加工】秋末冬初采收成熟果实，除去果肉及核壳，收集种子，晒干。

【商品规格与等级】商品分为一等、二等。

【质量要求】以粒大、饱满、完整、有光泽、外皮红棕色、无核壳者为佳。

【主要成分】含酸枣仁皂苷 A、酸枣仁皂苷 B、植物甾醇、黄酮类成分（当药素）、脂肪油以及蛋白质、齐墩果酸、维生素 C 等。

【包装】麻袋或编织袋包装。

【贮藏】置阴凉干燥处，防霉、防蛀。

【养护】本品受潮后易发热，使种仁发黑、泛油、虫蛀、发霉，应防潮、防热、防泛油、防鼠患。夏季应勤检查，一旦发现内部发热时，必须立即摊晒。防蛀可用氯化苦或磷化铝熏。麻袋内衬塑料薄膜，有利贮存；真空密封或无菌包装可保质久贮。

【检查】《中国药典》2005 年版一部：杂质（核壳等）不得过 5.0%。

大 枣

【来源】为鼠李科植物枣 *Ziziphus jujuba* Mill. 的干燥成熟果实。

【产地】我国大部分地区均产，主产于河北、河南、山东、山西、陕西等地。

【采收与加工】采收后晒干，或烘至皮软后晒干。

【商品规格与等级】统货。

【质量要求】以个大、肉厚、皮薄、核小、味甜气香者为优。

【主要成分】含蛋白质、糖类、有机酸、黏液质及维生素 A、B_2、C，微量钙、磷、铁、氨基酸等。

【包装】多用麻袋、编织袋或纸箱包装。

【贮藏】置干燥处，防霉、防蛀。

【养护】本品质柔润，易虫蛀或霉烂。干燥过度会干枯发硬；晒得不足又易于霉烂。一般以晒至外皮皱缩，颜色变深，手捏之柔软如海绵状为宜。

过夏时可在枣囤中放一瓶酒或酒精，打开瓶盖，上盖一块纱布，再将囤顶盖严，即可利用酒挥发的蒸气来防止霉变、虫蛀发生。大批量贮藏时，采用麻袋码垛贮藏，但袋与袋之间，垛与垛之间要留有通气的空隙，以利通风，垛不要离墙壁太近。未发生虫害前可用低温法气调密闭贮藏，不仅能防虫、防霉，也能保持香气。在麻袋、编织袋或纸箱内衬防潮纸或塑料薄膜有利于贮存；真空密封或无菌包装可保质久贮。

【检查】《中国药典》2005 年版一部：总灰分不得过 2.0%。

使 君 子

【来源】为使君子科植物使君子 *Quisqualis indica* L. 的干燥成熟果实。

【产地】主产四川、福建、广东、广西、江西等地. 以四川产量最大；以福建产品最佳，称"建君子"。

【采收与加工】秋季果皮变紫黑色时采收，除去杂质，晒干或用微火烘干。

【商品规格与等级】商品使君子有带壳君子和君子仁之分，均为统货。

【质量要求】以个大、色紫黑、具光泽、仁饱满、色黄白者为佳。

【主要成分】含使君子氨酸（约 0.5%）及多种氨基酸。还含有胡芦巴碱（约 0.18%）、脂肪油（约 25%）及少量有机酸等。

【包装】使君子多用席包或麻袋装，亦有篓装；君子仁木箱包装或用聚氯乙烯塑料袋和牛皮纸袋结合密封（内应置吸湿剂）包装。

【贮藏】置通风干燥处，防霉、防蛀。

【养护】本品含油较多，易生虫、发霉、泛油，应贮藏于干燥、凉爽库房中。由于带有果壳，不易干透，极易发霉使种仁变成黑色或棕色，同时产生油哈喇味；或被蛀蚀成许多小孔。应勤检查，日晒或烘干。注意烘晒后必须等其内部凉透始可装箱。药物熏蒸宜采用磷化铝、硫黄，而氯化苦熏后易泛油。若保持干燥、果皮完整无损则有利贮藏；未发生虫害前可用气调密闭贮藏，不仅能防虫、防霉，也能保持香气。箱（袋）内衬塑料薄膜或聚氯乙烯塑料袋和牛皮纸袋结合密封包装，可保质久贮。本品还应注意防止鼠害。

小 茴 香

【来源】为伞形科植物茴香 *Foeniculum vulgare* Mill. 的干燥成熟果实。

【产地】主产于内蒙古、山西、吉林、辽宁、黑龙江。以山西产量最大，内蒙古（河套附近）产品质佳。栽培。

【采收与加工】秋季果实初熟时采割植株，晒干，打下果实，除去杂质。

【商品规格与等级】商品有西小茴、川谷香等。均为统货。

【质量要求】均以籽粒肥满、色黄绿、气香浓者为佳。

【主要成分】含挥发油（茴香油约 3% ~ 8%）、黄酮类化合物（槲皮素等）、色素、脂肪油、蛋白质等。

【包装】麻袋装或布袋装。

【贮藏】置阴凉干燥处。

【养护】本品具有特异香气，贮存不当易使气味散失，有损品质。未发生虫害前可用气调密闭贮藏，不仅能防虫、防霉，也能保持香气。麻（布）袋内衬塑料薄膜，有利贮存。

【检查】《中国药典》2005 年版一部：杂质不得过 4.0%。总灰分不得过 10.0%。

【含量要求】《中国药典》2005 年版一部：照挥发油测定法测定，含挥发油不得少于 1.5%（ml/g）。

山 茱 萸

【来源】为山茱萸科植物山茱萸 *Cornus Officinalis* Sieb. et Zucc. 的干燥成熟果肉。

【产地】主产浙江、河南，安徽、陕西、山西、四川等地亦产。以浙江（临安、淳安产，称杭萸肉）和河南（南阳）产量大、品质优。栽培或野生。

【采收与加工】秋末冬初果皮变红时采收果实，经霜后采收者质量最佳。用文火烘或置沸水中略烫后，及时除去果核，干燥。

【商品规格与等级】商品原分为一、二、三等，现多为统货。

【质量要求】以肉厚、柔软、色紫红者为佳。

【主要成分】果实中含山茱萸苷、山茱萸新苷、番木鳖苷、莫诺苷、獐牙菜皂苷、熊果酸、没食子酸、酒石酸、苹果酸、鞣质、维生素 A 等。

【包装】以木箱或麻袋包装。

【贮藏】置干燥处，防蛀。

【养护】本品受潮易生霉、虫蛀，但过分干燥，则油润丧失。久藏易变暗红或显黑色。忌暴晒和久经风吹。入夏前可用硫黄、氯化苦或磷化铝熏以防蛀。未发生虫害前可用气调密闭贮藏，能防虫、防霉。木箱或麻袋内衬防潮纸或塑料薄膜，有利贮存；真空密封或无菌包装可保质久贮。若轻度发霉，可用醋喷擦，随喷随擦，至霉渍清除，盖闷 1～2 小时，晾干。

【检查】《中国药典》2005 年版一部：杂质（果核、果梗）不得过 3.0%；水分不得过 16.0%。总灰分不得过 6.0%；酸不溶性灰分不得过 0.5%。

【浸出物】《中国药典》2005 年版一部：照水溶性浸出物测定法项下的冷浸法测定，不得少于 50.0%。

【含量要求】《中国药典》2005 年版一部：照高效液相色谱法，本品按干燥品计算，含马钱苷（$C_{17}H_{26}O_{10}$）不得少于 0.60%。

连 翘

【来源】为木犀科植物连翘 *Forsythia suspensa*（Thunb.）Vahl 的干燥果实。

【产地】主产山西、河南、陕西、山东等地，此外，湖北、河北、甘肃亦产。习惯认为山西、河南所产之黄翘量大、质优。栽培或野生。

【采收与加工】秋季果实初熟尚带绿色时采收，除去杂质，蒸熟，晒干，习称"青翘"；果实熟透时采收，色黄，晒干，除去杂质，习称"黄翘"或"老翘"。

【商品规格与等级】商品分青翘和黄翘（老翘）两种，均为统货。

【质量要求】青翘以色较绿、不裂口者为佳。老翘以色较黄、瓣大、壳厚（无种子）者为佳。

【主要成分】果皮含连翘酚、齐墩果酸、香豆精、甾醇、白桦脂醇酸、连翘苷、连翘苷元、松脂素、牛蒡子苷、牛蒡子苷元、黄酮醇苷及皂苷等。果实含连翘苷元、连翘酯苷、毛柳苷、罗汉松脂素、罗汉松脂酸苷、连翘脂素等。

【包装】麻袋装或席包装。

【贮藏】置干燥处。防霉、防蛀

【养护】本品若能保持干燥，一般不易变质。受潮、湿易发霉。少量的连翘宜用木箱贮存。木箱或麻袋内衬防潮纸或塑料薄膜，有利贮存。习惯认为本品存放愈久，色泽愈黄，且不易虫蛀，故以陈货质量为佳。

【检查】《中国药典》2005 年版一部要求：杂质青翘不得过 3%；老翘不得过 9%。水分不得过 10.0%。总灰分不得过 4.0%；酸不溶性灰分不得过 1.0%。

【浸出物】《中国药典》2005 年版一部：照醇溶性浸出物测定法项下的冷浸法测定，用 65% 乙醇作溶剂，浸出物青翘不得少于 30.0%，老翘不得少于 16.0%。

【含量要求】《中国药典》2005 年版一部：照高效液相色谱法测定，本品按干燥品计算，含连翘苷（$C_{29}H_{36}O_{15}$）不得少于 0.15%。

枸 杞 子

【来源】为茄科植物宁夏枸杞 *Lycium barbarum* L. 的干燥成熟果实。

【产地】主产宁夏、新疆、陕西等省区。以宁夏中宁和中卫县产者量大质优。栽培。

【采收与加工】夏、秋二季果实呈红色时采收，热风烘干，除去果梗，或晾至皮皱后，晒干，除去果梗。

【商品规格与等级】商品按每 50g 的粒数分为 5 个等级。

【质量要求】以粒大、肉厚、籽小、色红、质柔、味甜者为佳。

【主要成分】含甜菜碱、胡萝卜素、硫胺素、多糖类、蛋白质及多种游离氨基酸、多种维生素及酸浆红素、牛磺酸等。

【包装】以木箱、纸箱内衬防潮纸或塑料薄膜装。

【贮藏】置阴凉干燥处，防闷热，防潮，防蛀，防泛糖黏结。

【养护】枸杞子的保管较为困难，极易发霉、虫蛀、泛油变黑。过夏时，药材量大最好冷藏；量少可将原药材晒干以纸包封（0.5～1kg 为一包），密闭贮存于石灰缸内，并注意经常检查，但应注意缸内的石灰不宜过多. 否则会因吸湿过盛，使其干燥得过快而变色。若轻度发霉、变色或干枯失润，可用酒少许喷匀，轻揉晾干，除去霉迹，或微蒸后晾干。晾晒时不宜用手翻动，以免变黑，影响质量。如在检查中发现生虫，必须迅速处理，少量可用火微烘，烘时应注意上下翻动，后筛去蛀虫和碎屑，冷后装于木箱内，置阴凉干燥处，最好入石灰房存放；大量可用氯化苦或磷化铝熏。在木箱或麻袋内衬防潮纸或塑料薄膜有利于贮存；用聚氯乙烯塑料袋和牛皮纸袋结合密封（内应置吸湿剂）包装，能有效地防止泛油变黑或干枯失润、虫蛀、发霉等现象的发生；真空密封或无菌包装可保质久贮。

【检查】《中国药典》2005 年版一部：水分不得过 13.0%。总灰分不得过 5.0%。

【浸出物】《中国药典》2005 年版一部：照水溶性浸出物测定法项下的热浸法测定，不得少于 55.0%。

【含量要求】《中国药典》2005 年版一部：照容量法测定，本品按干燥品计算，含枸杞子多糖以葡萄糖（$C_6H_{12}O_6$）计，不得少于 1.8%；照容量法测定，本品按干燥品计算，含甜菜碱（$C_5H_{11}NO_2$）不得少于 0.30%。

瓜 蒌

【来源】为葫芦科植物栝楼 *Trichosanthes kirilowii* Maxim. 或双边栝楼 *Trichosanthes rosthornii* Harms 干燥成熟果实。

【产地】栝楼主产于山东，河南、河北、陕西、山西、四川亦产；双边栝楼主产于江西、湖南、湖北等省。以山东长清、肥城产品质最优。野生或栽培。

【采收与加工】秋季（秋分）果实成熟时，连果梗剪下，置通风避雨处倒挂（蒂向下），阴干 10 余日至半干，此时底部的皮发生皱缩，再将蒂向上用绳（编成长辫）吊起，阴干即成。

【商品规格与等级】一般为统货。

【质量要求】以完整不破、果皮厚、皱缩有筋、糖性足者为佳。

【主要成分】栝楼果实含三萜皂苷、有机酸及其盐类、树脂、糖类及色素等；果肉含丝氨酸蛋白酶 A、B 及天门冬氨酸、苏氨酸等 17 种氨基酸和钾、钙、镁、铁等。栝楼和双边栝楼的果皮含少量挥发油，以棕榈酸、亚油酸和亚麻酸的含量为高，还含 Δ^7 - 豆甾烯醇、β - 菠菜甾醇、饱和脂肪酸和饱和脂肪醇混合物；双边栝楼果皮还含栝楼酯碱。栝楼种子含脂肪油约 26%，成分主要为栝楼酸。

【包装】木箱装或缸装。

【贮藏】置阴凉干燥处，防霉，防蛀。

【养护】瓜蒌因含有糖质，水分多，极易虫蛀和发霉。最好在缸或木箱内放白酒一盅封固，或用酒精喷后封固。亦可用纸包裹，小绳串成串，放在阴凉透风的架上存放。木箱内衬防潮纸或塑料薄膜，有利贮存；真空密封或无菌包装可保质久贮。瓜蒌因系完整果实，中有空腔，质脆，易破，应避免重压，搬运、倒垛时应轻拿轻放，以防损伤。瓜蒌的含水量应保持在 12%～14%，夏季贮藏于相对湿度 75% 以下的环境中是安全的。为预防虫蛀，在贮藏中除定期抽样检查外，应定期熏蒸或进行气调养护。

瓜 蒌 子

【来源】为葫芦科植物栝楼 *Trichosanthes kirilowii* Maxim. 或双边栝楼 *Trichosanthes rosthornii* Harms 的干燥成熟种子。

【产地】栝楼主产于山东，河南、河北、陕西、山西、四川亦产；双边栝楼主产于江西、湖南、湖北等省。以山东（长清、肥城）产品质最优。野生或栽培。

【采收与加工】秋季采摘成熟果实，剖开，取出种子，洗净，晒干。

【商品规格与等级】商品中根据种子形状不同，分为双边瓜蒌子和瓜蒌子。均为统货。

【质量要求】以粒大、饱满、完整、无虫蛀和发霉者为佳。

【主要成分】含脂肪油（约26%）、菜油甾醇、谷甾醇、多种氨基酸及无机元素等。

【包装】麻袋或塑料编织袋包装。

【贮藏】置阴凉干燥处，防霉，防蛀。

【养护】富含脂肪油等，易虫蛀和发霉，应定期熏蒸或进行气调养护。麻袋或塑料编织袋内衬塑料薄膜，有利贮存；真空密封或无菌包装可保质久贮。

【检查】《中国药典》2005年版一部：水分不得过10.0%。总灰分不得过3.0%。

【浸出物】《中国药典》2005年版一部：照醇溶性浸出物测定法项下的冷浸法测定，用石油醚（60℃~90℃）作溶剂，浸出物不得少于4.0%。

薏 苡 仁

【来源】为禾本科植物薏苡 *Coix lacryma – jobi* L. var. *mayuen* （Roman.）Stapf 的干燥成熟种仁。

【产地】全国大部分地区均产，主产于福建、河北、辽宁、安徽、浙江、江苏、湖南等地。以产于福建、河北者为最优，习称蒲米仁及祁苡仁。栽培。

【采收与加工】秋季果实成熟时采割植株，晒干，打下果实，再晒干，除去外壳、黄褐色种皮及杂质，收集种仁。

【商品规格与等级】一般为统货。

【质量要求】以粒大、饱满、无破碎、色白者为佳。

【主要成分】种仁含薏苡仁酯、薏苡素、薏苡多糖、淀粉、脂肪油、蛋白质、氨基酸及磷、钙、铁等。

【包装】用双层麻袋包装，每件重50kg。

【贮藏】置通风干燥处，防蛀。

【养护】本品极易虫蛀、发霉，应防潮、防热，经常翻晒，以保持干燥。入夏前可用硫黄、氯化苦或磷化铝熏以防蛀。用硫黄熏之，既可防虫，又能使色泽洁白美观。本品未发生虫害前可用气调密闭贮藏，能防虫、防霉。麻袋内衬塑料薄膜，有利贮存；真空密封或无菌包装可保质久贮。在保管中，还应防鼠害。

本品如带壳（果实）贮藏，可久贮不蛀，随用随碾。

【检查】《中国药典》2005 年版一部：杂质不得过 2%；水分不得过 15.0%；总灰分不得过 3.0%。

【浸出物】《中国药典》2005 年版一部：照醇溶性浸出物测定法项下的热浸法，用无水乙醇作溶剂，浸出物不得少于 5.5%。

【含量要求】《中国药典》2005 年版一部：照高效液相色谱法测定，本品按干燥品计算，含甘油三油酸酯（$C_{57}H_{104}O_6$），不得少于 0.50%。

槟　榔

【来源】为棕榈科植物槟榔 *Areca catechu* L. 的干燥成熟种子。

【产地】产我国广东、云南、台湾、广西等地。国外以印度尼西亚、印度、菲律宾等地产量最大。多为栽培。

【采收与加工】春末至秋初采收成熟果实，用水煮后，干燥，除去果皮（即大腹皮），取出种子，干燥。

【商品规格与等级】商品分为一、二等或为统货。

【质量要求】以个大、体重、坚实、断面颜色鲜艳、无破裂者为佳。

【主要成分】含生物碱（0.3% ~ 0.7%）、缩合鞣质（约 15%）、脂肪油（14% ~ 18%）和槟榔红色素等。生物碱主要有槟榔碱，少量槟榔次碱、去甲基槟榔碱等。

【包装】用麻袋或草席包装。

【贮藏】置通风干燥处，防蛀。

【养护】在夏季为了防止生虫，可用硫黄熏之。槟榔当切片后，因菲薄而脆，易破碎，须置木箱内存放。

【检查】《中国药典》2005 年版一部：水分不得过 10.0%。

【含量要求】《中国药典》2005 年版一部：照容量法测定，本品按干燥品计算，含醚溶性生物碱以槟榔碱（$C_8H_{13}NO_2$）计，不得少于 0.30%。

砂　仁

【来源】为姜科植物阳春砂 *Amomum villosum* Lour.、绿壳砂 *Amomum villosum* Lour. var. *xanthioides* T. L. Wu et Senjen 或海南砂 *Amomum longiligulare* T. L. Wu 的干燥成熟果实。

【产地】阳春砂主产广东，广西、云南南部亦产；绿壳砂主产云南；海南砂主产海南省。以广东阳春、阳江产者品质最优。多为栽培。

【采收与加工】夏、秋间果实成熟时采收，晒干或低温干燥。阳春砂采收后多用木炭火低温烘至半干时，趁热喷冷水一次，使其骤然收缩，再盖上稻草、樟叶，以重物压紧"发汗"一夜，使果皮与种子团紧密结合，取出晾干。

【商品规格与等级】阳春砂不分等级为统货。绿壳砂、海南砂各分为壳砂（果实）、净砂（种子）和砂壳（果皮）3 种规格。

【质量要求】以个大、饱满、坚实，种仁红棕色、香气浓、搓之果皮不易脱落者为佳。

【主要成分】阳春砂种子含挥发油（3%以上），油中主要成分为乙酸龙脑酯、橙花叔醇、龙脑、樟脑、柠檬烯等。又含皂苷（约 0.69%）及锌、铁、锰、铜等。绿壳砂种子挥发油的主成分与阳春砂相似，另含豆蔻苷。海南砂种子挥发油的成分与阳春砂相似，但含量较低。

【包装】木箱或纸箱内衬防潮纸或塑料薄膜包装，密封。

【贮藏】置阴凉干燥处，密闭贮存。

【养护】本品气味芳香，暴晒易散粒、泛油、走失香气，应注意防热、防潮、密闭贮藏。在木箱或麻袋内衬防潮纸或塑料薄膜，有利贮存；真空密封或无菌包装可保质久贮。

【检查】《中国药典》2005 年版一部：水分不得过 15.0%。

【含量要求】《中国药典》2005 年版一部：照挥发油测定法测定，阳春砂、绿壳砂种子团含挥发油不得少于 3.0%；海南砂种子团含挥发油不得少于 1.0%。

草 豆 蔻

【来源】为姜科植物草豆蔻 *Alpinia katsumadai* Hayata 的干燥近成熟种子。

【产地】主产于广东、广西、海南，云南亦产。野生。

【采收与加工】夏、秋二季采收略变黄的果实，晒至九成干，或用沸水略烫，晒至半干，除去果皮，取出种子团，晒干。

【商品规格与等级】统装。

【质量要求】以个大、种子饱满、气味浓者为佳。

【主要成分】种子主含挥发油（约 4%）、油中主要成分为桉油精、金合欢醇、黄酮类和皂苷等。

【包装】以木箱或麻袋装。

【贮藏】置阴凉干燥处。

【养护】本品以果实存放，贮存时间较长，并能保证药材质量。若系除去果皮的种子团，因其富含挥发油，贮藏不当，易走失香味、散团成粒，在木箱或麻袋内衬防潮纸或塑料薄膜，以利贮存。种子用聚氯乙烯塑料袋和牛皮纸袋结合密封（内应置吸湿剂）包装可保质久贮。

【检查】《中国药典》2005 年版一部：总灰分不得过 2.0%。

【含量要求】《中国药典》2005 年版一部：照挥发油测定法测定，本品含挥发油不得少于 1.0%（ml/g）。

七、全草类中药

全草类中药又称草类中药，大多为干燥的草本植物的地上部分，亦有少数带有根或根及根茎，或为小灌木的草质茎，或为常绿寄生小灌木。

全草类中药材常显绿色，贮存期间在温度、湿度、日光、氧化作用下，叶绿素与类胡萝卜素相互转化，而导致茎叶的颜色发生变化。具有芳香性的全草类药材如广藿香、薄荷、荆芥等含有挥发油，在常温下挥发油被氧化、分解或自然挥发，一般贮存两年后常出现气味淡薄。由于多数全草类中药的结构菲薄，贮存时间愈长，药材本身自耗较大，从而出现组织松弛，韧性减弱，质地轻脆，易折断破碎等现象。本类药材在气候干燥时易失水枯朽；气候潮湿时吸水霉腐。有的还会遭仓虫的危害，如蒲公英多在根部生虫；龙葵常在果实处被蛀蚀；萹蓄、鹅不食草蛀蚀遍及全草；荆芥、藿香、紫苏、薄荷等生虫多从茎枝处蛀入，外表亦有蛀孔可见。因此，全草类药材不宜久储。

易变色、散气、生虫的全草类中药有荆芥、薄荷、藿香、佩兰、紫苏、香薷、青蒿等。易霉变、生虫的全草类中药有蒲公英、萹蓄、车前草、马齿苋、龙葵、鹅不食草等。

全草类中药材的养护，应按药材的不同性质特点和商品实际需要结合实施。应选阴凉、干燥、通风的库房。防潮、防热，避免日晒和久经风吹。库房的温度应不超过 30℃，相对湿度应控制在 70.0%～75.0% 之间。货垛不宜过于高大，应留空隙适当透气。底层库房的底距不应少于 40cm。垛垫应保持清洁，不留残枝落叶和杂质。货垛应定期翻垛，上下交换，垛底部位包件如有结块、生霉，应整理除去。倒垛时，宜掀开衬垫物清扫，地面应通风散潮。含水分大或贮存期间受潮均应晾晒。对不同品种应分别掌握干湿程度，若过干易使有些药材碎残损失，如藿香、佩兰；对茎枝细弱、叶片菲薄的药材晾晒时间亦不宜过长，如荆芥等。药材经日晒干燥后，应待其冷却、叶片柔软时理顺装件。以保持完整，减少损失。易虫蛀的品种，可用磷化铝等熏蒸防治。药材未发生虫害前，用低温法气调密闭贮藏，不仅能防虫、防霉，也能保持药材香气。易走失香味、受潮发霉的药材，应在木箱或麻袋内衬防潮纸或塑料薄膜，有利贮存。真空密封或无菌包装可保质久贮。

麻 黄

【来源】为麻黄科植物草麻黄 *Ephedra sinica* Stapf、中麻黄 *Ephedra intermedia*

Schrenk et C. A. Mey. 或木贼麻黄 *Ephedra equisetina* Bge. 的干燥草质茎。

【产地】主产于内蒙古、辽宁、河北、山西、河南、陕西、甘肃等地。习惯上以山西产者质量最佳；以草麻黄产量最大。多野生。

【采收与加工】秋季采割绿色的草质茎，晒干。

【商品规格与等级】因来源不同分草麻黄、中麻黄、木贼麻黄，均为统货。

【质量要求】以干燥、茎粗、淡绿色、内心充实、味苦涩者为佳。

【主要成分】含多种生物碱，其中麻黄碱占总生物碱的 40% ~90%，为主要有效成分，其次为伪麻黄碱、甲基麻黄碱等。生物碱主要存在于麻黄茎的髓部。此外，尚含鞣质、挥发油等。

【包装】将药材理顺，内用麻绳捆紧、外用笆席包装，或用芦席、麻袋打捆。一般可用打包机压紧，每捆约 75kg。为避免有效成分的损失，最好贮藏于密闭的木箱中。少量麻黄切制后最好装入木箱内，密封保存。

【贮藏】置通风干燥处，防潮，避光。

【养护】本品受潮后会变色、发霉、含量降低。受阳光长期直接照射，会引起褪色和有效成分的减少。贮藏中应保持干燥通风，以免变色、霉烂。若发现吸潮、生霉，只能摊晾，不宜暴晒。久贮或干燥不当，则变为黄色，影响药材质量。

【检查】《中国药典》2005 年版一部：杂质不得过 5%。水分不得过 9.0%。总灰分不得过 10.0%。

【含量要求】《中国药典》2005 年版一部：照高效液相色谱法测定，本品按干燥品计算，含盐酸麻黄碱（$C_{10}H_{15}NO \cdot HCl$）不得少于 1.0%。

细　辛

【来源】为马兜铃科植物北细辛 *Asarum heterotropoides* Fr. Schmidt var. *mandshuricum*（Maxim.）Kitag.、汉城细辛 *Asarum sieboldii* Miq. var. *seoulense* Nakai 或华细辛 *Asarum sieboldii* Miq. 的根及根茎。前二者习称"辽细辛"。后者称"华细辛"。

【产地】北细辛主产于辽宁、吉林、黑龙江，野生或栽培，销全国并出口。汉城细辛主产于辽宁、吉林，有少量栽培，产量较少。华细辛主产于陕西、四川、湖北、江西、浙江、安徽等省也产，多自产自销。

【采收与加工】夏季果熟期或初秋采挖，除净地上部分和泥沙，阴干。忌暴晒、水洗或烘烤。

【商品规格与等级】按产地分为辽细辛和华细辛，辽细辛又有野生和家种之分。均为统货。

【质量要求】以身干、根色灰黄、香气浓、味辣而麻舌、无泥沙杂草、无霉蛀者为佳。

【主要成分】主含挥发油（约 3.0% 以上），油中主要成分为甲基丁香酚、α-派烯、樟烯、β-蒎烯、月桂烯等。另含细辛醚、肉豆蔻醚、榄香脂素、α-松油醇等。

【包装】以麻袋或苇席包装。包件堆垛不可重叠过高，以防压碎根茎。

【贮藏】置阴凉干燥处。防潮、避光、避风吹。

【养护】细辛干后一般不易变质，但如遇雨季，极易受潮、发霉，使叶子变黑。如有吸潮、生霉现象，可进行摊晾。应避免日晒和久经风吹，以免挥发油走失而影响品质。未发生虫害前可用气调密闭贮藏，不仅能防虫、防霉，也能保持香气。

因具芳香气味，细辛常与有些易生虫的药材，可以防止其他药材被虫蛀。

【检查】《中国药典》2005 年版一部：总灰分不得过 12.0%。

【含量要求】《中国药典》2005 年版一部：照挥发油测定法，含挥发油不得少于 2.0%（ml/g）。

广　藿　香

【来源】为唇形科植物广藿香 *Pogostemon cablin*（Blanco）Benth. 的干燥地上部分。

【产地】主产于广东广州石牌、高要、湛江及海南省。按产地不同分为石牌广藿香和海南广藿香。传统认为前者质佳，但产量小，后者产量大。销全国各地，并有出口。栽培。

【采收与加工】夏秋季枝叶繁茂时采割，日晒夜闷，反复至干。

【商品规格与等级】广藿香因产地不同又分石牌广藿香和海南广藿香，均为统货。

【质量要求】以茎叶粗壮、不带须根、香气浓郁者为佳。

【主要成分】主含挥发油，油中主要成分为百秋李醇（占油中含量 52% ～ 57%）、广藿香酮及少量苯甲醛、丁香酚、桂皮醛、α- 及 β- 广藿香萜烯、丁香烯、β- 榄香烯、α- 桉树烯、β- 龙脑胶萜烯、γ- 杜松烯、菖蒲烯。

【包装】席或麻袋包装。

【贮藏】置阴凉干燥处，防潮。

【养护】本品易散失气味，受潮易霉变，因此不宜久贮，应避免日晒和风吹。本品未发霉前，可用气调密闭贮藏，不仅能防霉，也能保持香气。麻袋内衬塑料薄膜，有利贮存。

【检查】《中国药典》2005 年版一部：杂质不得过 2%。水分不得过 14.0%。总灰分不得过 11.0%；酸不溶性灰分不得过 4.0%。叶不得少于 20%。

【浸出物】《中国药典》2005 年版一部：照醇溶性浸出物测定项下冷浸法测定，作乙醇作溶剂，浸出物不得少于 2.5%。

【含量要求】《中国药典》2005 年版一部：照气相色谱法测定，本品按干燥品计算，含百秋李醇（$C_{15}H_{26}O$）不得少于 0.10%。

益 母 草

【来源】为唇形科植物益母草 *Leonurus japonicus* Houtt. 的新鲜或干燥地上部分。

【产地】主产河南、安徽、四川、江苏、浙江，此外广东、广西、河北、山西、湖南、江西等全国大部分地区均产。野生或栽培。

【采收与加工】鲜品春季幼苗期至初夏花前期采割；干品夏季当茎叶茂盛、花未开或初开时采割，晒干，或切段晒干。

【商品规格与等级】均为统货。

【质量要求】以质嫩、叶多、色灰绿者为佳。质老、枯黄、无叶者不可供药用。

【主要成分】含益母草碱（约 0.05%）、水苏碱、芸香碱和延胡索酸、亚麻酸、p-亚油酸、月桂酸、苯甲酸等。

【包装】席包装。

【贮藏】干品置干燥处；鲜品置阴凉潮湿处。

【养护】贮藏过程中应避免日晒和风吹。席内衬塑料薄膜，有利贮存。鲜品应防腐。

【检查】《中国药典》2005 年版一部：干品水分不得过 13.0%。干品总灰分不得过 11.0%；酸不溶性灰分不得过 1.0%。

【浸出物】《中国药典》2005 年版一部：照水溶性浸出物测定法项下热浸法测定，浸出物不得少于 15.0%。

薄 荷

【来源】为唇形科植物薄荷 *Mentha haplocalyx* Briq. 的干燥地上部分。

【产地】主产于江苏、安徽、浙江、江西、河南、四川。以江苏苏州、太仓产者为地道药材，习称"苏薄荷"。野生或栽培。

【采收与加工】夏、秋二季茎叶茂盛或花开至三轮时，选晴天，分次采割，晒干或阴干。通常分两次收割，第一次（头刀）在 7 月中下旬，花开前，距地面约一寸处割取茎，余下部分仍可发芽生长。第二次（二刀）在 10 月中下旬，花开至三轮时，拔取全株，去根。收割宜选 3~5 个晴天后，气温高而风小时进行；若大风、雨后潮湿时收割，油、脑含量均低。收割后当天晒至七八成干，捆成小把，再晒干或阴干。阴干的品质较佳。

【商品规格与等级】均为统货。

【质量要求】以叶多、色深绿、气味浓者为佳。

【主要成分】茎叶含挥发油（称薄荷油）1.3%~2.0%，油中主要含薄荷脑（62.3%~87.2%），薄荷酮（10%~12%）。此外，还含薄荷酯（3%~6%）等。叶尚含苏氨酸、丙氨酸、谷氨酸、天冬酰胺的等多种游离氨基酸。

【包装】薄荷通常压紧捆扎，用席包装，外面再捆以草绳，或装入竹篓。如果过分干燥，可喷水略加湿润后再打包，否则茎叶易压碎。每件以 30~35kg 为宜，最重不超过 75kg，以免增加运输途中的耗损。

【贮藏】置阴凉干燥处。

【养护】本品遇热易走失香味；遇潮湿容易发霉，不宜暴晒。久晒则绿叶变黄，香气大量挥散。堆垛不宜太高，以防挤压。搬运时轻拿轻放，避免破损。

【检查】《中国药典》2005 年版一部：叶不得少于 30%。

【含量要求】《中国药典》2005 年版一部：照挥发油测定法测定，本品含挥发油不得少于 0.80%（ml/g）。

肉 苁 蓉

【来源】为列当科植物肉苁蓉 *Cistanche deserticola* Y. C. Ma 或管花肉苁蓉 *Cistanche tubulosa* (Schrenk) Wight 的干燥带鳞叶的肉质茎。

【产地】主产于内蒙古、新疆、陕西、甘肃等地，多野生。以内蒙古产量最大、质量优。

【采收与加工】通常于春季（3~5 月）苗未出土或刚出土时采挖，除去花序，切段，晒干或置砂中半晒半烫干，即为甜苁蓉（甜大芸、淡大芸），质佳；秋季（6、7 月后）采收者，因水分大，不易干燥，常将大块者投入盐湖中腌 1~3 年后取出，称为咸苁蓉（咸大芸、盐大芸），质次。

【商品规格与等级】商品分甜苁蓉和咸苁蓉 2 种规格，均为统货。

【质量要求】甜苁蓉以肉厚条粗、棕黄色、皮薄鳞韧、柔嫩、油性大、无虫蛀者为佳；咸苁蓉以肥大肉质、黑棕色、鳞片清楚、柔软、油性大、无霉烂者为佳。

【主要成分】含脂溶性成分：6-甲基吲哚、3-甲基-3-乙基乙烷、十七烷、十九烷、二十烷、二十一烷等。含水溶性成分：肉苁蓉苷、胡萝卜苷、8-

表马钱子酸葡萄糖苷、N，N－二甲基甘氨酸甲酯、甜菜碱、氨基酸、多糖类等。

【包装】咸苁蓉须以木箱包装；甜苁蓉可用麻袋装。

【贮藏】甜苁蓉置通风干燥处，防霉，防蛀。咸苁蓉贮藏于干燥、低温处。

【养护】甜苁蓉味甜、肉质，夏季吸湿后易发霉和虫蛀。防治虫害可用磷化铝或硫黄熏蒸。如发现受潮，应置日光下暴晒，凉透后再包好密封。若有霉点，可用清水洗刷洁净，晒干。少量可用纸包好，每包 l~2kg，放于石灰缸内防潮贮藏；大量最好用木箱密封贮藏。

咸苁蓉在产地已用盐渍，而盐有防腐作用，故耐保存，其缺点是容易吸湿，甚至导致霉烂，因此必须贮藏于干燥、低温处，最好是放入冷藏库中度夏。保管时忌热、忌晒、忌水浸，否则会腐烂，注意经常检查。入药时须用清水或矾水浸漂（暑天 1 周，寒天 1 旬），漂尽盐质，再晒干切片。

【检查】《中国药典》2005 年版一部：水分不得过 10.0%。总灰分不得过 8.0%；酸不溶性灰分不得过 1.5%。

【含量要求】《中国药典》2005 年版一部：照高效液相色谱法测定，本品按干燥品计算，肉苁蓉含松果菊苷（$C_{35}H_{46}O_{20}$）和毛蕊花糖苷（$C_{29}H_{36}O_{15}$）的总量不得少于 0.30%；管花肉苁蓉含松果菊苷（$C_{35}H_{46}O_{20}$）不得少于 1.0%。

茵 陈

【来源】为菊科植物滨蒿 *Artemisia scoparia* Waldst. et Kit. 或茵陈蒿 *Artemisia capillaris* Thunb. 的干燥地上部分。

【产地】主产于安徽、陕西、江西、湖北、河南、河北、天津、江苏、浙江等地，以安徽、湖北、江西、江苏产量大，以陕西所产者质最佳，习称"西茵陈"。

【采收与加工】春季幼苗高 6~10cm 时采收或秋季花蕾长成时采割，除去杂质及老茎，晒干。春季采收的习称"绵茵陈"，秋季采割的称"茵陈蒿"。

【商品规格与等级】商品有西茵陈，绵茵陈之分，均为统货。习惯上认为产于陕西三原的西茵陈质最优。

【质量要求】均以纯净、质嫩、绵软、色灰白、气清香浓郁者为佳。

【主要成分】滨蒿含 6,7 －二甲氧基香豆素和挥发油，油中主要成分为侧柏醇、正丁醛、α－蒎烯、糖醛、甲庚烯酮等；幼苗含绿原酸及对羟基苯乙酮；花头及种子含滨蒿素；全草中含有对羟基苯乙酮及少量水杨酸、壬二酸等。茵陈蒿含挥发油，油中主要成分为茵陈二炔酮、茵陈二炔、茵陈炔醇、茵陈素、β－蒎烯等；另含蒿属香豆素、绿原酸等。

【包装】一般用麻袋或苇席、草席包装，压紧，用绳捆好，或先扎成小扎，再将若干小扎捆成大扎，用席包好。外用草绳捆紧。西茵陈的包装方法是将干燥的药材，用压榨机压紧打包，每包 0.5kg，状如茶砖，用纸包好，再装于木箱中。每箱重 25 ~ 50kg。

【贮藏】置阴凉干燥处，防潮、避光、避风吹。

【养护】本品易发霉，走散香味，贮存时间不宜过三年，否则色变黄，香气散失，影响药效。因本品叶细卷曲，密被灰白色茸毛，绵软似绒，若混入泥土、尘末等杂质难以拣选，在库贮藏中应注意防尘及其他异物混杂。由于茵陈幼苗多卷编成团，害虫常常寄居于内发育繁殖，表面观察，难以发现虫迹。检查时应撕开团块或用力抖动观察，有虫害情况可行烈日暴晒，但不宜过久，以免散失香气。此外，也可用硫黄或磷化铝熏蒸防治。

石　斛

【来源】为兰科植物金钗石斛 *Dendrobium nobile* Lindl. 、铁皮石斛 *Dendrobium candidum* Wall. ex Lindl. 或马鞭石斛 *Dendrobium fimbriatum* Hook. var. *oculatum* Hook. 及其近似种的新鲜或干燥茎。

【产地】金钗石斛主产于广西、云南、贵州，习惯认为以广西靖西产者最佳，野生或栽培。铁皮石斛主产于广西、云南、贵州、湖北，经加工称为耳环石斛，习惯以湖北老河口产者为佳，主要供出口。马鞭石斛主产于广西、贵州、云南、四川。环草石斛主产于广西、贵州、云南、四川，广西加工的为小环草，云、贵、川加工大、中环草，野生或栽培。黄草石斛主产于安徽、广西、贵州、云南、四川，习惯以产安徽霍山者质最优。

【采收与加工】全年均可采收，鲜用者除去根及泥沙；干用者采收后，除去杂质，用开水略烫或烘软，再边搓边烘晒，至叶鞘搓净，干燥。铁皮石斛剪去部分须根后，边炒边扭成螺旋形或弹簧状，烘干，习称"铁皮枫斗（耳环石斛）"。

【商品规格与等级】商品分鲜石斛、干石斛和耳环石斛。因品种和加工方法不同，规格十分复杂而不统一。

【质量要求】①鲜石斛以青绿色、肥满多汁、嚼之发黏者为佳。②干石斛以色金黄、有光泽、质柔韧者为佳。③耳环石斛以色黄绿、饱满、结实、嚼之即碎并发黏者为佳。

【主要成分】金钗石斛基含生物碱（0.3%），主要为石斛碱、石斛次碱等。鲜茎含挥发油，油中主要成分为柏泪醇（占 50.46%），另有单萜、倍半萜及其衍生物。此外，尚含黏液质及多糖。

【包装】干石斛可用竹篓包装或用席包、麻袋包装。珍贵品最好用纸包好，放木盒或铁盒内，密封。鲜品可栽于湿沙内。

【贮藏】干品置通风干燥处，防潮；鲜品置阴凉潮湿处，防冻。

【养护】新鲜石斛可用沙土种于花盆内，注意保持潮湿。切忌碱水。根上的茎发现变黄者剪去。同时尚须按照季节进行不同的处理。可用沙土种于花盆内，多量可置阴凉的地上。夏季黄梅季节极易使鲜石斛发黄、落叶、生霉点；若受梅雨，即在很短时间内也会全部腐烂，流出浓黏汁，茎叶变成白色空洞，不能再供药用。宜经常整理，勿使倒卧，避免挤得太紧，置于空气流通和阴凉处，切忌闷热或日晒。冬季应注意防冻。

干石斛在夏季容易受潮发霉。未发霉前用气调密闭贮藏，或贮器内衬防潮纸、塑料薄膜，有利贮藏。不宜久储。

八、藻菌类中药

藻、菌类中药是以低等植物中的藻类和菌类入药的药材总称，其中以菌类药材为多。本类药材在形态上无根、茎、叶的分化，构造上一般无组织分化，无中柱和胚胎。

藻类药材多附有一定的盐分，极易吸潮变软，如海带、昆布、海藻等易吸湿返潮，使盐分溶化流失，影响药材质量并造成保管困难。菌类药材大多含有脂肪、蛋白质、氨基酸及糖类等成分，贮藏与养护不当，极易产生霉变和虫蛀等质变现象，如茯苓、银耳、虫草、麦角等易霉变；茯苓、茯苓皮、猪苓、虫草、雷丸、灵芝、蝉花、麦角等易虫蛀；银耳、虫草等还易变色。因此藻、菌类中药在贮藏时应采取有效的养护措施进行防治，如防潮、防蛀、密闭、冷藏及气调养护等。

冬虫夏草

【来源】为麦角菌科真菌冬虫夏草菌 *Cordyceps sinensis*（Berk.）Sacc. 寄生在蝙蝠蛾科昆虫幼虫上的子座及幼虫尸体的复合体。

【产地】主产四川、青海、西藏等地，甘肃、云南、贵州等省亦产。

【采收加工】夏初子座出土、孢子未发散时挖取，晒至六七成干，除去似纤维状的附着物及杂质，晒干或低温干燥。

【商品规格与等级】按产地可分为四川虫草、西藏虫草和青海虫草；按大小可分为虫草王、散虫草、把虫草 3 等。现在商品分散装和封装，有青海 1~3 等及统货，四川 1~3 等及统货等。

【质量要求】以完整、虫体丰满肥大、外色黄亮、内部色白、子座短者为佳。

【主要成分】含虫草酸、虫草素、腺苷、粗蛋白、氨基酸、脂肪、麦角甾

醇、虫草多糖、生物碱、尿嘧啶、腺嘌呤、D - 甘露醇多种微量元素及维生素
B_{12} 等。

【包装】 木箱装，内衬防潮纸。或将虫草扎成把用纸封包后，再装箱。

【贮藏】 置阴凉干燥处，防潮，防蛀。

【养护】 本品为细贵药材，若贮藏养护不当易发生虫蛀、发霉、变色。为防止变异的发生，可将冬虫夏草用95% 的乙醇熏蒸，即把95% 的乙醇500 ~ 1000ml 盛入广口瓶等敞口容器中，然后放在贮有药材的容器下面，上面放冬虫夏草，中间用带孔的物体（如笼子）把二者隔开，密闭容器6 ~ 7 天可杀死虫体霉菌。虫草可利用对抗同贮的方法来达到防潮、防蛀的目的，如西红花与虫草同贮于低温干燥之处，可保虫草久贮不坏；若与花椒共贮也能防蛀。虫草还可在装箱时加入吸潮剂来达到防潮、防蛀的目的，先在箱内底部放置用纸包好的木炭，再放些碎丹皮，然后将虫草置于其上并密封，即可防霉、蛀的发生；也可先将虫草按一定份量分件用纸封包，再将包件层层堆叠装箱，并在每一堆层之间撒上一薄层石灰粉，直至箱满，最顶层仍覆撒石灰粉，盖严密封，其防潮、防虫的效果更佳。贮藏期间应保持环境的干燥并注意检查，若发现受潮变软，要立即日晒或烘焙至干；若发霉可用酒精擦洗治霉，还可用磷化铝等药剂熏蒸防治。有条件者，采用冷藏法或气调养护法贮藏效果更佳。采用气调法结合除氧剂封存养护技术，对虫草进行除氧保鲜，在保持品质和降低药材损耗方面有很好的效果，从而明显提高了经济效益。

【含量要求】《中国药典》2005 年版一部：照高效液相色谱法测定，本品含腺苷（$C_{10}H_{13}N_5O_4$）不得少于0.010% 。

银 耳

【来源】 为银耳科真菌银耳 *Tremella fuciformis* Berk. 的干燥子实体。

【产地】 主产四川、贵州，云南、福建、湖北、江苏、浙江等省亦产。

【采收加工】 4 ~ 9 月采收。选阴雨天或晴天的早晚，用竹刀将银耳割下，淘净，拣去杂质，及时晒干或烘干。

【商品规格与等级】 一般分4 个等级。

【质量要求】 以色黄白、光亮、朵头大、体轻、胶质重、膨胀性强者为佳。

【主要成分】 含蛋白质约10% 、碳水化合物约65% 、无机盐约4% 及维生素B 等。

【包装】 箱装，并内衬防潮纸。也可袋装或铁筒装。

【贮藏】 密闭，置阴凉干燥处。防潮，防霉蛀。

【养护】 本品因水分较多，若烘晒时未干透，到梅雨季节则容易发霉，但烘

晒过干，存放时又易破碎。为防银耳霉变，过去多用硫黄熏，即能防霉又使色泽美观，但熏后放置稍久，颜色变为深黄色，进而发红，发性也差且不易煮糯，品质降低，故不宜用硫黄熏。贮藏期间注意防潮，受潮则发粘，受潮时可用适当的吸湿剂以吸潮，但不宜放石灰瓮内，否则煎煮时不易放开；为保银耳的色泽滋润有光，不宜日晒，晒则变色，也不宜过度吹风，以免影响光润。本品含大量胶质，抗热力弱，为保胶质，以冷藏法贮藏最宜，可存放 1~2 年不变质。

茯 苓

【来源】为多孔菌科真菌茯苓 *Poria cocos* (Schw.) Wolf 的干燥菌核。

【产地】主产于湖北、安徽、河南、云南、贵州、四川等省。栽培或野生，栽培者产量较大，以安徽为多，故有"安苓"之称；野生者以云南为著，称"云苓"。习惯上认为云苓质优。

【采收加工】野生茯苓常在 7 月至次年 3 月采挖，栽培茯苓于接种后第 2 年 7~8 月间采挖。挖出后除去泥沙，堆放在不通风处进行"发汗"，待水分析出后，取出摊开晾至表面干燥。再进行"发汗"，反复数次至外现皱纹、内部水分大部散失后，阴干，称为"茯苓个"；或将鲜茯苓去皮后切片，为"茯苓片"；切成方形或长方形块者为"茯苓块"；中有松根者为"茯神"；皮为"茯苓皮"；去皮后，内部显淡红色者为"赤茯苓"；切去赤茯苓后的白色部分为"白茯苓"。

【商品规格与等级】分茯苓个、茯苓皮、茯苓块、赤茯苓。除茯苓皮外，茯苓个、茯苓块均分为一、二等和统货。

【质量要求】茯苓个以体重坚实、外皮色棕褐、无裂隙、断面白色细腻、粘牙力强者为佳；茯苓皮以外皮黑褐色、内面灰白色、体软质松、略具弹性者为佳；茯苓块以块状不碎、色洁白者为佳。

【主要成分】含 β - 茯苓聚糖，含量最高可达75%。并含多种四环三萜酸类化合物：如茯苓酸、齿孔酸、块苓酸、松苓酸等。此外，尚含麦角甾醇、胆碱、腺嘌呤、卵磷脂、蛋白质、脂肪、组氨酸、β - 茯苓聚糖分解酶及蛋白酶等。

【包装】茯苓个、茯苓皮袋装；茯苓块、片箱装并内衬防潮纸。

【贮藏】置干燥处，防潮。

【养护】本品贮藏不当，可发生虫蛀、发霉、变色等质变现象。如受潮易霉变，尤其在梅雨季节最易受潮，发生黄色霉斑，甚至霉烂；同时茯苓受潮后也易导致生虫，故茯苓应置于干燥处保存。但不宜过分干燥和风吹，以免失去黏性或产生裂隙。贮藏期间若发现受潮，要及时晾晒，但不宜暴晒，以免变色和起裂隙。为防霉变可在梅雨季节前、后将原件打开，于阳光下日晒；为防起裂隙和受热过度变色，晒时可在药材上盖以白纸。贮藏中为防治虫蛀，可用磷化铝等药剂熏蒸。有条件者，采用气调养护保存效果更佳。

【检查】《中国药典》2005 年版一部：水分不得过 15.0%。总灰分不得过 4.0%；酸不溶性灰分不得过 2.0%。

九、树脂类中药

树脂类中药是以植物体树脂道中的分泌物入药的药材总称，包括植物体的正常代谢产物和割伤后的分泌产物。

树脂类中药在贮藏中易出现黏结、融化、散失气味等质变现象，如松香、枫香脂、安息香、乳香、藤黄等受热易黏结、融化；苏合香、安息香、没药、乳香、阿魏等易散失气味，其中阿魏还易与其他药材串味；安息香、没药、乳香、松香、干漆等遇火易燃烧。因此树脂类中药的主要养护方法有密闭、防热、防火等，其中的毒、剧药材和易燃药材还应按特殊药材严格保管。

苏 合 香

【来源】为金缕梅科植物苏合香树 *Liquidambar orientalis* Mill. 的树干渗出的香树脂经加工精制而成。

【产地】主产于土耳其南部、叙利亚、埃及、索马里和波斯湾附近各国。现我国广西、云南有引种。

【采收加工】初夏将 3~4 年树龄的树皮割裂至木部，使其分泌香树脂并渗入树皮内。到秋季时割下树皮及木部外层边材，加水煮后，用布袋压榨过滤，除去水分，即得粗品苏合香。如再将粗品用 95% 的乙醇溶解，滤过，滤液除掉乙醇，则成精制苏合香。置于阴凉处。常贮藏于铁桶中，并灌以清水浸盖以防香气走失。

【商品规格与等级】国际市场将商品分为天然苏合香和精制苏合香 2 种。统货。

【质量要求】以质细腻、稠似饴糖、半透明、针挑成丝、无杂质、香气浓郁者为佳。

【主要成分】粗制品含树脂约 36%，其余为油状液体。树脂中含苏合香树脂醇、齐墩果酮酸和 3 - 表 - 齐墩果酸等。油状液体中含有苯乙烯、乙酸桂皮酯、肉桂酸、桂皮醇酯、肉桂酸苯丙酯、香荚兰醛及游离桂皮酸等。

【包装】铁桶或瓶装。

【贮藏】密闭，置阴凉干燥处。

【养护】本品易挥发而走失香气。若受热会加速挥发导致损失。贮藏时宜将苏合香密封后，置于阴凉干燥处，避光保存，注意防热。为保持苏合香的油分和香味不受损失，还可利用苏合香不溶于水、遇水不发生变化的性质，贮藏时在盛装苏合香的容器中加入适量清水后封严，可防其挥发干燥。同时由于本品为半流动性的浓稠液体，故在运输、贮藏时应注意检查包装的严密性，轻堆轻卸，避免渗漏损失。

【检查】 《中国药典》2005 年版一部：酸值应为 52～76；皂化值应为 160～190。

【含量要求】《中国药典》2005 年版一部：照高效液相色谱法测定，本品按干燥品计算，含肉桂酸（$C_9H_8O_2$）不得少于 5.0%。

阿　魏

【来源】 为伞形科植物新疆阿魏 *Ferula sinkiangensis* K. M. Shen 或阜康阿魏 *Ferula fukanensis* K. M. Shen 的树脂。

【产地】 主产新疆阿勒泰、喀什、伊犁、阜康等地。

【采收加工】 割取法：春末夏初，盛花期至初果期，分次由茎上部往下斜割，每次待树脂流尽后再割下一刀，一般割 3～5 次，将收集物放入容器中，置通风干燥处阴干；榨取法：于春季挖出根部，洗去泥沙，切碎，压取汁液，置容器中，放通风干燥处阴干。

【商品规格与等级】商品按形色的不同可分为五彩阿魏、含沙阿魏和块状阿魏等规格。现多为统货。

【质量要求】以块状、蒜气强烈、断面乳白或稍带微红色、无杂质者为佳。

【主要成分】含挥发油、树脂及树胶等。树脂类主要成分为阿魏树脂鞣醇、阿魏酸、阿魏内酯等；挥发油中主要成分为萜烯及多种二硫物等，其中的仲丁基丙烯基二硫化物是本品具特殊蒜臭的物质。

【包装】 箱装或桶装。

【贮藏】 密闭，置阴凉干燥处。

【养护】 本品具有浓烈而持久的蒜样臭气，受热则易融化和走失气味，故应密封后，置于阴凉干燥处贮藏。贮藏期间要注意避光、避风、防热，以免融化和走味。因阿魏具有强烈的蒜样臭气，在贮藏时最好能单独存放或加强密封措施，不宜与其他药材同放一处，以防气味影响其他药材。

【检查】 《中国药典》2005 年版一部：水分不得过 8.0%。总灰分不得过 5.0%；酸不溶性灰分不得过 1.0%。

【浸出物】《中国药典》2005 年版一部：照醇溶性浸出物项下热浸法测定，用乙醇作溶剂，浸出物不得少于 20.0%。

【含量要求】《中国药典》2005 年版一部：照挥发油测定法测定，本品含挥发油不得少于 10.0%（ml/g）。

安 息 香

【来源】为安息香科植物白花树 *Styrax tonkinensis*（Pierre）Craib ex Hart. 的干燥树脂。

【产地】主产广西、云南、广东、贵州等地。进口安息香主产印度尼西亚、泰国、越南、伊朗等。

【采收加工】4～9 月选择 5～10 年树龄的树干。在距地面 40cm 处，用刀在树干周围割数个三角形的切口，深度达木质部为止。在一周后切口流出小量黄色树脂，将黄色树脂除去，其后渐流白色树脂，待干后收集即为安息香。以后每隔一月至一个半月在上次割脂上方的 4cm 处再同样割数个切口，继续采割。一般每树可采割 7～10 年。另据报道，在割脂期间，在树干基部浅刮树皮处刷以 10% 的乙烯利油剂，则在 10～12 天后进行割脂，可增产 8～17 倍，其原理可能是乙烯利油剂能促进树脂道发育而丰产。

【商品规格与等级】按来源可分为国产品和进口品。多系进口，少量国产。进口品按产地可分为水安息（伊朗产）、旱安息（伊朗及苏门答腊产）、白胶香（印度产）等规格。

【质量要求】以香气浓、断面夹有黄白色泪滴状物多、无杂质者为佳。

【主要成分】含树脂 70%～80%，主要成分为泰国树脂酸、苯甲酸松柏醇酯、苯甲酸等。

【包装】木箱装，或用铝匣、瓷罐装。

【贮藏】置阴凉干燥处，密闭保存。

【养护】本品易散失香气，受热易软化熔融。故应密封后，置于阴凉干燥处，避光、避风、防热保存。安息香遇火易燃烧，贮藏中要注意安全，最好专库存放。

【检查】《中国药典》2005 年版一部：本品干燥失重不得过 2.0%。总灰分不得过 0.50%。醇中不溶物不得过 2.0%。

【含量要求】《中国药典》2005 年版一部：照容量法测定，本品含总香脂酸以醇溶性浸出物的干燥品计算，不得少于 30.0%。

十、其他类中药

其他类中药是指不能归入本教材其他章节的来源于植物的中药。包括蕨类植物的成熟孢子；以植物体的某一部分或间接使用植物的某些制品为原料，经过不同的加工处理而得的产物；植物体与寄生昆虫形成的畸形物；植物树脂的石化物；植物体分泌或渗出的非树脂类物质。

其他类中药若贮藏不当，会发生霉变、虫蛀、变色、融化、挥发等多种质变现象。如青黛、胆南星、半夏曲、芜荑、六神曲、建曲、红曲米、竹沥等易发霉；胆南星、芜荑、六神曲、建曲、红曲米、淡豆豉等易虫蛀；红曲米、柿霜等易变色，其中柿霜还易潮解、溶化；松节油、牡荆油、薄荷脑（油）、肉桂油、桉油、樟脑、冰片等易挥发；芦荟、儿茶、西瓜霜等易粘连、融化；樟脑、海金砂、冰片等遇火易燃。故其他类中药的贮藏养护应根据不同的药材，采取相应的有效措施进行防治，主要方法有防潮、防蛀、防热、防火、密封等。

海金沙

【来源】为海金沙科植物海金沙 *Lygodium japonicum*（Thunb.）Sw. 的干燥成熟孢子。

【产地】主产广东、浙江、江苏、湖北、湖南等省。

【采收加工】秋季孢子未脱落时采割藤叶，晒干，搓揉或打下孢子，除去藤叶即可。

【商品规格与等级】统货。

【质量要求】以质轻、色棕黄、无杂质、有光滑感者为佳。

【主要成分】含海金沙素及脂肪油，其脂肪酸主要有棕榈酸、油酸、亚油酸和肉豆蔻酸等。尚含反式 – 对 – 香豆酸及咖啡酸等成分。

【包装】袋装。

【贮藏】密封，置干燥处，防潮。

【养护】本品受潮易生霉、结块，同时又为易燃药材。应密封后，置于阴凉干燥处保存。贮藏期间注意防潮，防火。海金沙大量存放时，宜入危险品仓库，单独存放；小量存放时，也应选择与其他仓库有适当距离的库房单独存放，并远离电源、火源，由专人保管，并放置适当的消防设备（如沙土，着火后用之扑压效果好）。贮藏中若海金沙受潮不干而又堆垛过紧，不利于通风、散潮时，药材温度会逐渐升高且又不能散热，从而发生自燃起火的危险。因此，在入库和贮藏中要严格检验海金沙的干湿程度，并注意安全堆码。

【检查】《中国药典》2005 年版一部：酸不溶性灰分不得过 15.0%。

儿 茶

【来源】为豆科植物儿茶 *Acacia catechu*（L. f.）Willd. 的去皮枝、干的干燥煎膏。

【产地】主产云南西双版纳，广东、广西、福建、海南等地亦产。

【采收加工】冬季落叶后至春季萌芽前采收枝、干，除去外皮，砍成大块，加 4 倍水煎煮提取 6 次，每次 1.5 小时，合并提取液，浓缩至糖浆状，冷却后倾入特制的模型中，干燥。商品习称儿茶膏或黑儿茶。

【商品规格与等级】统货。

【质量要求】以黑色略带棕色、不糊、不碎、涩味重者为佳。

【主要成分】含儿茶鞣质、儿茶素及表儿茶素。还含儿茶鞣红、槲皮素、低聚糖、树胶及黏液质等。

【包装】纸盒装；或用纸包后，置纸箱或木箱中，并内衬防潮纸。

【贮藏】密封，置干燥处，防潮。

【养护】本品受潮后有黏性，易致粘连结块；受热则易走失气味。故应密封，置阴凉干燥处保存。贮藏期间注意防潮，防热。

【检查】《中国药典》2005 年版一部：水分不得过 17.0%。

【含量要求】《中国药典》2005 年版一部：照高效液相色谱法测定，本品含儿茶素（$C_{15}H_{14}O_6$）和表儿茶素（$C_{15}H_{14}O_6$）的总量不得少于 21.0%。

冰　片

【来源】本品为樟脑、松节油等化学原料经化学合成而得的结晶状物（合成龙脑）。又称"机制冰片"。

【产地】主产上海、天津、广东等地。

【采收加工】全年均可制造。

【商品规格与等级】机制冰片简称机梅片，分大梅、二梅、三梅、统装等规格。

【质量要求】以片大而薄、色洁白、质松脆、气清香、凉气大者为佳。

【主要成分】含消旋龙脑、樟脑、异龙脑等。

【包装】纸包后外加玻璃纸封，置小木箱内；或装入塑料袋内，置铁桶内密封。

【贮藏】密封，置阴凉干燥处，避光，避风。

【养护】本品易挥发，若受热会加速挥发散失，导致结饼和失香。故在贮藏冰片时应先将其密封，严防泄气，避免挥发而损失分量和降低药效，然后置于阴凉干燥处，避光，避风保存。贮藏期间应防受热，不宜经常拆封，以免挥发损失。若在库内嗅到强烈的清凉气味时，说明包装不够严密，要及时采取加固密封措施。冰片遇火易燃烧，贮存时应与其他药材相隔离，最好用专库来存放。

【检查】《中国药典》2005 年版一部：测 pH 值、不挥发物、水分、重金属、砷盐，其中不挥发物试验遗留残渣不得过 3.5mg（0.035%）；重金属不得过百万分之五；含砷量不得过百万分之二。

【含量要求】《中国药典》2005 年版一部：照气相色谱法测定，本品含龙脑（$C_{10}H_{18}O$）不得少于 55.0%。

第二节 动物类中药的加工、贮藏与养护

动物类中药来源复杂，有兽类的皮、角、骨、甲，爬行类的蛇、龟、蜥，水产类的贝、螺以及众多的小昆虫。其药用部位有的为动物的全体，如全蝎；有的为动物的一部分，如鹿茸；有的为动物的分泌物，如麝香；也有的为动物的生理或病理产物，如牛黄等。

动物类药材中除少数贝壳外，大部分都需要进行保质养护，如禽兽的内脏、蛇、虫的躯体，因为含有丰富的脂肪、蛋白质等，是霉菌、仓虫的养料，所以多数动物类易发霉和生虫。此外，由于昆虫体质疏松，仓虫可侵入其腹部造成危害；昆虫受潮或生霉后躯体结构松散，易导致脱足断尾，一旦染霉，不易除去。久储或受高温影响，动物油脂易氧化，在酶的作用在产生水解，导致脂肪酸败，散发臭气。

易发霉、生虫、泛油的动物类药材有水獭肝、蛤蚧、刺猬皮、狗肾、鹿鞭、蕲蛇、乌梢蛇、壁虎、蜈蚣等；易发霉、生虫的动物类药材有象皮、水蛭、紫河车、鸡内金、全蝎、蜂房、桑螵蛸、蛇蜕等。

动物类药材多具有特异腥味，易生虫、发霉，宜建立专库存放，以免与其他药材串气，有利于集中采取相应的养护措施。库房应具备良好的防潮、通风条件，并有能使用熏蒸防治方法的密封条件。库内温度不超过 25℃，相对湿度应控制在 70% 左右。或根据需要修建货架，分层存放，提高使用率，并备有固定的可密闭容器，以减轻劳动强度，提高养护效益。

动物类药材的养护可采用密封贮存，防虫效果较佳，如使用箱、缸、桶等容器，容器内置少量花椒、蒜头、吴茱萸等防蛀、防霉；也采用吸湿法，一般以大缸为容器，生石灰为吸湿剂，防蛀、霉和泛油；还可采用晾晒法，如质地坚韧、不易残损的蕲蛇、乌梢蛇、地龙、紫河车等品种。此外，昆虫类药材可采用烘烤法干燥；易生虫类药材均可用磷化铝等熏蒸。

斑 蝥

【来源】为芫青科昆虫南方大斑蝥 *Mylabris phalerata* Pallas 或黄黑小斑蝥 *Mylabris cichorii* Linnaeus 的干燥体。

【产地】大斑蝥主产于河南、安徽等省，小斑蝥主产于广西、湖南、贵州等省区。均为野生。

【采收与加工】7~9月，清晨露未干，斑蝥翅湿不能起飞时，带手套捕捉（避免刺激皮肤）或用蝇拍打落，用竹筷夹入容器中，放入沸水中烫死，取出晒干。

【商品规格与等级】一般为统货。

【质量要求】斑蝥以个大、完整、颜色鲜明、无败油气味者为佳。

【主要成分】南方大斑蝥含斑蝥素、脂肪油及树脂、蚁酸、色素等。黄黑小斑蝥含斑蝥素。两种斑蝥均含无机元素 K、Mg、Ca、Fe、Zn、Cu、Mn、Sr 等，以 K 含量最高。

【包装】木箱密封装。

【贮藏】置通风干燥处。防潮、防虫蛀。

【养护】本品易虫蛀，须完全干燥后包装。少量可用纸包好，置石灰缸内贮存。为防止虫蛀，可在贮藏斑蝥的密闭容器内，放置一块浸有氯仿的棉花球（1kg 斑蝥约用 6g 氯仿）。斑蝥具大毒，刺激性甚强，在处理时应避免与皮肤和黏膜接触，须戴口罩、手套及防护眼镜。

【含量要求】《中国药典》2005 年版一部：照气相色谱法测定，本品含斑蝥素（$C_{10}H_{12}O_4$）不得少于 0.35%。

全 蝎

【来源】本品为钳蝎科动物东亚钳蝎 *Buthus martensii* Karsch 的干燥体。

【产地】全蝎主产于河南、山东等省。野生或家养。

【采收与加工】野生蝎由仲春至初秋捕捉。清明至谷雨前后捕捉者称春蝎，夏季量较多，称"伏蝎"。饲养者秋季捕捉，捕捉后，将蝎子浸清水中，待其将腹内泥土吐出，死亡后捞出，置沸水锅中煮至身挺、腹硬、脊背抽沟，捞出，洗净，阴干，即为"清水蝎"；"盐水蝎"加工方法基本同上，但浸、煮时，水中加少量食盐。蝎子煮时搅拌宜轻，以免碎断。

【商品规格与等级】商品分清水蝎（清全蝎）和盐水蝎（盐全蝎）两类。清水蝎优于盐水蝎。目前没有全国统一的标准，均为统货。

【质量要求】以完整、色黄褐、腹中无杂物、盐霜少者为佳。

【主要成分】主要含蝎毒素，并含甜菜碱、三甲胺等。

【包装】装木箱、瓷缸内，或用纸盒包装。

【贮藏】置阴凉、干燥处保存。防虫蛀、发霉、变色，防鼠。

【养护】全蝎夏季易生虫变质，必须干燥后装入木箱中，内部垫纸，并置樟脑,外用猪血涂纸封固,置于干燥通风处。霉季、伏季宜进冷库,以免烊化流失。若全虫发臭后腐熟,可用沸水撩之,晒干后无臭。出口货装纸盒,每盒500g,排列整齐,每100盒装一箱,内衬油纸,防潮。

【浸出物】《中国药典》2005年版一部:照醇溶性浸出物测定法项下的热浸法测定,用稀乙醇作溶剂,浸出物不得少于20.0%。

蜈　蚣

【来源】为蜈蚣科动物少棘巨蜈蚣 *Scolopendra subspinipes mutilans* L. Koch 的干燥体。

【产地】该药材主产湖北、浙江、江苏、安徽等省区,多为野生。

【采收与加工】春、夏二季捕捉。先用沸水烫死,将两头削尖的长竹片插入头尾两端,绷直,晒干或烘干。除去竹片及头、足生用。

【商品规格与等级】商品分为散装和板装两种规格,分别按体长不同分为两等。

【质量要求】蜈蚣以条长、头红、身墨绿色、头足全者为佳。

【主要成分】含两种类似蜂毒的有毒成分,即组织胺样物质及溶血蛋白质。尚含酪氨酸、亮氨酸、蚁酸、脂肪油、胆甾酸。

【包装】少量用纸包好,置石灰缸内存放。

【贮藏】置通风干燥处,防蛀、防霉、防鼠、防压。

【养护】本品防虫,忌硫黄熏,因熏后易脱足、变色,影响品质。包装内放大蒜可防蛀,受潮后可日晒。

【检查】《中国药典》2005年版一部:总灰分不得过5.0%。

【浸出物】《中国药典》2005年版一部:照醇溶性浸出物测定法项下的热浸法测定,用稀乙醇作溶剂,浸出物不得少于20.0%。

蜂　蜜

【来源】为蜜蜂科昆虫中华蜜蜂 *Apis cerana* Fabricius 或意大利蜂 *Apis mellifera* Linnaeus 所酿的蜜。

【产地】全国各地均产。以广东、云南、福建、江苏等省产量较大。均为养殖。

【采收与加工】春季至秋季采收。采收时先割下蜂巢,置于布袋内,将蜜挤出,或置于离心机(摇蜜机)内,将蜂蜜摇出,滤去蜂蜡碎片和杂质。生用或炼熟用。

【商品规格与等级】一般为统货。

【质量要求】蜂蜜以浓稠似凝脂、味甜而纯正、不酸、无异臭、无苦麻味、无死蜂、蜡碎片和其他杂质为佳。

【主要成分】主含葡萄糖、果糖约70％。另含少量蔗糖、有机酸、挥发油、维生素、酶类、乙酰胆碱、无机盐及花粉、蜡质等。

【包装】用木桶、铁桶或油篓封装。

【贮藏】置阴凉干燥处，防潮、防热。

【养护】本品含葡萄糖、果糖，夏季易发酸起泡，造成"涌潮"（即发酵上浮）。装时桶内应留有一定空隙，不能过满。一般在入夏前将干净的生姜片撒布于蜜上，盖严盖子，可防止"涌潮"。为了防止蚂蚁，可在坛的四周撒布些石灰粉。

【检查】《中国药典》2005年版一部：蜂蜜25℃时，相对密度应在1.349以上；用紫外－可见分光光度法检查，5－羟甲基糠醛在284nm和336nm波长处的吸收度差不得大于0.34。

【含量要求】《中国药典》2005年版一部：照容量法测定，本品含还原糖不得少于64.0％。

蜂　房

【来源】为胡蜂科昆虫果马蜂 *Polistes olivaceous*（DeGeer）、日本长脚胡蜂 *Polistes japonicus* Saussure 或异腹胡蜂 *Parapolybia varia* Fabricius 的巢。

【产地】全国均产。均为野生。

【采收与加工】全年可采，多在秋冬季采集。趁大雪天冬眠时取下蜂房，或在夜间，趁黑用麻袋套住，取下蜂房，晒干或略蒸，除去死蜂死蛹，晒干。

【商品规格与等级】商品分软蜂房和硬蜂房两种。

【质量要求】蜂房以个均匀、质柔软、灰白色、有弹性、房孔内无蜂蛹、死蜂者为佳。质酥脆或坚硬者不可供药用。

【主要成分】含蜂蜡、树脂及一种有毒的露蜂房油。

【包装】用竹筐包装。

【贮藏】置通风干燥处，防压，防蛀。

【养护】本品常含小蜂或虫卵，必以沸水蒸烫杀之，否则，开春气温转暖，虫卵孵化生蜂，失去药用价值。同时，经沸水烫后，还可以解除其中所含的毒性成分。

海　马

【来源】为海龙科动物线纹海马 *Hippocampus kelloggi* Jordan et Snyder、刺海

马 *Hippocampus histrix* Kaup、大海马 *Hippocampus kuda* Bleeker、三斑海马 *Hippocampus trimaculatus* Leach 或小海马（海蛆）*Hippocampus japonicus* Kaup 的干燥体。

【产地】 主产于广东、福建、台湾沿海。马来半岛、菲律宾、印度尼西亚、澳洲、非洲等地均产。野生或养殖。

【采收与加工】 夏、秋两季捕捞，洗净，晒干；或除去皮膜及内脏，晒干；或将海马浸入清水或米泔水中刷去外部灰黑色皮膜，使呈牙白色，将其尾作盘卷状，晒干。一般生用。

【商品规格与等级】 进口者多为大海马、三斑海马及刺海马。国产者多为大海马及三斑马，小海马也产。

【质量要求】 海马以体大，坚实、头尾齐全、色黄白者为佳。

【主要成分】 刺海马含蛋白质、脂肪、多种氨基酸、色素、酶类等。

【包装】 装于木箱，密封。少量用纸包好，置石灰缸内。

【贮藏】 置阴凉干燥处，防蛀、防变色。

【养护】 本品经夏容易生虫、变色，在贮藏前可先行日晒，干后放凉，拌入一些花椒或细辛，置阴凉干燥处。

【检查】 进口品的水分不得超过 1.5%。虫蛀品不得超过 5%。

桑 螵 蛸

【来源】 为螳螂科昆虫大刀螂 *Tenodera sinensis* Saussure、小刀螂 *Statilia maculata*（Thunberg）或巨斧螳螂 *Hierodula patellifera*（Serville）的干燥卵鞘。以上三种分别习称"团螵蛸"、"长螵蛸"及"黑螵蛸"。

【产地】 全国大部分地区均产。团螵蛸主产于广西、云南等地；长螵蛸主产于浙江、江苏等地；黑螵蛸主产于河北、河南、山东等地。

【采收与加工】 9 月至翌年 2 月采收，除去杂质，置蒸笼内蒸至虫卵死后，晒干或烘干。

【商品规格与等级】 商品分团螵蛸、长螵蛸、黑螵蛸三种。

【质量要求】 桑螵蛸以完整、幼虫未出、色黄、体轻而带韧性、无树枝草梗者为佳。桑树上的团螵蛸为优，长螵蛸次之，黑螵蛸最次。

【主要成分】 主含蛋白质、脂肪、无机元素及磷脂类物质。

【包装】 用木箱、麻袋或苇席包装。

【贮藏】 置通风干燥处，防蛀。

【养护】 本品系螳螂的卵巢，如在贮藏前处理不当，待春暖时内含的虫卵就会孵化为虫，失去药用价值。不得不严加注意。可用烘房、烘箱烘干，或蒸笼蒸之。

蕲　蛇

【来源】　为蝰科动物五步蛇 *Agkistrodon acutus*（Güenther）的干燥体。

【产地】　主产于浙江、江西、广东、福建、台湾沿海。野生或养殖。

【采收与加工】　多于夏、秋二季捕捉，剖开蛇腹，除去内脏，洗净，用竹片撑开腹部，盘成圆盘状，干燥后拆除竹片。

【商品规格与等级】　一般为统货。

【质量要求】　蕲蛇以条大、头尾齐全、花纹斑块明显、内壁洁净者为佳。

【主要成分】　蛇体主含蛋白质、氨基酸、脂肪等。头部毒腺中含多量出血性毒，少量神经性毒，微量溶血成分及促进血液凝固成分。

【包装】　装于木箱或石灰缸中。

【贮藏】　置干燥处，防霉，防蛀。

【养护】　蕲蛇易发霉、生虫，需烘干后，加樟脑封固，或层层撒花椒于箱内。本品若不干燥，容易返潮、虫蛀，宜经常翻晒或用火烘，或置石灰缸内。

【浸出物】　《中国药典》2005年版一部：照醇溶性浸出物测定法项下的热浸法测定，用稀乙醇作溶剂，浸出物不得少于10.0%。

蛤　蚧

【来源】　为壁虎科动物蛤蚧 *Gekko gecko* Linnaeus 的干燥体。

【产地】　主产于广西、云南、福建、广东等省区。

【采收与加工】　野生者多在5~9月捕捉；家养者全年可以捕捉。除去内脏，拭净，不可水洗，用竹片撑开，缠尾使全体扁平，四肢顺直，低温干燥，将两只合成一对，扎好。

【商品规格与等级】　一般为统货。

【质量要求】　蛤蚧以体大、肥壮、尾粗而长、无虫蛀、不破碎者为佳。

【主要成分】　含肌肽、胆碱、肉毒碱、鸟嘌呤、磷脂类成分等。

【包装】　用木箱严密封装，常用花椒拌存。少量可用纸包好，放入石灰缸内。

【贮藏】　置阴凉干燥处，防蛀。

【养护】　本品易蛀，霉季前可用文火复烘干燥。每隔半月检查一次，若有虫蛀，可用火炕处理。但不能用硫黄熏，以免影响品质。

阿　胶

【来源】　为脊马科动物驴 *Equus asinus* L. 的干燥皮或鲜皮经煎煮、浓缩制成的固体胶。

【产地】主产于山东、浙江等省。

【采收与加工】将驴皮漂泡，去毛，切成小块，再漂泡洗净，分次水煎，滤过，合并滤液，用文火浓缩（可加适量黄酒、冰糖和豆油）至稠膏状，冷凝，切块，晾干即可。

【商品规格与等级】分为阿胶块和阿胶丁。目前全国没有统一的规格。

【质量要求】阿胶以色匀、乌黑、质脆、半透明、断面光亮、无腥气者为佳。

【主要成分】主含明胶蛋白。

【包装】装于厚纸盒或石灰缸中。

【贮藏】密闭，贮于阴凉、干燥处。防高热熔化，防干风崩裂。

【养护】阿胶长久风吹则易于破碎；日晒则易发软。受潮、受热则易回潮变软。贮藏的适宜相对湿度为80%～85%。吸湿过多，可用石灰、氯化钙等干燥。

【检查】《中国药典》2005年版一部：含水分不得超过15.0%。总灰分不得过1.0%。含重金属不得过百万分之三十；含砷量不得过百万分之三。水不溶物不得过2.0%。挥发性碱性物质（以氮计）不得过0.10%。

【含量要求】《中国药典》2005年版一部：照氮测定法测定，本品含总氮量（N）不得少于13.0%。

鹿　茸

【来源】为鹿科动物梅花鹿 *Cervus nippon* Temminck 或马鹿 *Cervus elaphus* Linnaeus 的雄鹿未骨化密生茸毛的幼角。前者习称"花鹿茸"，后者习称"马鹿茸"。

【产地】花鹿茸主产于吉林、辽宁、黑龙江、河北等省；马鹿茸主产于黑龙江、吉林、内蒙、新疆、青海、四川等省。

【采收与加工】夏、秋二季锯取鹿茸，经加工后，阴干或烘干。

【商品规格与等级】商品分为花鹿茸、马鹿茸2类，有砍茸、锯茸之分。另有花鹿茸片、马鹿茸片、鹿茸粉等。

【质量要求】以茸形粗壮、饱满、皮毛完整、质嫩、油润、无骨棱、无钉者为佳。

【主要成分】含神经酰胺，溶血磷脂酰胆碱，次黄嘌呤，尿嘧啶，磷脂类物质，多胺类物质。

【包装】装于木箱、铁箱中。

【贮藏】置阴凉干燥处，密闭，防蛀。

【养护】本品最易遭受虫蛀、变色，受热则茸皮裂纹或崩口，遇潮则茸皮变黑并生白斑。故锯茸后，将细辛末调成稠糊状，涂在有裂缝或边缘处，尤其是茸的末端最易生虫的地方，再烤干。箱内可撒以樟脑，或与细辛、花椒同贮。

鹿 筋

【来源】 为鹿科动物梅花鹿 *Cervus nippon* Temminck 或马鹿 *Cervus elaphus* Linnaeus 四肢的筋腱。

【产地】 主产于吉林、辽宁、黑龙江、河北、内蒙、新疆、青海、四川等省区。

【采收与加工】 将鹿的四肢割下，除掉肌肉和骨骼，但保留蹄部，以便鉴别。

【商品规格与等级】 分为马鹿筋和花鹿筋 2 种。

【质量要求】 以透明、有光泽、金黄色者为佳。

【主要成分】 主含胶质、磷酸钙、碳酸钙等。

麝 香

【来源】 为鹿科动物林麝 *Moschus berezovskii* Flerov、马麝 *Moschus sifanicus* Przewalski 或原麝 *Moschus moschiferus* Linnaeus 成熟雄体香囊中的干燥分泌物。

【产地】 主产于四川、西藏及云南等省区。

【采收与加工】 多在冬季至次春猎取，猎获后，割取香囊，或再修边剪毛，阴干或由囊孔阴干。带囊壳的完整麝香，习称"毛壳麝香"；剖开香囊，除去囊壳，习称"麝香仁"。家麝直接从其香囊中取出香仁，阴干或用干燥器密闭干燥。

【商品规格与等级】 商品分毛壳和净香仁两种，均为统货，不分等级。

【质量要求】 毛壳麝香以饱满、皮薄、有弹性、无皮肉附着、香气浓烈者为佳。麝香仁以颗粒紫黑、粉末色棕褐、质柔油润、香气浓烈者为佳。

【主要成分】 主含大环酮类化合物、生物碱类、甾体化合物等。

【包装】 香仁置瓷瓶或棕色玻璃瓶中；毛壳一般用纸包好，放入密闭容器内，封严。

【贮藏】 密闭，置阴凉干燥处，遮光，防潮，防蛀。

【养护】 麝香因其特异香气，一般不易生虫。若在瓶外包裹软羊皮和布，更能保证质量。忌与其他芳香性药材存放在一起，以免串味。毛壳麝香为了防潮可放入一些炒米。在香壳内包有一层"银衣"，是最好的防止泄气物，故能耐较长时间的存放，而不影响质量。麝香忌水，遇水变质，如有霉点可取出吹晾二三个小时，用手擦去霉点。

【检查】《中国药典》2005 年版一部：本品不得检出动、植物组织、矿物和其他掺伪物。不得有霉变。

干燥失重不得超过 35.0% 。总灰分不得过 6.5% 。

【含量要求】《中国药典》2005 年版一部：照气相色谱法，本品按干燥品计算，含麝香酮（$C_{16}H_{30}O$）不得少于 2.0% 。

牛 黄

【来源】为牛科动物牛 *Bos taurus domesticus* Gmelin 的干燥胆结石。

【产地】药材主产于北京、河北、内蒙古、辽宁、吉林、黑龙江、陕西、甘肃、河南等省区。以西北、东北的产量较大。人工牛黄主产于天津及北京。

【采收与加工】宰牛时，检查胆囊、胆管及肝管，如发现有结石，立即取出，滤去胆汁，除去外部薄膜，用通草丝或棉花包好，放阴凉处，至半干时用线扎好，以免破裂，阴干。

【商品规格与等级】目前商品等级分为二级。一等呈卵形、类球形或三角形，表面金黄色或黄褐色，有光泽。质松脆，断面棕黄色或金黄色，有自然形成层纹，气清香，味微苦后甜。无管黄、杂质、霉变。二等呈管状或胆汁渗入的各种块黄。表面黄褐色或棕黄色。断面棕褐色，有自然形成层纹，气清香，味微苦，无杂质、霉变。

【质量要求】牛黄商品均以完整、色棕黄、质松脆、断面层纹清晰而细腻者为佳，习以胆黄为优。

【主要成分】含胆色素，其中主要为胆红素及其钙盐，还有少量胆绿素。另含胆汁酸类、胆汁酸盐类。尚含胆固醇类、脂肪酸、卵磷脂等。

【包装】装于纸箱或木箱中。也可贮于铁盒、石灰缸中。

【贮藏】遮光，密闭，置阴凉干燥处，防潮、防压。

【养护】干燥时，切忌风吹、日晒、火烘，以防破裂或变色。牛黄易破碎，装箱时应衬棉花、软纸或灯心草等。注意防潮，一旦受潮，即产生裂纹，脱落成片状。忌用硫黄熏，如熏过经数天后色泽变黑，且影响疗效。

【检查】《中国药典》2005 年版一部：牛黄干燥品水分不得过 9.0% 。总灰分不得过 10.0% 。

【含量要求】《中国药典》2005 年版一部：照容量法测定，本品按干燥品计算，含胆酸（$C_{24}H_{40}O_5$）不得少于 4.0% ；含胆红素（$C_{33}H_{36}N_4O_6$）不得少于 35.0% 。

紫河车

【来源】　为健康人的干燥胎盘。

【产地】　全国各地均产。

【采收与加工】　将新鲜胎盘除去羊膜及脐带，反复冲洗至去净血液，蒸或置沸水中略煮后，干燥即可。

【商品规格与等级】　目前没有全国统一的规格等级标准。

【质量要求】　紫河车以完整、色黄、血管内无残血者为佳。通常以第一胎的胎盘为优。在产地上以江苏南京所产为优（因其加工细致）。

【主要成分】　含各种激素、磷脂蛋白质、蛋白酶、淀粉酶等。

【包装】　大量用木箱或瓮装，少量装入纸袋或纸盒。

【贮藏】　密闭，置干燥处，防蛀。

【养护】　本品具有浓烈的腥气，易受潮、虫蛀。可以皮纸猪血固封，拌少量花椒或细辛防虫。

珍　珠

【来源】　为珍珠贝科动物马氏珍珠贝 *Pteria martensii*（Dunker）、蚌科动物三角帆蚌 *Hyriopsis cumingii*（Lea）或褶纹冠蚌 *Cristaria plicata*（Leach）等双壳类动物受刺激形成的珍珠。

【产地】　海珠主产于广东、广西、海南及台湾，天然或养殖；淡水珠主产于浙江、江苏、江西等省，多为养殖。

【采收与加工】　天然珍珠可全年采收，以冬季为好。人工养珠以养珠蚌 2～3 年，12 月至次年 2 月采收。自动物体内取出，洗净，干燥。

【商品规格与等级】　商品分海珠和淡珍珠两种。

【质量要求】　珍珠纯净、质坚、有光彩者为佳。

【主要成分】　主含碳酸钙、壳角蛋白，少量的卟啉和色素及无机元素等。

【包装】　用棉花包好，置玻璃瓶或瓷瓶中；或用布包好，置于木盒、铁盒中。

【贮藏】　置于干燥处，密闭保存。

【养护】　本品虽不易变质，但在贮藏过程中必须防止破损。忌用内部粗糙的容器盛放。

蟾　酥

【来源】　为蟾蜍科动物中华大蟾蜍 *Bufo bufo gargarizans* Cantor 或黑框蟾蜍

Bufo melanostictus Schneider 的干燥分泌物。

【产地】主产于辽宁、山东、江苏、河北、广东、安徽、浙江等省。

【采收与加工】多于夏、秋二季捕捉蟾蜍，洗净泥土，用镊子夹压耳后腺及皮肤腺，挤取白色浆液，滤去杂质，放入圆形模中晒干或低温干燥。

【商品规格与等级】目前有团蟾酥、片蟾酥、棋子酥等。

【质量要求】以色红棕、断面角质状、半透明、有光泽者为佳。

【主要成分】含强心甾类化合物（蟾毒配基类、蟾毒类）、吲哚类生物碱（蟾酥碱、蟾酥甲碱等）、甾醇、肾上腺素、多种氨基酸及无机元素等。

【包装】用油纸或玻璃纸包好，置于木箱中。

【贮藏】置通风干燥处，密封、防潮。

【养护】本品易吸潮、黏结、发霉。为防霉，可复晒或用小火烘干，并拌放少量花椒或细辛。但要注意防止粉量过大易引起生虫。

【检查】《中国药典》2005 年版一部：总灰分不得过 5.0%；酸不溶性灰分不得过 2.0%。

【含量要求】《中国药典》2005 年版一部：照高效液相色谱法测定，本品按干燥品计算，含华蟾酥毒基（$C_{26}H_{34}O_6$）和脂蟾毒配基（$C_{24}H_{32}O_4$）的总量不得少于 6.0%。

羚　羊　角

【来源】为牛科动物赛加羚羊 *Saiga tatarica* Linnaeus 的角。

【产地】主产于西伯利亚及小亚西亚一带。新疆北部边境地区亦产。均为野生。

【采收与加工】全年可猎取。从角基部锯取其角，晒干。以 8～10 月锯下的角色泽最好。

【商品规格与等级】分为大枝羚羊角、小枝羚羊角、大头鬼、老劈柴、羚羊骨等。

【质量要求】羚羊角以质嫩、色白、光润、内含红色斑纹、无裂纹者为佳。

【主要成分】含角蛋白、磷酸钙及不溶性无机盐等。此外，尚含磷脂类成分。

【包装】用木箱包装。

【贮藏】置阴凉干燥处，密封贮藏。

红　娘

【来源】为蝉科昆虫红娘子 *Huechys sanguinea* De Geer 的干燥虫体。

【产地】主产于河南、湖北、江苏、四川、广西等地。野生。

【采收与加工】6~8月间采收，清晨露水未干时，戴手套和口罩捕捉，然后用开水烫死，晒干或烘干。

【商品规格与等级】目前没有全国统一的规格等级标准。

【质量要求】以身干、翅黑、腹红、色鲜艳、完整不碎者为佳。

【主要成分】含斑蝥素、腊、脂肪油及色素。

【包装】以瓮或木箱包装。少量用纸包好置石灰缸内存放。

【贮藏】置通风干燥处，防蛀。

【养护】红娘最易生虫，必须密封置干燥处保存。为了防虫，在装箱时可拌和一些大蒜头，一般当年不会生虫，来年若有虫蛀可用文火烘烤，筛去虫体，碎屑，再行包装。

刺 猬 皮

【来源】为刺猬科动物刺猬 *Erinaceus europaeus* L. 或短刺猬 *Hemichianus dauricus* Sundevall 的干燥外皮。

【产地】主产于湖北、河南、江苏、广东、福建、浙江等省。野生。

【采收与加工】捕捉后，剥取皮，撒一层石灰或炉灰渣，悬挂在通风处阴干。

【商品规格与等级】一般为统货。

【质量要求】以张大、肉质刮净、刺毛整齐者为佳。

【主要成分】脂肪、蛋白质等。

【包装】用木箱或竹篓包装。

【贮藏】置干燥处，防潮、防蛀。

【养护】本品具有特殊的腥臭气，易生虫，采制时用石灰粉处理，能起到防虫作用。也可在包装时放进一些大蒜，以猪血密封，可防生虫。夏季可用硫黄熏之。

熊 胆

【来源】为熊科动物黑熊 *Selenarctos thibetanus* Cuvier 或棕熊 *Ursus arctos* Linnaeus 的干燥胆囊。

【产地】主产于东北、四川、云南、陕西等地。多为野生。

【采收与加工】东北地区多在冬季猎取，猎取动物后，立即割取胆囊，扎紧囊口，剥去油脂，悬挂通风处阴干；云南等地多在夏秋季猎熊取胆，将囊口扎紧，用夹板将胆囊夹扁，阴干或置石灰缸中干燥。

【商品规格与等级】商品按产地分为"东胆""云胆"两类，按颜色又分为金胆、菜花胆、墨胆三种。

【质量要求】以个大、胆仁多、色金黄、半透明、味苦回甜者为佳。

【主要成分】含胆汁酸及其盐类、氨基酸、胆汁色素、胆甾醇、多种无机元素等。

【包装】装于木箱、玻璃瓶或瓷坛中。

【贮藏】置阴凉干燥处，密封、防潮。

【养护】熊胆忌潮湿，遇湿要发软变质，必须存放于石灰缸内。

燕 窝

【来源】为雨燕科动物金丝燕 *Collocalia esculenta* L. 及多种同属燕类用唾液或唾液与绒羽等混合凝结所筑成的巢窝。

【产地】主产福建、广东等省。

【采收与加工】2、4、8 月间采集。金丝燕在每年 4 月间产卵，产卵前必营筑新巢，此时其喉部黏液腺非常发达，所筑之巢，纯为黏液凝结而成，色白洁净，称为"白燕"；这时如被采去，金丝燕立即第二次筑巢，往往带有一些绒羽，颜色较暗，称为"毛燕"；有时也可见有血迹，称为"血燕"。

【商品规格与等级】商品有"白燕"、"毛燕"、"血燕"三种。

【质量要求】以色洁白、偶带少量绒羽者为佳。

【主要成分】主含氨基酸、还原糖、纤维、钙、磷等。

【包装】用纸包好置木箱或石灰缸中。

【贮藏】密闭，置干燥处，防潮，防压及防蛀。

【养护】本品主含氨基酸，受潮易生虫，必须保持干燥。

壁 虎

【来源】为壁虎科动物无蹼壁虎 *Gekko swinhoana* Gvnther 或其他几种壁虎的全体。

【产地】主产河北、山西、河南、陕西等省。

【采收与加工】夏秋捕捉。可于夜间用灯光诱捕。捕得后用竹片贯穿头腹，将尾用绳固定于竹片上，然后用微火烤干。采集加工时应注意勿使尾部脱落。

【商品规格与等级】一般为统货。

【主要成分】含肌肽、胆碱、肉毒碱等。

【包装】用木箱严密封装，常用花椒拌存。少量可用纸包好，放入石灰缸内。

【贮藏】置阴凉干燥处，防蛀。

【养护】本品易蛀，霉季前可用文火复烘干燥。每隔半月检查一次，若有虫蛀，可用火炕处理。

狗　肾

【来源】为犬科动物狗 *Canis familiaris* L. 的干燥阴茎和睾丸。

【产地】全国各地均有饲养。主产于广东、江苏等省。

【采收与加工】全年均产。以 10～12 月间产量最大。将狗杀死后，割取阴茎和睾丸，将附着的肉、骨及油脂等去净，伸直，晾干或焙干即可。

【商品规格与等级】目前没有全国统一的规格等级标准。

【质量要求】以色淡黄、带红筋、条长大、粗壮、带有睾丸者为佳。

【主要成分】含雄性激素、蛋白质、脂肪等。

【包装】用木箱或竹篓包装。

【贮藏】置阴凉干燥处，防潮，防蛀。

【养护】本品忌潮湿，易虫蛀，也可置石灰缸中，放入少量樟脑或花椒。

水　獭　肝

【来源】为鼬科动物水獭 *Lutra lutra* L. 的干燥肝脏。

【产地】主产于吉林、黑龙江、湖北、贵州、云南等省。野生或养殖。

【采收与加工】全年可采。刨腹取肝，连同肾脏一起取下，去净油脂、肌肉，洗净血液，悬挂通风处，阴干。

【商品规格与等级】目前没有全国统一的规格等级标准。

【质量要求】以体大、瓣片完整、外色紫黑及无腐烂者为佳。

【主要成分】主含蛋白质及脂肪，并含有少量的维生素 A、D 等。

【包装】用玻璃瓶或木箱密封贮藏。

【贮藏】置通风干燥处，防霉，防虫蛀，防泛油。

第三节　矿物类中药的加工、贮藏与养护

矿物类药材多数是天然的矿石、化石及加工品。性质比较稳定，贮藏期间药材质量变化不大，但也有部分含氯、硼、钠盐等化合物，在外界温度和湿度变化情况下，亦会产生物理、化学性质的变异，影响药材质量，造成数量上的损失。有的药材在长期氧化作用下，易产生表面层氧化而变色，失去磁性、锈蚀等。

　　矿物类药材中易潮解、风化的药材有：朴硝、硼砂、绿矾、胆矾等；易潮解的药材有青盐、硇砂等；易氧化的药材有磁石、代赭石、雄黄、朱砂等。

　　易潮解、风化的矿物类药材，常与气候的干湿有关。在干燥的季节会出现风化，潮湿的季节则产生潮解。朴硝为白色透明结晶状，吸湿力强，若表面出现湿润，晶体透明度大，是吸湿潮解现象，严重时会熔化成液体，在干燥的环境下，表面会出现白色粉状物，即风化，其粉末为风化硝；青盐、硇砂在潮湿的环境下均易吸湿潮解；磁石、代赭石等易氧化，有的外表会出现锈迹；雄黄氧化后色泽变淡，易破碎风化，甚至变为粉末状；朱砂久贮色泽变暗，光亮度减弱。

　　矿物类药材的贮藏宜选择阴凉、避风、避光的库房。贮藏盐类化合物，库内相对湿度控制在70%～75%。包装物料应牢固，货垛不宜堆在门窗通风处，垛底应填隔潮物料，货垛应与其他药材应有一定间距，免受污染。如朴硝等潮解严重时会湿透包装或呈溶液流出，经久不干。

　　矿物类药材的养护可采用晾晒法，如青盐、硇砂等若潮解流水严重，可暴晒，干燥后密封贮藏；也可采用吸湿法，如朴硝、胆矾等潮解时可用吸湿剂吸湿，以免流失过多；还可采用通风法，调节库内空气，使环境得到干燥。

水　银

【来源】为一种液态金属。主要由辰砂矿炼出，少数取自自然铜。

【产地】主产于湖南、湖北、四川、云南、贵州、广西等省区。

【采收与加工】通常将辰砂矿石砸碎，置炉中通空气（或加石炭及铁质）加热蒸馏，再经过滤而得。

【商品规格与等级】一般为统货。

【质量要求】以银白色、光亮、流动灵活、在纸面上留过处无痕迹者为佳。

【主要成分】主含汞。

【包装】装于棕色玻璃瓶或铁瓶内。

【贮藏】密封，置阴凉处避光保存。

【养护】本品主含汞，并有微量的银，其挥发的蒸气对人体有毒，必须防挥发。且在倒取时防止流失，因水银泻地，无孔不入，一经流散，不易收取，水银挥发的蒸气也有害于人体。

砒　霜

【来源】由砒石经升华而得的精制品。

【产地】主产于江西、湖南、广东、贵州等省。

【采收与加工】信石经升华而得的精制品。

【商品规格与等级】一般为统货。

【质量要求】以色白、无臭、无味者为佳。

【主要成分】三氧化二砷。

【包装】用玻璃瓶等包装。

【贮藏】密闭，防潮。

【养护】本品为毒性中药，应由专人负责保管，并加锁，妥善保存。每次称取后必须注意剂量的准确，称量用具单独存放，勿与它物混在一起。工作人员事后洗手，以免发生事故。

龙　骨

【来源】古代哺乳动物的骨骼化石或象类门齿的化石。

【产地】主产于河南、河北、陕西、山西、内蒙等省区。

【采收与加工】全年可采挖，除去泥沙及杂质。五花龙骨见风后极易破碎，常用毛边纸粘贴以保持完整，只露出一两处花色较好部分。生用或煅透后碾碎。

【商品规格与等级】分龙骨和五花龙骨两类

【质量要求】龙骨以质硬、色白、吸湿性强者为佳。五花龙骨以体较轻、质酥脆、分层、有花纹、吸湿性强者为佳。

【主要成分】主含碳酸钙、磷酸钙及其他多种无机成分铁、钾、钠等。常因产地及埋藏地层而异。

【包装】用纸包好，置竹篓或木箱内。

【贮藏】置干燥处，防潮、防压、避风存放。

【养护】本品因块大，质酥脆，见风吹或露置于空气中，极易风化粉碎，故必须避风密闭存放。

雄　黄

【来源】为硫化物类矿物雄黄族雄黄，主含二硫化二砷。

【产地】主产于湖南、湖北、贵州、云南等省。

【采收与加工】全年均可采掘。本品在矿石中质软如泥，遇空气变硬。采挖后，除去杂质即可或由低品味矿石浮选生产精矿粉。水飞后生用。

【商品规格与等级】一般为统货。

【质量要求】以块大、色红、有光泽、质脆、无泥沙杂质者为佳。

【主要成分】主含硫化砷，并含有少量其他的重金属盐。

【包装】装于木箱中。

【贮藏】置阴凉干燥处，密闭。按毒品特殊处理，专人专账保管。

【养护】本品为毒性中药，且易燃烧，应置危险品仓库中，最好与其他药物分开，单独存放。堆放时不要太紧、太高，以免发生事故时，难以进行消防工作。

【检查】《中国药典》2005 年版一部规定：照砷盐检查法检查，所显砷斑颜色不得深于标准砷斑。

【含量要求】《中国药典》2005 年版一部要求：照容量法测定，含砷量以二硫化二砷计，不得少于 90.0%。

轻　粉

【来源】本品为氯化亚汞（Hg_2Cl_2）。

【产地】主产于湖南、湖北、四川、河北等省。

【采收与加工】以水银（汞）、胆矾（硫酸铜）、食盐等为原料，密封于容器内，加热使之升华，收集升华物即为氯化亚汞（Hg_2Cl_2）。

【商品规格与等级】目前没有全国统一的规格等级标准。

【质量要求】商品以质轻、灰白色粉片状、有光泽者为佳。

【主要成分】主含氯化亚汞（Hg_2Cl_2）。

【包装】装于铁箱、瓷坛或铅皮箱中。

【贮藏】遮光，密闭，置阴凉干燥处。防潮、防震、防晒。

【养护】本品为毒性中药，应小心妥置。防止日光照射，因露置日光下，会析出汞，而使颜色变暗，毒性增大，不可药用。

【检查】《中国药典》2005 年版一部：照氯化物检查法检查，不得更浓；取本品 1g，平铺于白纸上，用扩大镜检视，不应有汞珠存在。

【含量要求】《中国药典》2005 年版一部：照容量法测定，本品含氯化亚汞（Hg_2Cl_2）不得少于 99.0%。

第十章

中药饮片的
贮藏与养护

中药饮片多为原药材加工制成不同规格的片状、颗粒状或粉末状饮片。药材经加工、炮制后增加了暴露面，吸湿和被污染的机会增大，所含油脂、糖、黏液质、挥发性成分等更易外溢、挥发性或被氧化；加辅料炮制的饮片，各种辅料的成分、性质及其稳定性不尽相同，更增加了炮制品变质的可能性，从而增加了贮藏养护的难度。因此研究中药饮片的变异现象及其规律、影响因素和贮藏养护方法，对减少经济损失，保证用药安全、有效具有重要的意义。

第一节　中药饮片的常见变异现象

中药饮片因干燥不当或含有某些成分，受自然因素的影响及害虫、霉菌等的侵害，就会逐渐发生颜色、气味、形态和内部组织等多方面的变异。常见的变异现象有：

一、虫蛀

虫蛀是指药物被害虫为害而产生的变异现象。虫蛀使药物结串、形成孔洞，严重时药物被蛀成空壳或粉末状，如白芷、天花粉、北沙参等。另外，害虫生命活动中的排泄物、分泌物、残体和所带的病菌，不仅污染药物，也为药物产生其他变异创造了条件。

虫蛀与中药饮片所含成分密切相关，一般富含脂肪的药物如苦杏仁、桃仁、柏子仁、酸枣仁等；富含淀粉的药物如芡实、薏苡仁、白芷、山药等；含蛋白质的药物如鹿鞭、金钱白花蛇、刺猬皮等易虫蛀，因为这些成分都是害虫必需的良好营养。含辛辣成分的药材饮片如花椒、胡椒、荜茇等一般不易虫蛀。质地柔软易吸潮的药物在潮湿情况下易虫蛀，质地坚硬的檀香、苏木、降香等以及黄连、黄柏均不易被虫蛀。

二、生霉

生霉是指药物被霉菌侵染而发生的变异现象。药材经加工炮制成饮片后仍带有一定数量的霉菌及其孢子，空气中也含有许多霉菌孢子。若散落在饮片上，在适当的温度和湿度条件下，霉菌就会在饮片表面或内部萌发生长，产生毛状、线状、网状物和斑点，继而生长成黄色、绿色等不同颜色的菌丝，分泌酵素而侵蚀药材组织，使饮片发生变色、气味散失，有效成分发生变化，重者失效。可见，霉变是饮片变异较严重的问题，尤其是车前草、马齿苋等全草类及独活、紫菀等根茎类最易霉变。

三、泛油

泛油习称"走油"。系指含油药材的油质泛于药材表面以及某些药材受潮、变色后表面泛出油样物质的变异现象。药物泛油后油脂就会酸败，产生油哈味。油脂是脂肪油和脂肪的总称，一般在室温呈液态的称脂肪油，呈固态或半固态的称脂肪。油脂酸败主要是氧化作用，氧化后生成过氧化物，继而碳链断裂，分解成低分子的醛和酸，后者又氧化成酮酸，酮酸失去 CO_2 而形成低分子酮（如甲基酮）和酸（醋酸），因而出现哈油臭气。

泛油原因大致有温度过高，药物所含油质外溢，如桃仁、苦杏仁等；贮藏时间过长，某些成分变质或长期接触空气，引起变色、变质而泛油；药物本身所含成分，如含脂肪油的苦杏仁、桃仁、柏子仁、郁李仁等；含挥发油的如当归、桂皮等；含黏液质、糖质的天门冬、麦门冬、党参、糖参、大枣、桂圆、枸杞子等易泛油。故防止药材饮片泛油的方法是干燥、避光、隔绝空气。

四、变色

药材饮片的固有色泽受某些因素影响而发生改变称为变色。引起变色的原因一般是药物所含成分的结构中含有酚羟基，在酶的作用下，经过氧化、聚合而形成有色的大分子化合物，使颜色变深，如含黄酮、羟基蒽醌类、鞣质的药材及其饮片容易变色。贮藏日久，虫蛀发霉或经常日晒，会氧化而变色；加工时高温可改变药材及饮片的颜色；贮藏中使用某些化学药剂会引起变色，如用硫黄熏蒸药材时，产生的 SO_2 和 H_2O 结合生成 H_2SO_3，具有还原作用，可使药物褪色。易变色的药物有玫瑰花、月季花、槟榔片等。

五、气味散失

药物固有气味因某些因素影响而变淡薄或消失称为气味散失。药物的气味是由中药本身所含成分决定的，如果气味变淡薄，甚至消失，就意味着疗效降低或失效。凡发霉、泛油、变色的药物往往伴随着气味散失；某些药物粉碎后，表面积增大，所含成分更易挥发，如砂仁、豆蔻等；含挥发油的药物如肉桂、沉香等受到高温、空气的影响，其气味易散失，甚至失去油润而干枯。

六、风化

某些矿物药及其加工制品在贮藏过程中失去所含的结晶水，而变成非结晶状的粉状物的现象，称为风化，如硼砂、芒硝、胆矾等。

七、潮解

指某些固体药物在潮湿空气中容易吸收水分，并常因受温度影响而逐渐变成液体，如芒硝、硇砂、大青盐等。当开始溶化时，称为返潮或潮解。经盐腌或用盐水煮过的药材，如盐肉苁蓉、盐附子、盐全蝎等，含有较多的盐分，当空气潮湿时，易吸潮，如加工处理不及时，易变软，甚至发霉腐烂。

八、粘连

指某些熔点较低的固体药物因受热发黏而连结在一起，改变固有形态的现象，如芦荟、乳香等。

九、腐烂

指某些鲜活药物在存放过程中发生干枯、霉烂的现象，如鲜生地、鲜生姜、鲜藿香等。

第二节　中药饮片的质量检测

不少中成药是用中药饮片直接研成细粉或经提取后制成，故中药饮片多为中成药的半成品。有的实质上就是药品，如提取单味药材多种成分制成的粉末状配方颗粒。GSP 规定，仓库保管员凭验收员签字或盖章收货。对货单不符、质量异常、包装不牢或破损、标志模糊等情况，有权拒收并报告企业有关部门处理。所以，凡中药饮片的生产、经营、使用单位，均须对其质量进行检测，防止霉变、虫蛀及其他不合格的中药饮片入库，以保证质量和贮藏安全。

控制中药饮片的质量主要从外观和内在质量两方面入手。外观质量主要是检查饮片的净度、片型及破碎度、色泽、气味、包装等；内在质量主要检查饮片的水分、灰分、浸出物、有毒及有效成分、有害物质（主要指重金属、砷盐及农药残留）、微生物限度检查等。现将常见中药饮片的质量检测介绍如下：

一、杂质检测

中药炮制品的杂质既包括泥沙、尘土等无机杂质，也包括来源与规定相同而其性状或部位与规定不符的物质，以及来源与规定不同的物质等。检测杂质需要的材料与器具包括供试饮片、容器、分度值 1/100 的天平、2 号药筛、3 号药筛、计算器、记录表，并按下列步骤操作。

（一）取样

取供试饮片 50～100g 或取最小单位包装，称定重量。一般情况下，每次可取 3 份供试品，分别测定，取其平均值。但必须注意取样的代表性，计算的准确性和操作的规范性。

（二）筛选

将所取的样品分次置药筛内（全草类、细小种子类过 3 号筛，其他类过 2 号筛），往返筛动 2 分钟，然后将过筛后的饮片摊开，用肉眼或放大镜（5～10 倍）观察，挑选出杂质。将筛出的泥沙、药屑及挑选出的不符合规定要求的其他杂质等合并。

（三）称重与计算

将上述筛选出的杂质合并称定重量后，按公式药屑、杂质（%）＝药屑、杂质重量/供试饮片重量×100%，计算出药屑、杂质含量。

（四）结果判定

符合饮片净度标准者为合格，否则判为不合格。

检测过程中，应将所取样品（供试饮片）重量、杂质和药屑重量、计算公式与计算过程、结果判定等真实地填在记录表内，以备查。

二、中药饮片类型、规格的检查

中药饮片常见类型、规格检查需用的材料与器具有供试品（饮片）、容器、分度值 1/100 天平、计算器、直尺、卡尺。检查的项目包括色泽、气味、片型、规格及表面状况。

（一）颜色、气味

原药材饮片应保持原药材固有的颜色和气味，炮制品应带有"火色"或辅料颜色，并带有特殊香气或辅料气味等。凡色泽变异，气味散失或变淡薄或出现异味，均为不合格饮片。

（二）质量变异

植物药材饮片和动物药材饮片应无虫蛀、霉变、泛油、粘连等；矿物药材饮片应无风化、潮解、融化等；鲜药材饮片应无变色、腐烂等；粉末状饮片应无吸潮、结块等。

（三）片型

检查片、丝、段、块的长短、厚薄、直斜、细宽、大小等是否符合饮片切制规范的要求，不合要求者为异型片（包括连刀片、掉边片、翘片、败片、炸心片等）。检查方法是取一定量的饮片称定重量，然后挑出其中的异型片称定重量，计算异型片的百分含量，不超过规定标准的10%者为合格。

（四）规格

先用肉眼检查饮片的均匀度，再用直尺或卡尺量其厚度、长度、宽度等，符合规定要求者为合格。

（五）生片、糊片等的检测

取炮制饮片50～100g或最小单位包装，称定重量后，检出其中不合格饮片称定重量，计算不合格品的百分含量，符合下表规定者为合格品，见表10－1。

表10－1　　　　　不同炮炙方法的生片、糊片等的限度规定表

炮炙方法	限度规定	炮炙方法	限度规定
麸炒	生片、糊片不得过2%	炒黄	生片、糊片不得过2%
土炒	生片、糊片不得过2%	炒焦	生片、炭化片不得过3%
米炒	生片、糊片不得过2%	炒炭	生片、完全炭化不得过5%
蜜炙	生片、糊片不得过2%	烫	僵片、生片、糊片不得过2%
酒炙	生片、糊片不得过2%	蒸煮	未蒸透的不得过3%，未煮透的不得过2%
醋炙	生片、糊片不得过2%	煨	未煨透的、糊片不得过5%
盐炙	生片、糊片不得过2%	煅	未煅透的及灰化的不得过3%
油炙	生片、糊片不得过2%	发芽	发芽率大于85%，芽超长的小于20%
姜汁炙	生片、糊片不得过2%		

三、微生物限度检查

中药饮片不要求完全无菌，但不允许某些菌类存在，对允许存在的菌类必须限制其数量，否则会导致含原生药粉末的中药制剂的卫生标准不合格，故必须检查细菌数、霉菌数、酵母菌数及控制菌数。控制菌有大肠埃希菌、金黄色葡萄球菌、乙型付伤寒沙门菌、铜绿假单胞菌及生孢梭菌。具体检测方法可参阅《中国药典》2005 年版一部附录及《微生物学》等。

四、包装检查

包装是影响中药炮制品质量的重要因素。包装的保护作用可避免或减少温度、湿度、空气等自然因素对中药炮制品的为害，且有利于贮藏和运输。因此，检查包装是保证中药炮制品质量的重要措施。中药炮制品的经营单位和使用单位都应注意检查包装的牢固度、完好度及其图文标识，包括检验合格证及其他特殊标识，以确保商品的质量及其合法性、准确性。《中药饮片 GMP 补充规定》要求中药饮片包装必须印有或贴有标签，注明品名、规格、产地、生产企业、产品批号、生产日期，实行批准文号管理的中药饮片还必须注明药品批准文号。

第三节　中药饮片的贮藏与养护方法

中药饮片是直接用于生产中成药和中医临床配方的原料，贮藏中要特别注意清洁卫生，养护中药材可用的杀霉、杀虫化学药剂在中药炮制品中不一定能用，要特别注意残毒。中药饮片贮藏与养护的难度比药材大，应按饮片不同性质的要求，采取不同的方法，精心保管养护。

一、中药饮片的贮藏方法

中药饮片的贮藏方法较多，根据 GMP、GSP 对药品（含中药炮制品）贮藏养护的要求概括如下：

1. 库房要有防潮、防污染、防虫、防霉、防鼠等设施和设备。保持库房干燥、阴凉、通风，库内温度应控制在 25℃以下，相对湿度应控制在 75%以下。

2. 根据炮制品性质不同，采用适宜的容器包装，并分别贮藏于冷库、阴凉库、常温库内。饮片量不大可用铁罐、铁桶、陶瓷缸、木箱等包装，有的尚可在包装容器内加硅胶、生石灰等干燥剂。饮片量大多用塑料袋定量密封包装后再装箱成件。

3. 堆垛时，药品与墙、屋顶（房梁）、散热器或供暖管道的间距不小于30cm，于地面间距不小于10cm。按批号依次或分开堆码，并有明显的标志。

4. 将中药炮制品的含水量严格控制在9%～13%之间。

5. 含淀粉多的炮制品应及时充分干燥，贮藏于阴凉、干燥、通风处，注意防虫。

6. 含挥发性成分较多的炮制品，应在60℃以下干燥后置阴凉、干燥处贮藏，注意防潮、防热。

7. 炒香后的种子类炮制品易虫蛀、鼠咬，宜密封贮藏于缸、罐、坛等容器中。

8. 含糖、黏液质较多的炮制品，在高温、潮湿条件下易吸潮变软、发黏，甚至霉变、虫蛀。宜贮藏于通风干燥处，注意防潮、防热。

9. 蜜炙品易被污染、虫蛀、霉变、长螨或鼠咬，也易吸潮软化、粘连。宜用缸、罐等密闭包装，置干燥、凉爽、通风处贮藏。

10. 盐炙品易吸潮，但在高温、干燥条件下表面又会析出盐分。宜密闭包装，贮藏于干燥阴凉处，注意防潮。

11. 酒炙品和醋炙品均应密封贮藏于阴凉、干燥处。

12. 某些含结晶水的矿物类炮制品，干燥条件下易失去结晶水而风化。宜密闭贮藏于凉爽处。

二、中药饮片的养护方法

（一）库房管理

中药饮片的贮藏与养护要认真贯彻"预防为主，防治结合"的方针，制订严格的库房管理制度并认真执行。入库时要严格检测，合格者才能入库，并按炮制品性质分类贮藏、养护。贮藏中发现不合格者应存放在不合格库（区），实行统一的色标管理，易串味中药饮片及危险品与其他药品分开贮藏。毒性药材饮片按国家《医疗用毒性药品管理办法》管理，贵重药材饮片专人管理。做好库房温度、湿度监测和管理，每日上、下午各一次定时对库房温度、湿度进行记录，并根据外界温度、湿度的变化调节库内温、湿度，保持库房干燥、通风、凉爽、清洁卫生。

（二）传统养护方法

1. **清洁卫生养护**　害虫喜阴暗肮脏的环境，搞好中药炮制品及库房内外清洁卫生和消毒工作，切断害虫传播途径，消除害虫孳生条件，是防止害虫为害炮制品最基本、最有效的方法。

2. 控制温度养护 中药仓虫对温度有一定的适应范围，温度过高或过低都可能导致害虫死亡。大多数害虫在 -4℃~8℃时处于冷麻痹状态，温度低于 -4℃，经过一定时间，可致害虫死亡，故低温既可防止中药炮制品虫蛀，又可防止霉变、变色、泛油等。温度升高到48℃~52℃，害虫在短时间就可死亡，所以烘烤或暴晒是有效的杀虫方法。但含挥发性成分较多的炮制品不宜烘烤，其他炮制品烘烤时，温度也不宜超过60℃。

3. 除湿养护 选用易密封且具有良好通风、降温、隔热、防潮功能的库房贮藏炮制品，以利适时调节库内温度、湿度。也可采用烘、晒或在库房内放氯化钙、硅胶、生石灰、木炭等吸湿剂除湿的方法。

4. 密封（密闭）养护 在气温升高、空气相对湿度增大，霉菌和害虫易生长繁殖的季节，用密封或密闭法，将炮制品与外界隔绝，避免空气、温度、湿度、光照、微生物、害虫等的影响和侵染，以防止炮制品发生虫蛀、霉变及其他变异。其方法可用缸、坛、罐、柜、箱、铁桶、塑料袋、密封库（室）等密封养护。

5. 对抗同贮养护 将两种或两种以上中药饮片同贮或用某些有特殊气味的物品与某些中药饮片同贮，具有良好的防霉、防虫效果。如花椒与蛤蚧、吴茱萸与荜澄茄、人参与细辛、冰片与灯心草、硼砂与绿豆同贮等。有特殊气味的物品主要是白酒和药用乙醇。如动物类、昆虫类饮片，含糖较多的炮制品、贵重中药饮片及含挥发性成分较多的饮片，均可喷洒少量95%的乙醇或50°左右的白酒密封养护，有较好的防虫、防霉效果（详见第八章第五节）。

（三）现代养护方法

1. 气调养护 调整中药饮片密闭贮藏设备中的空气组成，降低氧气含量，消除微生物和害虫生存条件，以防止饮片霉变、虫蛀的方法，称为气调养护法。将饮片密闭贮藏设备（仓库、容器、塑料罩帐等）内的氧气浓度降至2%以下，提高二氧化碳的含量，害虫可窒息死亡，微生物生长繁殖受到抑制，从而保证药材及其饮片的安全。降氧方法有机械降氧和吸氧剂降氧（详见第八章第六节）

2. 气体灭菌养护 用化学药品产生有毒气体杀灭微生物的方法，称气体灭菌法。较常用的化学药品为环氧乙烷。环氧乙烷作用于菌体后，与菌体蛋白质中的羧基、氨基、酚羟基、巯基中的活泼氢原子发生加成反应生成羟乙基衍生物，对菌体细胞代谢产生不可逆转的损害。由于扩散性和穿透性较强，对各种细菌、霉菌、害虫及虫卵均有较理想的杀灭作用。缺点是环氧乙烷易燃，故使用时需加二氧化碳或氟利昂等惰性气体稀释。同时对人的皮肤和眼黏膜有损害作用，使用时需注意。

环氧乙烷灭菌一般程序是先将贮藏中药饮片的密闭设备内的空气抽出，在减压状态下输入环氧乙烷混合气体，保持一定浓度、湿度和温度，经过一定时间后，输入无菌空气完全排出环氧乙烷。

此外，气体灭菌尚有用于器械、用具等灭菌的 β–丙内酯，用于室内空气灭菌的甲醛，1，2–丙二醇、过氧醋酸等。

3．**气幕防潮** 指在饮片仓库房门上安装气幕（又称气帘），配合自动门共同防止库内冷凉干燥空气排出，阻止库外湿热空气侵入库内的装置，从而达到一定的防潮、防热的目的。

4．**低温冷藏** 指利用机械制冷设备降低中药饮片贮藏设备内的温度，抑制中药饮片霉变、虫蛀的贮藏方法，称低温冷藏法。制冷设备可用制冷机、空调等（详见第八章第二节）。

5．**蒸汽加热** 是指利用蒸汽加热杀灭药材及其炮制品中的微生物和害虫的方法。其优点是操作简单、成本低、效果可靠。高热水蒸气可破坏菌体或害虫细胞原生质，加速蛋白质凝固变性而达到灭菌、杀虫的目的。蒸汽加热灭菌可分为低温长时灭菌、亚高温短时灭菌和超高温瞬时灭菌三种。我国目前多用低温长时灭菌法，由于加热时间长，易破坏某些药物的有效成分，故应根据实际需要选用，既要考虑灭菌效果，更要注意保护中药的有效成分。许多研究认为，超高温瞬时灭菌是将被灭菌物品快速加热到150℃，经 2～4 秒钟即可完成灭菌，效果好，省能源，不影响药物有效成分的含量。

6．**干燥养护** 采用远红外线辐射干燥、微波干燥技术等养护中药炮制品（详见第八章第一节）。

7．**无菌包装养护** 指将中药炮制品灭菌后，在无菌条件下，采用无菌包装容器包装贮藏药物的方法。用本方法贮藏保管中药饮片，在常温下，不需任何防腐剂或冷冻措施，即可在相当程度上防止药物霉变。但是，若中药饮片用蒸汽灭菌法灭菌，还应在无菌条件下适当干燥方可装入灭菌容器。目前，无菌包装材料多用聚乙烯。聚乙烯最宜用环氧乙烷混合气体灭菌，不宜用蒸汽灭菌法灭菌。

此外，尚有 $^{60}Co-\gamma$ 射线灭菌、杀虫技术等均可用于养护中药饮片。

第十一章

中成药的贮藏与养护

随着社会和科技的进步，以及人们生活节奏的加快，医疗保健意识的增强，服用安全有效、携带方便的中成药已成为中药的主要应用形式，因而迅速地促使中成药的产销量和贮藏量大幅度地增加。由于生产中成药的原料药多来源于动植物，而且多药配方，成分十分复杂，生产周期较长，其质量受到生产、流通环节中多种因素影响。如果某些环节控制不当，中成药就易产生各种变异，使药效降低或失效而不能服用，甚至会延误病情或导致药源性感染。所以，研究中成药商品的变异规律及其科学的贮藏养护方法，对保证用药安全有效，具有重要的社会意义和经济价值。

第一节　中成药的质变现象与影响因素

一、中成药的质变现象

（一）虫蛀

很多中成药含有较多的淀粉、蛋白质、糖类等害虫喜食的营养物质。若中成药在生产、贮运过程中被害虫感染，潜伏其内，一旦温度、湿度适宜害虫孳生时，就会大量繁殖，蛀食中成药，使中成药出现结串，形成孔洞甚至成粉末等变异现象。这也为霉菌等微生物的生长繁殖创造了条件。中成药被虫蛀后，不但使其有效成分遭到破坏而药效降低，有的害虫还传播病毒及其他致病菌，既造成经济损失又危害人体健康，所以被虫蛀的中成药不能药用。

（二）霉变

不论是水丸、蜜丸、糊丸、颗粒剂、片剂、散剂等固体制剂，还是糖浆、滋膏、流浸膏、合剂等半固体或液体制剂，都可因制作不当或包装灭菌不严或贮藏条件不宜而发生霉变。能为害中成药的霉菌较多，常见的霉菌有黑酵霉、绿霉菌、云白霉菌、蓝霉菌等。中成药被霉菌污染后，只要温、湿度适宜霉菌生长繁殖，它们就会在中成药表面或内部萌发生长，产生毛状物、线状物、网状物或霉斑，并分泌酵素，破坏中成药有效成分，产生霉臭气味而不能药用。

（三）发酵

中成药被酵母菌侵染，受高温、潮湿因素影响而发生变味、产气、膨胀等变异现象称为发酵。中成药发酵后，有的出现膨胀并产生气泡，如合剂、糖浆剂及某些内服膏剂等，有的出现酒精气味或变酸，如滋膏、蜜丸等。

（四）酸败

油脂在温度、水分、微生物、光线和酶等作用下逐渐氧化，劣变产生酸臭、哈喇味甚至毒性的变异现象称为酸败。用富含动、植物油脂的药材制备的中成药，若贮藏保管不当，受不良环境条件影响，常会发生酸败变质，如软膏剂、栓剂等。

（五）混浊沉淀

澄明的液体中成药在光照、氧气、微生物作用下，澄明度降低或不再澄明即为混浊。液体中成药在温度、光照、微生物作用或 pH 值改变的情况下，可能产生絮状或块状沉淀。混浊、沉淀是液体中成药常见的变异现象，如酒剂、酊剂常因封口不严，乙醇挥发导致药物溶解度降低而发生的沉淀、变色、混浊等；合剂、口服液、糖浆剂和某些注射剂因性质不稳定，久贮易发生沉淀或变质现象。

（六）松散

片剂、水丸等在贮藏过程中受光照、空气、湿度的影响，理化性质逐渐改变而呈松散状态。

（七）粘连和失黏

某些中成药因受热、受潮而变形，彼此粘连在一起的现象称为粘连，如胶剂，颗粒剂、糖衣片等。有的中成药在高温、多湿或氧化作用下，逐渐失去对患处的粘贴性能，称为失黏，如膏药、橡胶膏药等。

（八）发硬

蜜丸久贮使其失水过多而导致失润变硬，此外，外用膏药久贮也会干枯变硬。

（九）开裂

某些中成药贮藏过程中由于受潮、受热和日光的影响，久贮就会产生变色、开裂等，如片剂、丸剂等。

（十）返砂

又称"返糖"，指中成药在贮藏过程中逐渐析出糖的结晶的现象。导致中成药返砂原因较复杂，有温度、湿度的原因，但主要是炼糖时质量标准掌握不当，蔗糖转化率低所致，如内服膏剂、糖浆剂。有时蜜丸、糖衣片等也会出现返砂现象。

（十一）泛油

含动、植物油质或糖分较多的中成药，因受湿热影响，在表面溢出油样物质的现象。中成药泛油会导致形态、颜色、气味等均发生改变。

二、引起中成药质变的因素

引起中成药质变的因素较多，概括起来有中成药所含原辅料及添加剂的性质、制备工艺等内在因素，也有温度、湿度、空气、日光等自然因素和中成药是否感染微生物、害虫等生物因素。但内因是变化的根据，外因是变化的条件。因此，在中成药贮藏养护过程中既要认真分析变异的内因，区别对待，又要严格控制各种外因，方可有效地防止中成药质变。

（一）原料药性质

中成药大多是用药材经炮制、粉碎、提取等工艺制得，保持了原药材及其所含成分的理化性质。故用易吸潮的成分制备的中成药如浸膏片、浸膏丸等易吸湿霉变；富含淀粉、蛋白质、糖类的中成药较易虫蛀。如同是散剂的五苓散和六一散，前者易吸湿结块、霉变，而后者较稳定。参苓白术丸（水丸）易虫蛀，是因其含有党参、扁豆、莲米等易生虫的中药。

（二）辅料及添加剂

生产中成药所用辅料和添加剂来源和种类不同，理化性质各异，引起中成药的质量变异现象也不同。用水和淀粉作辅料生产的中成药易霉变、虫蛀；用糖或蜜作辅料生产的中成药易虫蛀、长螨。

（三）制备工艺

中成药剂型不同制备工艺和方法不同，同一方剂制成不同的剂型其质量变异是不同的。如藿香正气丸（水丸）易霉变、虫蛀；藿香正气水则较稳定。膏药在制备时火候掌握不当，收膏过老，在贮藏中极易脆裂，黏性差；收膏过嫩，在贮藏中则易融化。

（四）包装

包装容器的材质、结构、物理强度、理化性质、密封性能、含水量都会影响中成药的贮运安全。包装容器种类较多，常用的有瓷质、玻璃、金属、塑料、纸质等容器。各种容器质量有别，对中成药质变影响不一样，实际工作中应根据中成药性质选择适宜材质制成的包装容器，如对光敏感的中成药应选用茶色玻璃瓶包装，以防光解；普通玻璃容器含有碱性杂质，盛装液体中成药后碱性杂质会逐渐剥离下来，产生沉淀、变色等，故用前必须经过处理，去掉碱性杂质。

（五）温度

高温可导致中成药所含挥发性物质挥发，含脂肪油、糖类等成分的中成药泛油，其他成分的理化性质变化加快。低温（0℃以下）可导致液体中成药发生沉淀，甚至水剂中成药结冰而胀破容器，使药液渗漏。

温度对微生物、害虫的发生和发展具有重要影响，霉菌生长繁殖的最适温度区为20℃~30℃，害虫适宜温度区为15℃~35℃，最适温度区为25℃~32℃，因此，在适合微生物和害虫生长繁殖温度的气候条件下，微生物和害虫对中成药的为害特别大，要特别注意控制中成药库房的温度，采取低温冷藏，以抑制微生物、害虫的发生和发展，保证中成药的贮藏安全。

（六）湿度

湿度大可导致散剂、颗粒剂、浸膏片、浸膏丸等中成药吸湿结块、虫蛀、霉变等；湿度过小，又会导致某些中成药失水开裂，变硬或者风化等。空气湿度大或中成药含水超标也十分有利于微生物和害虫的生长繁殖，加重对中成药的为害。所以必须控制库房的空气湿度,限制各种中成药的含水量,《中国药典》明确规定了某些固体制剂的含水量,如散剂不得过9.0%,大蜜丸、小蜜丸、浓缩蜜丸不得过15.0%,水蜜丸和浓缩水蜜丸不得过12.0%,水丸、糊丸和浓缩水丸不得过9.0%,颗粒剂除另有规定外不得过6.0%等。这些规定对保证中成药贮藏安全有重要意义。

(七)空气

空气中的氧气可促进药物氧化变质,使含脂肪、挥发油的中成药酸败,其他气体可能污染中成药。氧气充足还有利于好气性微生物和害虫生长繁殖,加速中成药霉变、虫蛀。

(八)光照

阳光中的紫外线有杀菌作用,但光线可导致含光敏性成分的中成药光解,也会使中成药的固有色泽发生改变,使颜色加深或变浅,甚至产生其他颜色。

(九)生物因素

生物因素主要指霉菌、昆虫、鼠类。霉菌和害虫是引起中成药最常见最严重的质变因素,必须从中成药生产、贮运等各个环节严加控制。生产中成药不得用霉变、虫蛀的原辅材料,注意车间卫生、设备卫生、工艺卫生和个人卫生,并严格消毒灭菌。流通环节尤其是购进时要严格检查验收,不允许有霉变、虫蛀迹象的中成药入库,不得将中成药与其他物料混藏于同一库房,以切断污染源,避免交叉感染。在贮藏过程中,要勤查仓库,勤灭鼠,注意库房环境卫生,严格控制库内温、湿度,创造和保持有利于中成药安全而不利于微生物和害虫孳生的条件,方可有效防止中成药霉变、虫蛀及其他质变现象的发生。

(十)贮藏时间

国家规定药品必须注明有效期或生产批号。有效期系指药品在规定的贮存条件下,能够保持质量的期限。《药品管理法》规定,未注明有效期或者更改有效期的,以及超过有效期的药品按劣药论处。批号系指用于识别"批"的一组数字或字母加数字。用于追溯和审查该批药品生产的历史。

有效期和生产批号是确定药品贮藏期的重要依据。有效期是指药品有效的终止日期。贮存期是指少数药品在规定的时间内保存和使用,超过了规定期限经检验合格后仍可使用。贮藏期过长会引起药品变质或变质现象加重,疗效和含量降低,毒副作用增加。所以,一般药品的贮藏期限都不能超过有效期。

三、中成药质量问题的处理

对购进的中成药，必须做外观质量、包装及其图文标志的全面检查验收。验收时，发现形、色、味、硬度、澄明度等外观质量或所含成分、含量、杂质、效价等内在质量或者卫生学检查与药品标准或说明书不符的；外包装不牢，防潮、防震性能差或衬垫物、缓冲材料有吸潮、污染、虫蛀现象、或者外包装上必须印有的品名、规格、数量、生产厂家、批准文号、生产批号、有效期、注册商标、体积、重量、特殊管理药品和外用药品标志、贮运标志等图文标志缺失的；内包装没有达到避光、密闭、密封、熔封要求的；无出厂合格证或化验报告（测试报告）的等均可拒收，做退货处理。但对检测结果有争议时，应提请有关法定检测机构仲裁。

在贮藏养护过程中，因异常原因可能出现问题的药品、易变质的药品、已发现质量问题的药品的相邻批号药品、贮藏时间较长的药品应抽样送检；不合格的药品应存放在不合格库（区），挂红色标志，暂停发货，按有关规定的程序和要求上报，进行控制性管理，并查明不合格原因，分清质量责任，及时处理，同时制定预防措施；发现包装破损，封口不牢，衬垫不实，封条严重损坏，内包装有异常响动、渗漏（内包装可能出现破碎或封口不严）等现象的药品均不得发货；销售后退回的药品经检验验收合格的，保管员进行记录后可存入合格药品库（区），不合格的药品经保管员记录后放入不合格药品库（区）。

销售过程中，凡过期变质、潮解、霉变、虫蛀，鼠咬等不合格药品严禁上柜台销售。柜台上的药品要经常检查，发现变质、不合格的药品要及时撤离柜台，及时向质量负责人汇报并尽快处理。

凡经质量管理部门或质量管理人员检验确认有质量问题而不能药用的药品，均须报损，集中销毁。但不合格药品的确认、报告、报损、销毁应有完善的手续和记录。

第二节 中成药的质量检验要求

一、检验的依据

中成药检验的依据是国家药品标准。药品标准是国家对药品质量及其检验方法所作的技术规定，是药品生产、经营、使用、检验和监督管理部门共同遵守的法定依据。法定标准是指经过国家食品药品监督管理部门批准颁布的药品标准，包括药典、部颁标准、中国生物制品规程等。

二、取样与样品保存

药品质量检验应按批号从原包装中抽取样品，样品必须具有代表性和均匀性。直接自药品生产单位购进的药品，按该药品该批购进的总件数 x 取样，当 x ≤3 时逐件取样；当 x≤300 时，按 $\sqrt{x}+1$ 取样量随机取样；当 x>300 时，按 $\sqrt{x}/2+1$ 取样量随机取样。经营企业之间购销药品，该药品每批在 50 件（含 50 件）以下者抽样两件，50 件以上每增加 50 件多抽 1 件，不足 50 件以 50 件计。在每件中从上、中、下不同部位抽取 3 个以上小包装进行检验。

除另有规定外，随机抽取规定的数量的样品直接检验，化学检验抽取数量一般不应少于一次化验用量的 3 倍。抽取的全部样品除直接检验用外，余下的应做留样观察，保存期为半年或者一年，并对该制剂质量作定期考察，如发现异常情况，应分析原因。

三、检验方法

（一）包装及其图文标志检验

购进中成药首先要对包装及其图文标志如包装的牢固度、完好度及厂家、批准文号、注册商标、生产批号、标签、说明书、检验合格证及其他特殊标志等进行鉴别，以确保商品的合法性和准确性。

（二）外观质量检验

包括对中成药外观形状、颜色、气味、硬度、均匀度等进行鉴别，如六味地黄丸为棕黑色的小蜜丸或大蜜丸，味甜、酸辛；七厘散为朱红色至紫红色的粉末或易松散的块状，气香，味辛、苦，有清凉感；复方丹参片除去糖衣后，片芯呈褐色，气香，味微苦。

（三）内在质量检验

内在质量检验即采用适当的仪器设备和方法进行定性、定量检测，以确认中成药的真伪和优劣。定性检测可采用显微鉴别、理化鉴别等手段，定量检测可采用比色法、紫外分光光度法、薄层－分光光度法、薄层扫描法，气相色谱法、高效液相色谱法、生物测定法等以检测中成药中某种化学成分或浸出物含量、含醇量、含糖量等，可参考有关书籍。

此外还应照《中国药典》规定，进行杂质限量检查，尤其是对重金属、砷盐、氯化物、铁盐等的检查。

四、各种剂型检验项目与要求

（一）丸剂

丸剂因赋形剂和制备方法不同，有水丸、蜜丸、糊丸、蜡丸、滴丸，各类丸剂质量要求与检验项目有：

1. **水丸** 水丸有素丸和包衣丸之分。水丸外观应色泽一致，大小均匀、圆整、坚硬，无掉衣、泛油、变色、破碎、生霉、虫蛀、散气等现象。素丸多呈原料药的混合色泽，多为黄绿色或棕黑色。包衣丸外观呈衣料色泽，如包滑石衣为白色或灰白色。

2. **蜜丸** 蜜丸外观应无皱皮、无异物、无变潮、发霉或发黏、发酵等现象，更不得长螨。

3. **浓缩丸** 浓缩丸系指药材或部分药材提取浓缩后，与适宜的辅料或其余药材细粉，以水、蜂蜜或蜂蜜和水为黏合剂制成的丸剂。依所用黏合剂的不同，分为浓缩水丸，浓缩蜜丸和浓缩水蜜丸。外观质量要求分别同水丸和蜜丸。

4. **糊丸** 糊丸外观应大小均匀，色泽一致，表面光滑，无破裂碎丸。不得有虫蛀、霉变、泛油、散气等现象。

5. **蜡丸** 蜡丸表面应光滑，无裂纹，色泽一致，内外均匀，丸内不得有蜡点和颗粒。

6. **滴丸** 滴丸应圆整均匀，色泽一致，无粘连现象，表面的冷凝液应除去。不得有受潮、发霉及其他变质现象。

丸剂应照《中国药典》丸剂项下规定，经含水量、重量差异限度、装量差异限度、装量、溶散时限、微生物限度检查合格。

（二）散剂

散剂应干燥、疏松、混合均匀、色泽一致。应无色斑、花纹、变色、吸潮结块、发霉、虫蛀、异臭等现象。

散剂应照《中国药典》散剂项下规定，经粒度、外观均匀度、含水量、装量差异限度、装量、无菌（用于烧伤或严重损伤的散剂）、微生物限度检查合格。

（三）颗粒剂

颗粒剂应干燥、颗粒均匀、色泽一致，无变色、吸潮、结块、潮解、异臭、霉变、虫蛀等现象。

颗粒剂应照《中国药典》颗粒剂项下规定，经粒度、含水量、溶化性、装量差异限度、装量、微生物限度检查合格。

（四）片剂

片剂因制法不同有浸膏片、半浸膏片和全粉片。片剂外观应完整光洁、色泽均匀，有适宜的硬度，以免在包装、贮运过程中发生磨损或破碎。

素片应形状厚薄一致，带字片字迹清晰；无变色现象，直径在 $200\mu m$ 以上的黑点不得过 5.0%，色点不得过 3.0%；不得有 $500\mu m$ 以上的黑点、色点；麻面不得过 10.0%，飞边、毛边等总数不得过 5.0%，松片和碎片不得过 3.0%；片面不得有结晶析出或附着在瓶壁上，不得有粘连、溶化、发霉、虫蛀、异臭等现象。

包衣片同批号颜色应均匀，黑点、斑点、异物直径人于 $200\mu m$ 的总数不得过 5.0%，不得有大于 $500\mu m$ 者；直径为 $2\sim 3mm$ 的小珠头总数和瘪片、异型片的总数各不得过 2.0%；龟裂、爆裂各不得过 3.0%，脱壳、掉衣（肠溶衣片不得掉衣）各不得过 2.0%，但龟裂、爆裂、脱壳、掉衣的总和不得过 5.0%；不得有膨胀、吸潮、溶化、粘连现象。含浸膏的包衣片切开后片芯断面不应有变色及变软现象。

片剂应照《中国药典》片剂项下规定，经片重差异限度、崩解时限、融变时限（阴道片）、发泡量（阴道泡腾片）、微生物限度检查合格。

（五）锭剂

锭剂应平整光滑，色泽一致，无皱缩、飞边、裂隙、变形及空心。用蜂蜜为黏合剂制备的锭剂应无皱皮，无异物、变潮、发霉或发黏、发酵等现象，不得长螨。用米糊为黏合剂制备的锭剂不得有虫蛀、霉变、泛油、散气等现象。

锭剂应照《中国药典》锭剂项下规定，经重量差异限度、微生物限度检查合格。

（六）煎膏剂

煎膏剂应无焦臭、异味，无糖的结晶析出。不应有发霉、发酵变味等现象，瓶签清楚，瓶外无煎膏痕迹，瓶盖、瓶肩等不得生霉、长螨。

煎膏剂应照《中国药典》煎膏剂项下规定，经相对密度、不溶物、装量、微生物限度检查合格。

（七）胶剂

胶剂应为色泽均匀、无异常臭味的半透明固体。不应有霉变、严重焦臭味、发软粘连甚全融化等现象。

胶剂应照《中国药典》胶剂项下规定，经含水量、溶化性、装量、微生物限度检查合格。

（八）糖浆剂

糖浆剂除另有规定外，糖浆剂应澄清。在贮藏期间不得有发霉、酸败、发酵产气或其他变质现象，允许有少量轻摇易散的沉淀。瓶签清楚，瓶外无糖浆痕迹、瓶盖、瓶肩等亦不得有发霉、长螨现象。

糖浆剂应照《中国药典》糖浆剂项下规定，经相对密度、pH 值、装量差异限度、装量、微生物限度等检查合格。

（九）合剂

合剂除另有规定外，合剂应澄清。不得有发霉、酸败、异物、变色、产生气体或其他变质现象，合剂一般应检查相对密度、pH 值等。

合剂应照《中国药典》合剂项下规定，经装量差异限度（单剂量灌装的合剂）、装量（多剂量灌装的合剂）、微生物限度检查合格。

（十）胶囊剂

胶囊剂可分为硬胶囊、软胶囊、肠溶胶囊等。

硬胶囊应外观整洁、长短一致、大小相等、无斑点；带色胶囊颜色应均匀一致，不得有褪色、变色现象；胶囊应无砂眼、虫蛀、破裂、漏药、粘连、发霉、变形、异臭等现象。内容物应无结块、霉变等异常现象。

软胶囊（胶丸）应大小一致、整洁光亮。不得有相互粘连、粘瓶、异臭、变形、破裂、漏油等现象。胶丸气泡、畸形丸、污物、偏心带尾等各项不得过3.0%，且三项总和不得过5.0%。

肠溶胶囊其外观质量要求与相应的硬胶囊或软胶囊一致。

胶囊剂应照《中国药典》胶囊剂项下规定，经含水量（内容物为非液体或半固体的硬胶囊）、装量差异限度、崩解时限、微生物限度检查合格。

（十一）酒剂

酒剂为不同颜色澄清液体，有较浓的酒香气。在贮藏期间允许有少量轻摇易散的沉淀。

酒剂应照《中国药典》酒剂项下规定，经总固体物、甲醇量、装量、微生物限度等检查合格。

（十二）酊剂

酊剂除另有规定外，含毒药的酊剂，每100ml 应相当于原药材10g，其他酊剂每100ml 相当于原药材20g。有效成分明确的酊剂应根据其半成品的含量加以调整，使符合各酊剂项下的规定。酊剂应色泽一致，无明显变色现象；药液应澄清，无结晶析出，久置产生沉淀时，在乙醇和有效成分含量符合各品种项下规定的情况下，可滤过除去沉淀，但不应有较大的纤维、木塞屑等异物；瓶外整洁、瓶签清楚，不得有污物粘瓶。

酊剂应照《中国药典》酊剂项下规定，经乙醇含量、装量、微生物限度检查合格。

（十三）流浸膏剂 浸膏剂

除另有规定外，流浸膏剂每 ml 相当于原药材1g；浸膏剂每 g 相当于原药材2~5g。流浸膏剂应色泽一致，无变色和结晶析出现象，久置产生沉淀时，在乙醇和有效成分含量符合各品种项下规定的情况下，可滤过除去沉淀。不得有异物、异臭。

流浸膏剂应照《中国药典》流浸膏剂、浸膏剂项下规定，经装量、微生物限度检查合格。

（十四）凝胶剂

凝胶剂应均匀、细腻，在常温下不干涸或液化。所含基质不应与药物发生理化反应。不得有发霉、发酵、酸败、异臭等现象。瓶签应清晰，瓶外不应有凝胶痕迹或发霉现象。

凝胶剂应照《中国药典》凝胶剂项下规定，经 pH 值、装量、微生物限度检查合格。

（十五）露剂

露剂成品应澄清，不得有异物，不应出现混浊、酸败等变质现象。

露剂应照《中国药典》露剂项下规定，经 pH 值、装量、微生物限度检查合格。

（十六）茶剂

茶剂可分为块状茶剂、袋装茶剂和煎煮茶剂。

块状茶剂：有含糖和不含糖两种。含糖块状茶剂系指药材提取物、药材细粉与蔗糖等辅料压制成的块状制剂，其中又有泡腾性块状茶剂。不含糖块状茶剂系指药材粗粉、碎片与茶叶或适宜的黏合剂压制成的块状茶剂。

袋泡茶剂：装入饮用茶袋的又称袋泡茶剂。此外尚有煎煮茶剂。

茶剂应干燥，混合均匀，无异物、杂质、虫蛀、霉变。包装完整，能保持产品香气。

茶剂应照《中国药典》茶剂项下规定，经含水量、溶化性、重量差异限度、装量差异限度、微生物限度检查合格。

（十七）曲剂

曲剂是供配方或制备其他制剂的原料。曲剂应为完整的块状，内外色泽一致，不得有霉变、虫蛀、异臭等现象。

（十八）注射剂

注射剂可分为注射液、注射用无菌粉末与注射用浓溶液。

溶液型注射剂应澄明。乳液型注射剂应稳定，不得有相分离的现象；静脉用乳液型注射液分散相球粒的粒度90%应在1μm以下，不得有大于5μm的球粒。静脉输液应尽可能与血液等渗。

水针剂按质量标准规定进行比色检验，不得有变色现象。不得有结晶析出（特殊品种除外）、混浊、沉淀及长霉现象。安瓿应洁净、封头圆整，泡头、弯头、缩头现象总和不得过5.0%，焦头与冷爆现象总和不得过2.0%；安瓿印字应清楚，品名、规格、批号等不得缺项，不得有裂瓶（裂纹）、封口漏气及瓶盖松动。塑料瓶（袋）装注射液封口应严密，不得有漏液现象。

油针色泽不得深于6号标准比色液，在10℃时药液应保持澄明。不得有混浊、发霉、异臭、酸败、裂瓶及封口漏油等现象。冷爆、焦头总和不得过2.0%，印字清晰，品名、规格、批号不得缺项。

无菌粉末（粉针剂）应色泽一致，不得有变色、粘瓶（敲击即散除外）、结块、溶化、异物（纤维、玻璃）等；冻干型粉针应质地疏松、色泽均匀，不应有明显萎缩或溶化现象。焦头及黑头总数不得过5.0%，冷爆不得过2.0%，瓶体应洁净，玻璃应透明，无气泡、砂眼，不得有裂瓶、封口漏气，瓶盖松动等现象；印字清晰，品名、规格、批号、效期等不得缺项。

注射剂应照《中国药典》注射剂项下规定，经装量、装量差异限度、可见异物、有关物质、无菌、热源或细菌内毒素等检查合格。

(十九) 栓剂

栓剂中的药物与基质应混合均匀，色泽一致，外形完整光滑，有适宜的硬度，塞入腔道后应无刺激性，能融化、软化或溶化，并与分泌液混合，逐渐释放出药物，产生局部或全身作用；应无明显融化、走油、出汁现象，不得有软化、变形干裂、酸败、霉变等现象。每粒小包装应严密。

栓剂应照《中国药典》栓剂项下规定，经重量差异限度、融变时限、微生物限度检查合格。

(二十) 眼用制剂

眼用制剂可分为眼用液体制剂（滴眼剂）、眼用半固体制剂（眼膏剂）和眼用固体制剂。也有以固态药物形式包装，另备溶剂，在临用前配成溶液或混悬液的制剂。

滴眼剂：溶液型滴眼剂药液应澄明、色泽一致，不得有混浊、沉淀、结晶析出和霉菌生长，无明显变色现象；不得有裂瓶、封口漏液现象，塑料瓶不得有瘪瓶。混悬型滴眼剂药液应色泽一致，不得有明显变色、结块、玻璃屑等不溶性异物；胶塞应严密，铝盖不得松动；瓶内玻璃滴管一般约为瓶长的3/4，不得触底或过短，且玻璃滴管连接的胶塞应洁净光滑。不得有砂眼、漏液现象。

眼膏剂：眼膏剂膏体应均匀、细腻、色泽一致，不得有刺激性和变色现象；管外应洁净，不得有砂眼、破裂、漏药等现象。封口应严密、压尾应平整。

眼用制剂应照《中国药典》眼用制剂项下规定，经可见异物、粒度、金属性异物、装量、无菌（用于伤口的眼用制剂）、微生物限度检查合格。

(二十一) 鼻用制剂

鼻用制剂可分为鼻用液体制剂（滴鼻剂、喷鼻剂、洗鼻剂）、鼻用半固体制剂（涂鼻膏剂）和鼻用固体制剂（鼻用散剂）。鼻用制剂应无刺激性、对鼻黏膜及其纤毛不应产生副作用，如为水性溶液，其渗透压应与鼻腔黏液等渗。溶液型鼻用液体制剂应澄清，不得有沉淀和异物。混悬型鼻用液体制剂中的颗粒应细腻、均匀分散，放置后沉降物不应结块，摇匀后一般应在数分钟内不分层。乳液型鼻用液体制剂应分布均匀，如发生分层，摇匀后应易重新形成乳液。鼻用半固体制剂应柔软细腻，易涂布。鼻用散剂还应符合散剂外观质量标准。

鼻用制剂应照《中国药典》鼻用制剂项下规定，经装量、无菌（用于严重损伤的鼻用制剂）、微生物限度检查合格。

（二十二）贴膏剂

贴膏剂包括橡胶膏剂、巴布膏剂和贴剂等。

贴膏剂的膏料应涂布均匀，膏面应光洁、色泽一致、无脱膏、失黏现象。背衬面平整、洁净、无漏膏现象。涂布中若使用有机溶剂的，必要时应检查残留溶剂，贴膏剂每片的长度和宽度，按中线部位测量，均不得小于标示量。

贴膏剂应照《中国药典》贴膏剂项下规定，经含膏量、耐热性、赋形性、黏着性、重量差异限度、微生物限度检查合格。

（二十三）软膏剂

软膏剂常用基质分为油脂性、水溶性和乳剂基质，其中与乳剂基质制成的软膏又称乳膏剂。软膏剂应色泽一致、均匀、细腻，具有适当的黏稠性，易涂布于皮肤或黏膜上并无刺激性，不应有酸败、变色、变硬、融化、油水分离等变质现象。管装软膏压尾应平正。

软膏剂应照《中国药典》软膏剂项下规定，经粒度、装量、无菌（用于烧伤或严重损伤的软膏剂）、微生物限度检查合格。

（二十四）膏药

膏药有白膏药和黑膏药之分，膏药的膏体应油润细腻、光亮、老嫩适度，摊涂均匀、无飞边缺口，加温后能粘贴于皮肤上且不移动。黑膏药应乌黑、无红斑；白膏药应黄白、无白点。

膏药应照《中国药典》膏药项下规定，经软化点、重量差异限度检查合格。

（二十五）气雾剂、喷雾剂

气雾剂和喷雾剂按内容物组成分为溶液型、乳液性或混悬型。

气雾剂的容器应能耐受气雾剂所需的压力，阀门各部件的尺寸精度和溶胀性必须符合要求，并不得与药物或附加剂发生理化反应。除另有规定外，气雾剂和喷雾剂应能喷出均匀的细雾状雾滴（粒），定量阀门每揿压一次应喷出准确的剂量，非定量阀门喷射时应能持续喷出均匀的剂量。喷雾剂每次揿压时应能均匀喷射出一定剂量。气雾剂和喷雾剂应标明每瓶的装量和主药的含量或药液、药材提取物的重量，具定量阀门的气雾剂还应标明每瓶的总揿次和每揿喷量或主药含量。气雾剂须用适宜方法进行泄漏和爆破检查，以确保安全使用。

气雾剂和喷雾剂应照《中国药典》气雾剂和喷雾剂项下的规定，非定量阀门气雾剂应经喷射速率、喷出总量检查合格。定量阀门气雾剂应经每瓶总掀次、每掀喷量、每掀主药含量检查合格。吸入用混悬型气雾剂和喷雾剂应经粒度检查合格。喷雾剂应经喷射试验和装量检查合格。用于烧伤或严重损伤的气雾剂、喷雾剂应经无菌检查合格。其余气雾剂和喷雾剂应经微生物限度检查合格。

（二十六） 搽剂、洗剂、涂膜剂

搽剂、洗剂、涂膜剂均为外用液体制剂。除另有规定外，以水和稀乙醇为溶剂的一般应检查 pH 值和相对密度；以乙醇为溶剂的应检查乙醇量；以油为溶剂的应无酸败等变质现象，并应检查折光率。此外，三种制剂均应照《中国药典》搽剂、洗剂、涂膜剂项下规定，经装量、微生物限度检查合格。

（二十七） 丹剂

丹剂又称丹药。丹剂有毒仅供外用，不可内服。历史上曾将一些具有特殊疗效，药剂色赤者、效果灵验者或珍贵难求的药剂都分别冠以"丹"的名称，这是广义的丹，它包括丸剂、散剂、片剂甚至某些液体制剂等多种剂型，它们并非丹药。但这些制剂的名称沿用至今，应注意概念上的区别。丹药应为不同形状的结晶或粉末，色泽鲜艳，红者似朱，白者如雪，纯净无杂质。不得有变色或其他变质现象。

第三节 不同剂型中成药的贮藏与养护

一、丸剂

（一） 水丸

水丸因制备工艺、药物性质、贮存环境条件等因素，有时易出现掉衣、泛油、变色、霉变、虫蛀等变异。用含糖、黏液质较多的药材制备的水丸，入库时若含水量过高或因吸湿而易霉蛀。但发霉是水丸的主要变异。因此，水丸入库时应着重检查干燥度，以及有无发霉、虫蛀、散气（即气味散失）等。水丸宜袋装或瓶装，密闭贮藏于阴凉干燥处，库温不超过 28℃，库内相对湿度不超过 70%，保持清洁卫生。

（二）蜜丸

蜜丸因制备工艺不当，或用含糖、黏液质较多的药材制成，或保管不善，贮存过程中受湿、热空气影响，易吸水变潮，发霉或发黏、发酵，虫蛀，且易长螨，是较难保存的一种剂型。蜜丸应按质量标准严格入库检验，宜密闭贮藏于干燥阴凉处，并注意防潮、防热、防霉蛀。蜡壳包装蜜丸，虽保护性能较好，但蜡壳性脆易破裂，软化塌陷甚至熔化，要注意防热、防重压。

（三）浓缩丸

含清膏或浸膏量大，吸湿性强，更易霉变、虫蛀。多采用瓶装或塑料袋装，浓缩水丸可参照水丸贮藏养护，水蜜丸、浓缩水蜜丸，可参照蜜丸贮藏养护。不论哪种浓缩丸，均需特别注意密封和防潮

（四）滴丸

滴丸在贮藏中因多种因素的影响，会出现吸潮、粘连、霉变、产生异臭等变异。因此，一般情况下，滴丸应密封贮藏于干燥阴凉处，并注意防潮、防热、防霉及其他变质现象。

（五）糊丸

糊丸变异现象及其原因大致同水丸，但因赋形剂为米粉、米糊或面糊，更易虫蛀，也较易霉变、泛油、散气。入库前尤其要注意含水量，可参照水丸贮藏养护。

（六）蜡丸

因赋形剂为蜂蜡，因此遇热易软化变形，熔化流失等。大蜡丸一般单独分装，小蜡丸一般袋装或瓶装，可参照水丸密封贮藏于干燥阴凉处，注意防热、防重压、不能烘晒。

二、散剂

散剂因比表面积大，与空气接触面广，化学活性增强，故常出现气味散失、吸湿结块、虫蛀、发霉等。一般情况下，内服散比煮散更易吸潮结块、发霉，含芳香挥发性成分的散剂易散失气味，富含淀粉、黏液质、糖质药材的散剂易虫蛀，含树脂、油性药材的散剂遇热易黏结成块等。散剂常用袋、玻璃瓶、铝塑等包装。入库检查主要是均匀度、气味、干燥度、药品卫生等。多以防潮、密封为

主要养护手段。

三、颗粒剂

颗粒剂因含较多浸膏，且多数尚含大量的蔗糖，极易吸湿结块、软化、生霉等。颗粒剂多用塑料袋包装、也有用铝塑合膜、铝箔包装的。除另有规定外，颗粒剂应密封，置干燥阴凉处贮藏，注意防潮、防热、避光。

四、片剂

素片在贮藏过程中易发霉、虫蛀、变色、散气、裂片等，含浸膏的片剂极易吸湿粘连。糖衣片易出现黏结、变色、裂片、掉衣、透色等变异。透色是指糖衣片因糖衣或内含药物发生变异而在片剂表面出现内含药物色泽的变异现象。片剂多用无色或棕色玻璃瓶、塑料瓶、铝塑合膜等密封包装，置于干燥阴凉处贮藏。贮藏中，素片以防潮为主，糖衣片还应注意防热、避光等。

五、锭剂

锭剂因含有糯米糊或蜂蜜等黏合剂，变异情况分别与糊丸、蜜丸近似，故宜密闭，置干燥阴凉处贮藏，其余可参照糊丸和蜜丸养护。

六、煎膏剂

煎膏剂常见变异有结皮、发酵变酸、霉变、分层、返糖等，尤其是制备工艺不当，浓度低、炼蜜太嫩，容器污染或装瓶时沾了生水，更易变质。宜用无菌大口棕色玻璃瓶包装，密封，置阴凉干燥处贮藏。常以防潮、防热、防冻、避光为养护手段。

七、胶剂

胶剂在夏天常因高温、潮湿而发软、发黏、粘连、变形，甚至熔化、生霉、产生异臭，冬季因寒冷干燥而易碎裂。因此，宜包装于盒内，置阴凉干燥处贮藏。若发现胶面出现霉斑可用纱布沾少许酒精搽除、晾干；若受潮发软、发黏，可放石灰缸内贮藏数日除湿。贮藏过程中常检查，注意防潮、防热、防干风吹裂。

八、糖浆剂

糖浆剂因含糖量不够，原料或在生产过程中被霉菌、酵母菌等污染，极易发生发酵、酸败、霉变、沉淀、混浊等变异。宜用棕色细颈玻璃瓶装，密封，置阴凉干燥处贮藏，库温宜在 25℃ 以下，并勿贮藏过久。贮藏中注意防潮、防热、避光等。

九、合剂

中药合剂常含有糖类、蛋白质等，易孳生微生物，久贮易发霉、发酵、酸败、产生气体等。故宜瓶装密封、贮藏于凉爽处，注意防热、防潮、避光。

十、胶囊剂

胶囊剂易受温、湿度影响，高温潮湿条件下，胶囊易吸水膨胀、软化、粘连甚至熔化，过于干燥则易脆裂。故宜用玻璃、塑料或铝塑合膜包装，应密封贮藏于干燥阴凉处，库温不超过 30℃。注意防潮、防热、防干风吹裂。

十一、酒剂

酒剂所含乙醇有抑菌作用，故一般不易变质，但因包装不严易挥发散失气味，产生沉淀。当乙醇含量低于 20%，受热和光照影响，也会出现酸败变质。药酒宜玻璃瓶或瓷瓶包装，密封贮藏于阴凉处。在贮藏期间允许有少量轻摇易散的沉淀。夏季注意避光、防热。

十二、酊剂

酊剂在温度较高时，所含乙醇或其他挥发成分易挥发散失，贮藏过久或温度过低，某些成分会发生沉淀。因此，宜用遮光容器包装密封、贮藏于 10℃ ~ 20℃ 条件下。

十三、流浸膏剂、浸膏剂

流浸膏剂变异现象及其原因大致同酊剂，可参照酊剂贮藏养护。浸膏剂常因含有蛋白质、黏液质等无效成分，吸湿性强，易变质分解，产生异臭。稠浸膏易失水干燥，干浸膏在贮藏过程中易吸湿软化、结块，故宜遮光容器包装，密闭贮藏，注意防潮、防热。

十四、凝胶剂

凝胶剂贮藏保管不当，受冻或干燥空气影响会失水，受高温、光照等影响会氧化变质、发霉、酸败等。除另有规定外，应密闭贮藏于阴凉处，注意防冻、防热、避光。

十五、露剂

露剂因包装不严或受热，所含芳香挥发成分易挥发散失，也易产生混浊、沉淀、发霉、酸败、异臭等。因此，露剂宜用棕色玻璃瓶等包装，密闭贮藏于阴凉处，常检查，注意防热。

十六、茶剂

茶剂因含原生药材，受温度、湿度和空气等影响，易吸潮、霉变、虫蛀、黏结或结串。块状茶剂中含糖的比不含糖的更易吸湿霉变、黏结、虫蛀。袋泡茶和煎煮茶因包装简易，含挥发成分的其挥发成分易挥发散失，因表面积较大，也极易吸潮霉蛀。因此，茶剂应密闭贮藏，含挥发成分，易吸湿的药物及糖的茶剂应密封贮藏于阴凉干燥通风处，注意防潮。

十七、曲剂

曲剂因含较多淀粉，贮藏中因受热、受潮易发霉、虫蛀。宜用防潮纸包好装箱，密封贮藏于干燥通风处。潮湿季节前可暴晒或烘干或置石灰缸内干燥后，密封于适宜容器内保存。

十八、注射剂

在贮藏中，中药注射液因温度过高某些高分子化合物胶体状态被破坏而产生凝聚，温度过低会使某些成分溶解度和稳定性降低，从而产生变色、混浊、沉淀等。油针剂、混悬针剂在贮藏中温度过高或过低，贮藏日久也会出现变色、混浊、发霉、酸败、异臭等变异。粉针剂贮藏不当，受热、受潮易出现变色、粘瓶、结块、溶化甚至霉变等。注射剂宜用中性硬质玻璃安瓿、玻璃瓶、塑料安瓿、塑料瓶等包装密闭，除另有规定外，注射剂应遮光贮藏于阴凉干燥处，并注意防冻结、防高热、防压。

十九、栓剂

栓剂在贮藏中因受热、受潮易软化变形、发霉变质，贮运中受挤压也易变形或粘连。多用铝箔或无毒聚乙烯/聚氯乙烯及两者复合硬薄膜包装。除另有规定外，应在30℃以下密闭贮藏于阴凉干燥处，注意防热、防潮、防挤压。

二十、眼用制剂

因温度过高或过低，贮藏日久，溶液型滴眼剂、混悬型滴眼剂、眼膏剂均可能产生明显的变色现象，甚至长霉；溶液型滴眼剂还会产生混浊、沉淀、析出结晶；混悬型滴眼剂会产生结块或色块。因搬运碰撞或重压而使容器破损，出现漏液或漏药现象。除另有规定外，眼用制剂宜用遮光容器密封贮藏于阴凉处。

二十一、鼻用制剂

溶液型、混悬型、半固体鼻用制剂变异现象及其原因分别与相应的眼用制剂类似，乳液型鼻用制剂变异现象及其原因类似于软膏剂中的乳膏，故可分别参照相应的眼用制剂或乳膏剂贮藏养护。

二十二、贴膏剂

贴膏剂所含挥发成分易挥发散失，贮藏中因受热、受冻或贮藏日久，膏质易渗透到裱背外出现漏膏、熔化现象或膏质黏性下降甚至失黏、脱膏，有的也会出现生霉、酸败等变异。除另有规定外，贴膏剂应密封贮藏于阴凉干燥处，注意防潮、防热、防冻、避风。

二十三、软膏剂

软膏剂因包装不严易失水变硬，也易吸潮，贮藏时间过久或温度过高易发酵、酸败、变色、发霉、融化、油水分离，温度过低也会出现冻结现象。因此，除另有规定外，软膏剂宜用遮光容器包装，密闭贮藏于阴凉干燥处。

二十四、膏药

膏药贮藏过程中受热和贮藏日久，所含挥发性成分易挥发散失，膏质易渗过裱褙材料，收膏过老、受潮或低温影响，可致黏性下降或失黏，故宜密闭贮藏于阴凉干燥处，注意防潮、防热、防冻、避风。

二十五、气雾剂、喷雾剂

气雾剂、喷雾剂若阀门装置、耐压容器质量可靠，一般不会出现变质现象，但要注意泄漏和爆破检查。除另有规定外，气雾剂、喷雾剂应置凉暗处贮藏，避免暴晒、受热、敲打和撞击。

二十六、搽剂、洗剂、涂膜剂

以水为溶剂的搽剂、洗剂参见合剂，以乙醇为溶剂的搽剂、洗剂参见酊剂变异现象、原因及其贮藏养护。以其他添加剂制成的搽剂、洗剂、涂膜剂贮藏日久或温度过高，或受潮会产生霉变、酸败等变质现象。除另有规定外，搽剂、洗剂、涂膜剂应密封贮藏。

二十七、丹剂

丹剂在贮藏中因包装不严，受空气、光照等影响，可导致变色、变质，如使红升丹色泽变暗，白降丹颜色发灰等，丹剂有毒，检验时不可口尝。宜用棕色玻璃瓶或其他遮光容器密封贮藏于阴凉干燥处。

附　　录

一、中药材贮藏安全水分表

药材名	安全水分%	药材名	安全水分%	药材名	安全水分%	药材名	安全水分%	药材名	安全水分%
根类		何首乌	10~13	山柰	8~13	射干	9~12	马兜铃	
千年健	10~14	板蓝根	11~15	川贝母	12~13	莪术	12~15	藤	10~14
川乌	11~15	杭麦冬	11~16	川芎	10~15	贯众	12~15	石楠藤	9~14
川牛膝	12~17	郁金	11~14	天南星	11~15	高良姜	10~14	竹茹	9~13
广豆根	8~14	明党参	10~14	天麻	11~14	粉萆薢	12~13	灯心草	9~12
天冬	11~17	草乌	11~14	升麻	10~13	浙贝母	13~15	苏木	8~14
天花粉	13~16	南沙参	13~16	毛知母	11~15	黄连	11~14	皂角刺	9~14
天葵子	12~16	独活	11~15	毛慈菇	10~15	黄精	11~17	忍冬藤	10~14
木香	10~16	狼毒	11~14	玉竹	12~17	薤白	10~15	鸡血藤	10~15
太子参	9~13	前胡	11~15	石菖蒲	11~14	藕节	10~15	青风藤	10~15
怀牛膝	11~16	秦艽	10~13	仙茅	11~14	**根及**		夜交藤	10~15
乌药片	11~14	桔梗	12~15	白及	10~15	**根茎类**		钩藤	9~12
巴戟天	12~16	柴胡	9~13	白术	13~16	大黄	11~16	络石藤	9~12
甘遂	11~15	党参	13~15	白茅根	10~14	马尾连	10~14	桂枝	10~15
北沙参	12~15	黄芪	11~14	白附子	10~14	山豆根	9~15	海风藤	10~15
白头翁	12~15	黄芩	12~14	生半夏	12~14	丹参	11~14	通草	11~14
白芍	11~14	银柴胡	11~15	百合	9~13	甘松	10~13	桑寄生	10~14
白芷	12~14	商陆	12~15	光山药	12~17	甘草	12~16	**皮类**	
白蔹	10~15	续断	10~15	光慈菇	10~15	龙胆草	10~16	川槿皮	9~14
玄参	14~18	葛根	10~14	延胡索	9~13	白前	10~13	白鲜皮	9~14
地榆	12~16	紫草	8~12	苍术	12~14	白薇	10~13	地骨皮	10~15
生地	14~19	黑顺片	13~17	芦根	8~13	羌活	9~14	肉桂	10~15
百部	12~16	漏芦	11~16	两头尖	11~15	茜草	8~14	合欢皮	9~14
当归	13~16	**根茎类**		知母肉	10~13	威灵仙	10~13	杜仲	8~11
防己	11~15	三棱	11~13	泽泻	11~15	徐长卿	9~14	牡丹皮	10~14
防风	11~14	干姜	11~14	狗脊片	11~15	紫菀	9~15	苦楝皮	10~14
麦冬	12~16	干姜皮	11~13	胡黄连	10~13	藁本	12~16	厚朴	9~15
远志	9~13	土茯苓	11~13	香附	11~14	**茎木类**		秦皮	9~14
赤芍	12~15	大良姜	10~14	姜黄	13~15	木通	9~14	海桐皮	9~14

续表

药材名	安全水分%	药材名	安全水分%	药材名	安全水分%	药材名	安全水分%	药材名	安全水分%
桑白皮	10~14	蒲黄	9~12	壳砂	10~14	蔓荆子	10~12	全草类	
黄柏	10~14	槐花	10~13	佛手	10~15	槟榔	9~12	小蓟	10~14
叶类		果实类		补骨脂	7~9	罂粟壳	10~14	天山雪莲	10~14
大青叶	9~14	大力子	8~10	枣仁	9~10	橘络	11~13	木贼	10~14
艾叶	10~14	山楂片	10~15	沙苑子	8~11	覆盆子	9~12	瓦松	9~14
功劳叶	9~14	川楝子	12~16	诃子	10~14	种子类		石斛	9~14
石楠叶	9~14	小叶莲	8~12	青川椒	9~13	刀豆	10~14	仙鹤草	11~14
石韦	9~13	小茴香	9~12	青皮	10~15	天仙子	8~10	白花蛇舌草	10~14
枇杷叶	9~14	马兜铃	8~14	青果	10~14	白花菜子	7~10	半边莲	10~13
罗布麻叶	10~14	木瓜	10~15	罗汉果	10~14	白芥子	7~10	肉苁蓉	12~17
荷叶	10~14	五味子	13~17	金果榄	12~15	白药子	10~14	伸筋草	10~14
桑叶	9~14	火麻仁	6~9	玳玳花	9~12	冬葵子	8~12	谷精草	10~15
紫苏叶	9~13	王不留行	9~14	金樱子	9~14	芡实	11~15	败酱草	10~14
番泻叶	9~14	车前子	8~11	荜茇	10~14	苦杏仁	6~8	佩兰	10~15
花类		水红花子	9~12	草果	11~15	郁李仁	5~8	肿节风	10~14
丁香	9~14	四化青皮	11~14	茺蔚子	7~9	草豆蔻	10~15	鱼腥草	10~15
木槿花	10~14	白豆蔻	10~15	胡麻子	7~9	柏子仁	5~8	泽兰	10~14
月季花	10~13	白胡椒	9~13	南瓜子	8~10	韭菜子	8~10	细辛	9~12
玉簪花	11~13	白果	10~15	南鹤虱	7~9	胖大海	9~14	荆芥	10~13
红花	10~15	白蒺藜	6~9	枳壳	12~16	草决明	8~13	草河车	10~15
芫花	10~14	瓜蒌子	11~16	栀子	9~14	急性子	8~11	穿心莲	9~14
辛夷	9~12	丝瓜络	9~12	枸杞子	13~18	莱菔子	6~8	夏枯草	9~15
鸡冠花	9~14	地肤子	8~10	鸦胆子	8~12	莲子心	9~12	益母草	11~15
玫瑰花	10~13	西瓜皮	10~15	香橼	9~15	桃仁	5~8	麻黄	10~13
松花粉	9~12	肉豆蔻	7~10	桂圆肉	12~17	菟丝子	7~11	淫羊藿	8~12
金雀花	11~15	红豆蔻	10~14	益智	12~15	棕榈子	10~14	锁阳	13~17
金银花	10~13	杏核	2~3	桑椹	11~17	娑罗子	12~14	紫花地丁	10~14
厚朴花	10~13	杏皮	10~16	蛇床子	8~10	荔枝核	12~14	蒲公英	9~12
洋金花	10~14	苍耳子	7~11	猪牙皂	10~14	牵牛子	8~10	墨旱莲	10~14
莲须	10~14	连翘	8~11	楮实子	7~9	黑芝麻	5~7	薄荷	11~13
凌霄花	8~12	吴茱萸	9~13	紫苏子	5~8	蓖麻子	6~8	瞿麦	9~13
菊花	9~15			槐角	10~15	槐米	9~14		
款冬花	10~14			路路通	10~15	薏苡仁	10~13		
				锦灯笼	8~11				

二、28 种毒性中药材名单

砒石（红砒、白砒）、砒霜、青娘虫、红娘虫、闹羊花、生丁金子、雄黄、生川乌、生藤黄、洋金花、生白附子、轻粉、生附子、生草乌、白降丹、生天仙子、红粉、生半夏、生甘遂、生狼毒、生马钱子、水银、生天南星、生巴豆、斑蝥、雪上一枝蒿、蟾酥

三、42 种国家重点保护的野生药材名单

一级：虎骨、豹骨、羚羊角、花鹿茸。

二级：马鹿茸、麝香、熊胆、穿山甲片、蟾酥、蛤蟆油、金钱白花蛇、乌梢蛇、蕲蛇、蛤蚧、甘草、黄连、人参、杜仲、厚朴、黄柏、血竭。

三级：川（伊）贝母、刺五加、黄芩、天冬、猪苓、龙胆（草）、防风、远志、胡黄连、肉苁蓉、秦艽、细辛、五味子、防风、蔓荆子、诃子、山茱萸、石斛、阿魏、连翘、羌活。

四、54 种进口药材名单

公丁香、儿茶、马钱子、大枫子、大腹皮、牛黄、天仙子、天竺黄、天然冰片、玉果花、石决明、母丁香、龙涎香、血竭、荜茇、西红花、西洋参、西青果、安息香、肉桂、肉豆蔻、玳瑁、没药、没食子、豆蔻、苏合香、吕宋果、象皮、沉香、乳香、芦荟、诃子、阿魏、胖大海、砂仁、胡黄连、草果、海龙、海马、海狗肾、羚羊角、穿山甲片、朝鲜参、猴枣、番泻叶、槟榔、檀香、藤黄、广角、广木香、白胶香、洋苦果、降香、白芸香。

五、中药商品贮藏条件与养护方法术语

遮光：系指用不透光的容器包装，如用棕色容器或黑色包装材料包裹无色透明、半透明的容器。

避光：避免阳光或光线直接照射。

避风：防止风化、挥发。

密闭：系指将容器密闭，以防止尘土及异物进入。

密封：系指将容器密封，以防止风化、吸潮、挥发或异物进入。贮藏与养护中有按件（缸、坛、罐、箱、桶等）密封、货架（柜、橱）密封、货垛密封、小室密封、整库密封。

熔封或严封：系指将容器熔封或用适宜的材料严封，以防止空气与水分的侵

入并防止污染。

　　阴凉处：系指不超过 20℃。

　　凉暗处：系指避光并不超过 20℃。

　　冷处：系指 2℃~10℃。

　　常温：系指 10℃~30℃。

　　冷藏：10℃以下，5℃左右即可。

　　通风：开窗通风或机械通风，以防闷热。

　　吸湿：置于石灰缸或其他容器内，通过干燥剂以吸去水分。

　　干燥：利用晾、晒、烘烤等方法除去中药中的水分。

　　隔离：毒性药品、易燃品、危险品等单独库房存放保管。

　　种植：暂时种植或埋藏，保持药材湿润、新鲜，防止干枯或腐烂。

　　防霉：防止霉菌污染与繁殖。

　　防蛀：防止仓虫蛀蚀药材，导致药材的质量和数量下降。

　　防热：防止高温对药材质量的影响，在阴凉处保存。

六、植物油脂和提取物贮藏条件与养护方法表

名　称	密封	密闭	阴凉	防潮	遮光	干燥	通风		密封	密闭	阴凉	遮光	避光	防潮	通风
植物油脂								岩白菜素	○		○				
茶油	○		○		○			香果脂	○	○	○				
麻油	○		○		○			黄芩提取物	○						○
蓖麻油	○		○		○			银杏叶提取物	○				○		
提取物								薄荷脑	○		○				
三七叶总皂苷		○			○			地奥心血康							
水牛角浓缩粉		○		○		○		提取物	○						
连翘提取物	○					○	○	金银花提取物		○		○			
环维黄杨星 D		○			○										

七、中药材贮藏条件与养护方法表

中药材名称	密封	密闭	阴凉	干燥	通风	防霉	防潮	防蛀
根类								
土木香			○	○				
山麦冬			○	○		○		
川木香			○	○				
川乌				○	○			○
天冬				○	○	○		○
天花粉				○				○
天葵子				○	○			○
木香				○			○	
太子参				○	○		○	○
牛膝			○	○			○	
乌药			○	○				○
巴戟天				○	○	○		○
甘遂				○	○			○
北沙参				○	○			○
白头翁				○	○			
白芍				○				○
白芷			○	○				○
白蔹				○	○			○
玄参				○		○		○
地黄				○	○	○		○
地榆				○	○			○
西洋参	○	○		○				○
百部				○	○	○		
当归			○	○			○	○
朱砂根				○				
华山参				○				○
防己				○		○		○
防风			○	○				○
红大戟			○	○				
红芪				○	○		○	○
麦冬			○	○			○	
远志				○	○			
赤芍				○	○			
两面针				○			○	○
何首乌				○				○
苦参				○				
板蓝根				○		○		○
郁金				○				
明党参				○			○	○
京大戟				○				
草乌				○	○			○
南沙参				○	○			○
禹州漏芦				○	○			
独活				○		○		○
前胡			○	○		○		○
秦艽				○	○			
桔梗				○				○
柴胡				○				○
党参				○				○
粉葛				○				○
黄芪				○			○	○
常山				○				
银柴胡				○				○
猫爪草				○	○			○
商陆				○		○		○
续断				○				○
葛根				○	○			○
紫草				○				

续表

中药材名称	密封	密闭	阴凉	干燥	通风	防霉	防潮	防蛀
漏芦			○	○				
根茎类								
三棱			○	○				○
干姜		○	○					○
土贝母			○	○				
土茯苓			○	○				
山药			○	○				○
山奈		○	○					
山慈菇			○					
千年健		○	○					
川贝母			○	○				○
川芎		○	○					○
川射干			○					
天南星			○	○	○			○
天麻			○	○				○
升麻			○	○				
片姜黄		○	○					○
玉竹			○	○	○			○
石菖蒲			○		○			
平贝母			○	○				○
北豆根			○					
仙茅			○		○			○
白及			○	○				
白术		○	○					○
白附子			○					○
白茅根			○					
半夏			○	○				○
百合			○	○				
竹节参			○	○				○
延胡索			○					○
伊贝母			○	○				○
苍术			○	○				
芦根				○				
两头尖			○	○				
知母				○	○		○	
金荞麦				○		○		○
狗脊				○			○	
胡黄连				○				
骨碎补				○				
香附			○	○				○
重楼			○	○				○
姜黄				○				
穿山龙				○				
珠子参				○				○
莪术				○				○
夏天无				○	○			
射干				○				
高良姜			○	○				
拳参				○				
粉草薢				○				
浙贝母				○				○
黄连				○				
黄精				○	○	○		○
菝葜			○	○				
绵马贯众				○				
绵草薢			○	○				
湖北贝母			○	○				○
薤白				○				○
藏菖蒲				○	○			
藕节				○			○	○

续表

中药材名称	密封	密闭	阴凉	干燥	通风	防霉	防潮	防蛀
根及根茎类								
人参	○	○	○					○
三七			○	○				○
大黄				○	○			○
山豆根				○				
丹参				○				
甘松			○	○			○	○
甘草				○	○			○
龙胆				○				
白前				○	○			
白薇				○	○			
红参	○	○	○					○
红景天				○	○		○	○
羌活			○	○				○
刺五加				○	○		○	
虎杖				○		○		○
茜草				○				
南板蓝根				○		○		○
威灵仙				○				
徐长卿			○	○				
紫菀			○	○			○	
藁本			○	○			○	○
茎木类								
丁公藤				○				
大血藤				○	○			
川木通				○	○		○	
小通草				○				
天仙藤				○		○		
木通				○	○			

中药材名称	密封	密闭	阴凉	干燥	通风	防霉	防潮	防蛀
功劳木				○				
竹茹				○			○	○
苏木				○				
皂角刺				○				
沉香		○	○	○				
忍冬藤				○				
鸡血藤				○	○			○
青风藤				○				
苦木				○				
降香			○	○				
钩藤				○				
首乌藤				○				
络石藤				○				
桂枝			○	○				
海风藤				○	○			
通草				○				
桑枝				○				
桑寄生				○				○
黄藤				○	○	○		
槲寄生				○				○
檀香			○	○				
皮类								
土荆皮				○				
五加皮				○			○	○
白鲜皮				○	○			
地枫皮				○				
地骨皮				○				
肉桂			○	○				
合欢皮				○	○			
杜仲				○	○			
牡丹皮			○	○				

续表

中药材名称	密封	密闭	阴凉	干燥	通风	防霉	防潮	防蛀
苦楝皮				○	○		○	
厚朴				○	○			
香加皮			○	○				
秦皮				○	○			
桑白皮				○	○		○	○
黄柏				○	○		○	
椿皮				○	○			○
叶类								
人参叶			○	○		○		
九里香				○				
大青叶				○	○	○		
山楂叶				○				
艾叶			○	○				
石韦				○				
杜仲叶				○				
牡荆叶			○					
枇杷叶				○				
罗布麻叶			○	○				
侧柏叶				○				
草乌叶				○				
枸骨叶				○				
荷叶				○	○			○
桑叶				○				
淡竹叶				○				
棕榈				○				
紫苏叶			○	○				
番泻叶*				○	○			
满山红*			○	○			○	
蓼大青叶				○	○			

中药材名称	密封	密闭	阴凉	干燥	通风	防霉	防潮	防蛀
花类								
丁香			○	○				
山银花			○	○			○	○
月季花*			○	○				○
西红花*		○	○	○	○			○
合欢花				○	○			
红花			○	○				
芫花				○	○	○		○
辛夷			○	○				
鸡冠花			○	○				
玫瑰花		○	○	○				
松花粉				○			○	
金银花			○	○			○	
闹羊花				○			○	
洋金花				○		○		○
莲须				○		○		
凌霄花				○		○	○	
海金沙				○				
菊花	○		○	○		○		○
梅花			○	○		○		○
野菊花			○	○			○	○
旋覆花				○		○		
密蒙花				○	○	○		
蒲黄				○		○	○	○
槐花				○			○	○
果实类								
八角茴香			○	○				
大枣				○				○
大腹皮				○				
山茱萸				○				○

续表

中药材名称	密封	密闭	阴凉	干燥	通风	防霉	防潮	防蛀
山楂			○	○				○
川楝子			○	○				○
广枣			○	○				
女贞子				○				
小叶莲				○				
小茴香			○	○				
马兜铃				○				
木瓜			○	○			○	○
五味子				○	○	○		
牛蒡子				○	○			
毛诃子				○				○
化橘红			○	○				○
乌梅			○	○			○	
火麻仁*			○	○				○
巴豆			○	○				
水飞蓟			○	○				○
水红花子				○				
石榴皮			○	○				
白果				○	○			
瓜蒌			○	○		○		○
瓜蒌皮			○	○		○		○
冬瓜皮				○				
母丁香			○	○				
丝瓜络				○				
地肤子				○	○			○
红豆蔻			○	○				
麦芽				○	○			○
花椒				○	○			
苍耳子				○				
豆蔻	○	○	○					○

中药材名称	密封	密闭	阴凉	干燥	通风	防霉	防潮	防蛀
连翘				○				
吴茱萸			○	○				
佛手			○	○			○	○
余甘子			○	○				
谷芽				○	○			○
沙棘				○	○		○	○
诃子								
补骨脂								
陈皮			○	○				
青皮			○	○				
青果				○				○
罗汉果				○				○
使君子				○	○			○
金果榄				○				○
金樱子				○	○			○
荜茇			○	○				
荜澄茄			○	○				
草果			○	○				
茺蔚子				○	○			
胡椒		○	○	○				
南五味子				○	○	○		
南鹤虱				○				
枳壳			○	○				○
栀子			○	○				
枸杞子*			○	○			○	○
柿蒂			○	○				○
砂仁			○	○				
鸦胆子				○				
香橼			○	○			○	○
莲房				○			○	

续表

中药材名称	密封	密闭	阴凉	干燥	通风	防霉	防潮	防蛀	中药材名称	密封	密闭	阴凉	干燥	通风	防霉	防潮	防蛀
夏枯草			○						龙眼肉				○	○		○	○
益智	○		○						白扁豆				○				○
预知子			○	○					瓜蒌子			○	○			○	○
桑椹			○	○				○	亚麻子			○	○				○
蛇床子			○						肉豆蔻			○	○				○
猪牙皂			○					○	决明子			○					
楮实子			○					○	赤小豆			○					
紫苏子			○	○				○	芥子			○	○		○		
蒺藜			○			○			芡实			○	○				
槐角			○					○	沙苑子			○	○				
路路通			○						青葙子			○					
锦灯笼			○	○				○	苦杏仁		○	○					○
矮地茶		○	○						苘麻子		○	○					
蔓荆子		○	○						郁李仁		○	○					○
槟榔			○	○				○	草豆蔻			○					
罂粟壳			○					○	胡芦巴			○					
蕤仁			○						荔枝核			○					○
稻芽			○	○				○	柏子仁*		○	○					○
鹤虱		○	○						牵牛子			○					
橘红		○	○					○	韭菜子			○					
覆盆子			○						胖大海			○				○	○
种子类									急性子			○					
刀豆			○	○				○	莱菔子			○		○			○
千金子		○	○					○	莲子			○					○
马钱子			○						莲子心			○		○		○	○
王不留									桃仁		○	○					○
行			○						核桃仁		○	○					○
天仙子			○	○					娑罗子			○			○		○
木蝴蝶			○	○					菟丝子			○		○			
木鳖子			○						淡豆豉			○		○			○
车前子			○	○			○		葶苈子			○					

续表

中药材名称	密封	密闭	阴凉	干燥	通风	防霉	防潮	防蛀	中药材名称	密封	密闭	阴凉	干燥	通风	防霉	防潮	防蛀
黑芝麻				○	○			○	肉苁蓉				○	○			○
黑种草子			○	○					灯盏细辛				○				
蓖麻子			○	○					连钱草				○		○		
榧子			○	○				○	伸筋草				○				
酸枣仁			○	○				○	谷精草				○		○		
薏苡仁				○	○			○	鸡骨草				○				
橘核				○			○	○	青叶胆			○	○				
全草类									青蒿			○					
三白草			○	○					苦地丁				○				
大蓟				○	○				垂盆草				○				
广金钱草				○					委陵菜				○	○			
广藿香			○	○		○			佩兰			○	○				
小蓟				○	○				金沸草				○				
马齿苋				○	○	○			金钱草				○				
马鞭草				○					肿节风				○	○			
天山雪莲			○	○					鱼腥草				○				
木贼				○					卷柏				○				
车前草				○	○				泽兰				○	○			
瓦松				○	○				细辛			○	○				
石斛				○	○	○			荆芥			○	○				
仙鹤草				○	○				荆芥穗			○	○				
半边莲				○					茵陈			○	○			○	
半枝莲				○					香薷			○	○				
老鹳草			○	○					独一味				○	○			
地锦草				○	○				穿心莲				○				
亚乎奴（锡生藤）				○					鸭跖草				○	○	○		
									积雪草				○				
									益母草				○				
西河柳				○					浮萍				○	○		○	
									菊苣			○	○				

续表

中药材名称	密封	密闭	阴凉	干燥	通风	防霉	防潮	防蛀
麻黄				○	○		○	
鹿衔草				○			○	
断血流				○			○	
淫羊藿				○	○			
萹蓄				○				
紫花地丁				○				
紫苏梗			○	○				
锁阳				○	○			
鹅不食草				○	○			
蒲公英				○	○		○	○
豨莶草				○	○			
墨旱莲				○	○			
薄荷			○	○				
颠茄草				○				
瞿麦				○	○			
藻菌地衣类				○				
昆布				○				
海藻				○				
马勃*				○				
云芝				○	○			
冬虫夏草			○	○				○
灵芝				○		○		○
茯苓				○			○	
猪苓				○	○			
雷丸			○	○				
树脂类				○			○	
儿茶				○			○	
干漆*		○						
血竭			○	○				
安息香			○	○				
苏合香		○	○					
阿魏		○	○	○				
枫香脂		○	○					
其他类								
天竺黄		○		○				
天然冰片	○		○					
五倍子*			○	○				
虫白蜡		○	○					
冰片(合成龙脑)	○		○					
芦荟			○					
青黛			○					
西瓜霜	○							
胆南星				○	○			○
动物药类								
九香虫							○	○
土鳖虫				○	○			○
瓦楞子				○				
牛黄*		○	○	○				○
乌梢蛇				○		○		○
水牛角				○		○		○
水蛭								○
石决明				○				
地龙				○	○	○		○
全蝎				○				○
血余炭				○				

续表

中药材名称	密封	密闭	阴凉	干燥	通风	防霉	防潮	防蛀
牡蛎				○				
龟甲				○				○
龟甲胶		○						
阿胶		○						
鸡内金				○				○
金钱白								
花蛇				○	○			○
珍珠		○						
珍珠母*				○				
哈蟆油				○	○		○	○
穿山甲				○				
海马			○	○				○
海龙			○	○				○
海螵蛸				○				
桑螵蛸				○	○			○
蛇蜕				○				○
猪胆粉*	○		○	○				
鹿角胶		○						
鹿角霜				○				
鹿茸			○	○				○
羚羊角			○	○				
斑蝥				○	○			○
紫河车				○				○
蛤壳				○				
蛤蚧*	○		○	○				○
蜈蚣				○	○			○
蜂房*				○	○			○
蜂胶			○	○				
蜂蜡*			○					
蜂蜜			○					
蝉蜕*				○				
蕲蛇				○	○			○
僵蚕				○				○
鹤虱			○	○				
蟾酥				○			○	
鳖甲				○				○
麝香*		○	○	○			○	○
人工牛黄*		○	○				○	
胆红素*		○					○	
猪去氧胆酸		○						
牛胆粉*	○		○	○			○	
去氧胆酸	○							
胆酸	○							
复合胆红素钙	○							
胆固醇*		○						
体外培植牛黄*		○					○	
矿物药类								
石膏				○				
白矾				○				
玄明粉	○						○	
芒硝*			○					
朱砂				○				
自然铜				○				
红粉*			○					
赤石脂				○			○	
花蕊石				○				

中药材名称	密封	密闭	阴凉	干燥	通风	防霉	防潮	防蛀	中药材名称	密封	密闭	阴凉	干燥	通风	防霉	防潮	防蛀
青礞石				○					硫黄*			○					
金礞石				○					雄黄		○		○				
炉甘石				○					紫石英				○				
轻粉*		○		○					滑石				○				
钟乳石				○					滑石粉		○						
禹余粮				○					磁石				○				

注*

1. 需防热的有柏子仁、火麻仁、满山红、蜂蜡。
2. 需防闷热的有枸杞子。
3. 需防火的有硫黄、干漆。
4. 需遮光的有牛黄、麝香、体外培植牛黄、轻粉、红粉。
5. 需防压的有月季花、五倍子、牛黄、蝉蜕、蜂房、体外培植牛黄。
6. 需防风化的有芒硝，在30℃以下保存。
7. 需防尘的有珍珠母、马勃。
8. 拌花椒的有蛤蚧。
9. 需避光的有番泻叶、西红花、猪胆粉、麝香、人工牛黄、胆红素、牛胆粉、胆固醇。

八、中药饮片贮藏条件与养护方法表

饮片名称	密闭	阴凉	通风	干燥	防霉	防蛀	防潮
根及根茎类							
生晒参片、红参、糖参、山参	○	○		○	○	○	
三七粉		○		○	○	○	
三棱片			○	○		○	
醋三棱	○	○		○			
干姜片或块、炮姜、姜炭*		○		○			
土贝母			○	○	○	○	
土茯苓片			○	○			
大黄片、大黄炭*		○		○		○	
酒大黄、酒熟大黄、醋大黄、清宁片	○	○		○			
大戟片*、醋大戟			○	○	○	○	
山药片、麸炒山药、土炒山药			○	○	○	○	
山奈片		○		○			
山豆根片			○	○			
山慈菇			○	○			○
千年健片			○	○			○
生川乌*、制川乌			○			○	
川芎片		○		○			
酒川芎	○	○		○			
川木香片		○		○			
川贝母		○	○		○		
川牛膝片、盐川牛膝			○	○		○	○
酒川牛膝	○	○		○			
太子参			○	○	○	○	
天冬片			○	○			○
天麻片				○	○		○
天花粉片			○	○			
生南星、制南星				○		○	
胆南星	○	○					
天葵子			○	○	○	○	
木香片、煨木香			○	○			○
怀牛膝片、盐牛膝			○	○			○
酒牛膝	○	○		○			
升麻片、升麻炭*			○	○			
蜜升麻	○	○					
乌药片			○	○		○	
丹参片			○	○			
酒丹参	○	○					
巴戟天段、盐巴戟天、制巴戟天				○	○	○	○
玉竹片	○			○	○	○	
甘松		○		○			
甘草片				○	○		
蜜甘草	○	○		○			

续表

饮片名称	密闭	阴凉	通风	干燥	防霉	防蛀	防潮
甘遂			○	○		○	
醋甘遂	○	○		○			
石菖蒲片			○	○	○		○
龙胆片或段、酒龙胆			○	○	○		
生姜*		○					
姜皮			○	○			
仙茅、酒仙茅			○	○		○	○
白及片			○	○			
白术片、焦白术、麸炒白术、土炒白术	○			○		○	
白芍片、炒白芍、土炒白芍			○	○		○	
酒白芍、醋白芍	○	○		○			
白芷片			○	○	○	○	
白前段			○	○			
蜜白前	○	○		○			
白蔹片			○	○		○	
白薇段或片			○	○			
白头翁片			○	○			
白茄根片			○	○			
白茅根段、茅根炭*			○	○			
生白附子*、制白附子			○	○			○
白药子			○	○		○	
玄参片			○	○	○	○	
生半夏*、清半夏、姜半夏、							
法半夏、半夏曲、麸炒半夏曲				○	○	○	
北豆根片				○	○	○	
北沙参段				○	○	○	
地榆片、地榆炭*				○	○	○	
生地黄、熟地黄、地黄炭*		○		○	○	○	
百合、蜜百合				○	○		
百部片				○			○
蜜百部	○	○		○			
当归片、当归头、当归身、当归尾、酒当归、土炒当归、当归炭*		○		○			○
光慈菇*		○	○	○	○		
两头尖		○	○		○		
防己片		○	○	○			
防风片			○			○	
红大戟片*				○	○	○	
醋红大戟	○	○		○		○	
生关白附*、制关白附				○	○		
麦冬、朱麦冬		○		○		○	○
远志段、制远志、朱远志					○		
蜜远志	○	○		○			
苍术片、麸炒苍术、制苍术				○	○		

续表

饮片名称	密闭	阴凉	通风	干燥	防霉	防蛀	防潮	饮片名称	密闭	阴凉	通风	干燥	防霉	防蛀	防潮
卢根段			○	○				蜜南沙参	○	○		○			
赤芍片、炒赤芍			○	○				茜草片或段、茜草炭				○	○		
延胡索片			○	○		○		生草乌*、制草乌			○	○		○	
醋延胡索、酒延胡索	○	○		○				威灵仙片或段				○			
何首乌片或块、制首乌			○	○		○		酒威灵仙	○	○		○			
羌活片*		○		○		○		骨碎补片、制骨碎补				○		○	
附片、炮附片、淡附片			○	○			○	香附小块或片、香附炭			○		○		○
苎麻根片			○	○		○		醋香附、四制香附、酒香附	○	○		○			
苦参片、苦参炭*				○				独活片			○	○	○	○	
郁金片、醋郁金			○	○		○		前胡片			○	○	○	○	
虎杖片			○	○	○	○		蜜前胡	○	○		○			
明党参片			○	○		○	○	姜黄片			○	○			
知母片、盐知母			○	○			○	重楼片*			○	○		○	
金果榄片				○		○		秦艽片			○	○	○		
狗脊片、制狗脊、蒸狗脊			○	○			○	桔梗片			○	○		○	
酒狗脊	○	○		○				蜜桔梗	○	○		○			
泽泻片、盐泽泻、麸炒泽泻				○		○		柴胡片			○	○			
贯众片或小块、贯众炭*				○				醋柴胡、鳖血柴胡、酒柴胡	○	○					
板蓝根片			○	○	○	○		党参片、米党参			○	○		○	
胡黄连片			○	○				蜜党参	○	○		○			
南沙参片			○	○		○		射干片			○	○			
								徐长卿段			○	○			
								狼毒片*			○	○		○	

续表

饮片名称	密闭	阴凉	通风	干燥	防霉	防蛀	防潮
醋狼毒	○	○		○			
莪术片、醋莪术			○	○		○	
浙贝母片或碎块			○	○		○	
高良姜片		○		○		○	
粉草薢片			○	○			
拳参片			○	○	○		
黄芩片、黄芩炭			○	○			○
酒黄芩	○	○		○			
黄芪片			○	○		○	○
蜜黄芪	○	○					
黄连片			○	○			
酒黄连、姜黄连、萸黄连	○	○		○			
黄精片、蒸黄精		○		○		○	○
酒黄精	○	○		○			
黄药子片				○	○	○	
常山片			○	○			
酒常山	○	○		○			
银柴胡片			○	○		○	
商陆片			○	○		○	○
醋商陆	○	○					
续断片			○	○		○	○
酒续断、盐续断	○	○		○			
葛根片、煨葛根			○	○		○	○
紫草片			○				

饮片名称	密闭	阴凉	通风	干燥	防霉	防蛀	防潮
紫菀片或段				○		○	
蜜紫菀	○	○		○			
萱草根段				○		○	
墓头回片*	○			○		○	
漏芦片				○		○	
薤白				○		○	
藁本片		○				○	○
藕节、藕节炭*				○		○	○
糯稻根				○		○	
藜芦段*		○		○			
茎木类							
丁公藤片				○		○	○
大血藤片				○		○	
木通片				○		○	○
天仙藤段				○	○	○	
西河柳段				○		○	
竹茹小团或段				○	○	○	
苏木段、片或小碎块				○			
皂角刺片				○			
沉香片、小块或粉	○	○		○			
忍冬藤段或片			○	○			
鸡血藤片			○	○	○	○	
青风藤片				○		○	
油松节段或小碎块			○	○			
夜交藤段				○		○	
降香小碎块、片或细粉	○			○			
钩藤段				○	○		

续表

饮片名称	密闭	阴凉	通风	干燥	防霉	防蛀	防潮
络石藤段			○	○			
鬼箭羽段或片			○	○			
桂皮片		○		○			
海风藤片			○	○			
通草片或段			○	○			
桑枝片			○	○			
桑寄生片			○	○			
槲寄生片			○	○		○	
檀香片、小段、小碎块	○			○			
皮类							
木槿皮丝			○	○			
土荆皮丝			○	○			
五加皮段			○	○	○	○	
乌桕皮片			○	○			
白鲜皮片			○	○			
地枫皮碎块			○	○			
地骨皮			○	○			
肉桂小碎块	○	○		○			
合欢皮丝			○	○			
杜仲块或丝			○	○			
盐杜仲	○		○	○			
牡丹皮片、牡丹皮炭*			○	○			
厚朴丝、姜厚朴			○	○			
香加皮片*		○		○			
秦皮丝			○	○			
海桐皮丝			○	○			

饮片名称	密闭	阴凉	通风	干燥	防霉	防蛀	防潮
桑白皮丝			○	○		○	
蜜桑白皮	○	○		○			
樗白皮丝或片、炒樗白皮、麸炒樗白皮			○	○		○	
醋樗白皮	○		○	○			
黄柏丝、黄柏炭*			○	○			
盐黄柏、酒黄柏	○		○	○			
紫金皮丝或片			○	○			
紫荆皮丝或片			○	○			
叶类							
大青叶段			○	○			
枸骨叶丝			○	○			
艾叶、醋艾叶			○	○			
醋艾炭、艾叶炭			○				
石韦丝			○	○			○
石楠叶丝			○	○			
枇杷叶丝				○			
蜜枇杷叶	○	○		○			
侧柏叶、侧柏叶炭*			○	○			
参叶段		○		○			○
苦竹叶段				○			
荷叶丝、荷叶炭*			○	○			

续表

饮片名称	密闭	阴凉	通风	干燥	防霉	防蛀	防潮
桑叶碎片			○	○	○		
蜜桑叶	○	○		○			
棕榈段、棕榈炭*			○	○			
番泻叶*			○	○			
淫羊藿丝			○	○			
制淫羊藿	○	○		○			
橘叶丝		○		○			○
花类							
丁香		○		○			
木槿花		○		○		○	
月季花		○		○		○	
白梅花		○		○		○	○
合欢花		○		○			
红花		○		○		○	○
芫花			○	○	○	○	
醋芫花	○	○		○			
辛夷		○		○			
鸡冠花段、鸡冠花炭*		○		○			
玫瑰花	○	○		○			○
松花粉			○	○			○
金银花		○		○	○	○	
闹羊花*		○		○			
代代花	○	○		○	○	○	
厚朴花		○		○	○	○	
洋金花		○		○	○	○	
扁豆花			○	○	○	○	
莲须			○	○		○	
荷花			○	○		○	
凌霄花			○	○			○
夏枯草或夏枯草段				○			○
菊花、菊花炭*		○		○	○	○	
野菊花		○		○		○	○
旋覆花			○	○			○
蜜旋覆花	○	○					
密蒙花				○			
款冬花				○		○	○
蜜款冬花	○	○					
葛花				○		○	
槐花、炒槐花、槐花炭*			○	○		○	
蔷薇花		○		○		○	
蒲黄、蒲黄炭*			○	○		○	
果实及种子类							
八角茴香		○		○			
刀豆			○	○		○	
大枣			○	○		○	
大风子仁*、大风子霜				○			
大腹皮段				○			
大豆黄卷、制大豆黄卷				○		○	
大皂角			○	○		○	
山楂、炒山楂、焦山楂、山楂炭*				○	○	○	
山茱萸		○		○		○	○
酒山茱萸、蒸山茱萸	○	○		○			

续表

饮片名称	密闭	阴凉	通风	干燥	防霉	防蛀	防潮	饮片名称	密闭	阴凉	通风	干燥	防霉	防蛀	防潮
千金子*		○		○	○			火麻仁*、							
千金子霜	○	○		○				炒火麻仁			○		○	○	
川楝子、炒川								生巴豆*、							
楝子、盐川楝								巴豆霜			○		○		
子、醋川楝子			○	○		○		水红花子				○	○		
女贞子			○	○				化橘红丝							
酒女贞子	○	○		○				或块			○	○			
小茴香		○		○				龙眼肉			○		○		○	○
盐小茴香	○							白豆蔻、豆蔻							
生马钱子*、								仁、豆蔻皮	○	○		○	○		
制马钱子				○	○			白果、白果							
马蔺子				○	○		○	仁、熟白果			○	○		○	
王不留行、炒								白扁豆、							
王不留行				○	○		○	炒扁豆				○		○	
木瓜片		○		○		○	○	瓜蒌丝			○		○	○	○
木蝴蝶*			○	○				蜜瓜蒌	○	○		○			
木鳖子				○				瓜蒌子、							
木鳖子霜	○	○		○				炒瓜蒌子				○	○	○	○
五味子		○		○				蜜瓜蒌子、							
醋五味子、								瓜蒌子霜	○	○		○			
酒五味子、								瓜蒌皮丝、							
蜜五味子	○	○		○				炒瓜蒌皮			○		○	○	○
车前子、								蜜瓜蒌皮	○	○		○			
炒车前子			○	○			○	冬瓜子、							
盐车前子	○	○		○				炒冬瓜子				○	○		
牛蒡子、								冬瓜皮丝							
炒牛蒡子				○	○			或块				○	○		
乌梅、乌梅								冬葵子				○	○		
肉、乌梅炭		○		○			○	丝瓜络小块、							
醋乌梅	○	○		○				炒丝瓜络、							
凤眼草		○		○				丝瓜络炭*				○	○		○

续表

饮片名称	密闭	阴凉	通风	干燥	防霉	防蛀	防潮
石莲子、石莲肉			○	○		○	
石榴皮块或碎块、石榴皮炭*				○	○		○
母丁香*		○		○			
地肤子				○	○	○	
亚麻子*				○	○	○	
肉豆蔻、煨肉豆蔻		○	○			○	
决明子、炒决明子				○			
红豆蔻		○		○			
麦芽*、炒麦芽、焦麦芽				○	○	○	
谷芽*、炒谷芽、焦谷				○	○	○	
芸苔子				○	○	○	
花椒、炒花椒				○	○		
苍耳子*、炒苍耳子				○	○	○	
芡实*、炒芡实、麸炒芡实				○	○	○	
赤小豆				○	○	○	
连翘				○	○		
吴茱萸		○					
制吴茱萸、盐吴茱萸	○						
佛手片		○		○		○	○
沙苑子				○	○		
盐沙苑子	○						

饮片名称	密闭	阴凉	通风	干燥	防霉	防蛀	防潮
诃子、诃子肉、炒诃子肉				○	○	○	
补骨脂			○	○	○		
盐补骨脂	○						
陈皮丝、陈皮炭*		○		○		○	○
芫荽子		○		○			
青皮丝或片、醋青皮、麸炒青皮		○					
青果				○	○	○	
青葙子、炒青葙子				○	○		
苦杏仁、婵苦杏仁*、炒苦杏仁				○	○	○	
郁李仁、炒郁李仁				○	○	○	
使君子、使君子仁、炒使君子仁				○	○	○	○
金樱子肉				○	○	○	
蜜金樱子	○						
枳壳片、麸炒枳壳				○	○	○	
枳实片、麸炒枳实				○	○	○	
枳椇子				○	○		
柏子仁*、炒柏子仁、柏子仁霜				○	○	○	

续表

饮片名称	密闭	阴凉	通风	干燥	防霉	防蛀	防潮
枸杞子*		○		○		○	○
柿蒂			○	○		○	
胡芦巴、炒胡芦巴			○	○			
盐胡芦巴	○	○		○			○
荜茇		○		○		○	
荜澄茄		○		○			
草果		○		○			
姜草果仁	○						
草豆蔻		○		○			
芜蔚子、炒芜蔚子			○	○			
荔枝核				○		○	
盐荔枝核	○	○		○			
砂仁、盐砂仁	○			○			
牵牛子、炒牵牛子			○	○			
鸦胆子		○		○			
韭菜子				○			
盐韭菜子	○	○		○			
覆盆子			○	○			
盐覆盆子	○						
香橼片		○			○	○	○
胖大海			○	○		○	○
急性子			○	○			
栀子、炒栀子、焦栀子、栀子炭、姜栀子			○	○			
桃仁、燀桃仁、炒桃仁	○			○		○	

饮片名称	密闭	阴凉	通风	干燥	防霉	防蛀	防潮
核桃仁		○		○		○	
莱菔子、炒莱菔子				○	○	○	
莲肉、炒莲肉				○	○	○	○
莲子心				○	○	○	
莲房、莲房炭*		○		○			○
莨菪子（天仙子）*				○	○		
浮小麦、炒浮小麦				○		○	
益智仁		○		○			
盐益智仁	○						
娑罗子片或碎块				○	○	○	
桑椹				○	○	○	
菟丝子*、炒菟丝子				○		○	
酒菟丝饼、盐菟丝子	○	○		○			
蛇床子				○	○	○	
甜瓜子				○	○	○	
猪牙皂、炒猪牙皂				○		○	
淡豆豉		○		○	○	○	
褚实子				○		○	
葫芦壳				○			
葱子				○		○	
葶苈子、炒葶苈子				○	○	○	
紫苏子、炒苏子				○	○	○	

续表

饮片名称	密闭	阴凉	通风	干燥	防霉	防蛀	防潮
蜜苏子、苏子霜	○	○		○			○
黑芝麻、炒黑芝麻			○	○		○	
槐角、槐角炭*			○	○		○	
蜜槐角	○	○		○			
蓖麻子			○	○		○	
蒺藜、炒蒺藜			○	○			
盐蒺藜	○	○		○			
路路通				○			
榧子仁、炒榧子仁				○		○	
槟榔、焦槟榔			○	○		○	
酸枣仁、炒酸枣仁	○			○		○	
蔓荆子、炒蔓荆子			○	○			
罂粟壳*				○		○	
蜜罂粟壳*	○	○		○			
樱桃核			○	○		○	
薤仁				○		○	
鹤虱		○		○			
薏苡仁、炒苡仁、麸炒苡仁、土炒苡仁			○	○		○	
藏青果		○		○			
橘核				○	○	○	
稻豆衣			○	○		○	
全草类							
大蓟段或片、大蓟炭*				○	○		

饮片名称	密闭	阴凉	通风	干燥	防霉	防蛀	防潮
小蓟段				○	○		
广金钱草段				○	○		
广藿香段、藿梗、藿香叶			○	○			
马齿苋段				○	○		○
马鞭草段			○	○			
木贼段				○			
瓦松段				○			
车前草段				○	○	○	
凤尾草段				○			
石斛段				○	○		○
鲜石斛*		○					
仙鹤草段				○			
半边莲段				○			
老鹳草段				○			
灯心草段、朱砂拌灯心、青黛拌灯心、灯心炭				○	○		
寻骨风段				○			
刘寄奴段			○	○			
连钱草段				○	○	○	
谷精草段				○	○		
伸筋草段				○	○		
青蒿段		○		○			
败酱草段				○	○		
佩兰段		○		○			
金牛草段				○			
金沸草段				○			
金钱草段				○	○		
鱼腥草段				○	○		

续表

饮片名称	密闭	阴凉	通风	干燥	防霉	防蛀	防潮
泽兰段				○	○		
卷柏段、卷柏炭*			○	○			
细辛段			○	○			○
荆芥段*、炒荆芥、荆芥炭、荆芥穗、荆芥穗炭*			○	○			
茵陈碎团		○	○				○
香薷段			○	○			
浮萍			○	○			○
透骨草段			○	○			
益母草段、酒益母草			○	○			
麻黄段、麻黄绒			○	○			
蜜麻黄、蜜麻黄绒	○	○		○			
鹿衔草段				○			
淡竹叶段				○			
萹蓄段			○	○			
紫苏段		○		○		○	
紫苏梗片		○		○			
紫花地丁碎段			○	○			
鹅不食草段		○					
锁阳片			○	○		○	
蒲公英段			○	○		○	○
佛耳草段			○	○	○	○	
豨莶草段			○				
酒豨莶草	○	○		○			
辣蓼段				○	○		
旱莲草段				○	○		
薄荷段			○		○		
瞿麦段				○	○		
翻白草段				○	○		
藻菌地衣类							
马勃块*				○	○		
昆布丝				○	○		
松萝段				○	○		
茯苓片或块、朱茯苓、茯苓皮				○	○		○
海藻段				○	○		
猪苓片				○	○		
雷丸颗粒或细粉		○		○			
树脂类							
干漆炭				○	○		
血竭碎块或细粉			○	○			
安息香碎块			○	○			
芦荟碎块	○	○		○			○
苏合香浓稠液体			○	○			○
没药碎块或颗粒、炒没药			○	○			
醋没药	○	○		○			
阿魏小块或脂膏*	○	○		○			
松香块*、制松香		○		○			

续表

饮片名称	密闭	阴凉	通风	干燥	防霉	防蛀	防潮
枫香脂颗粒	○	○		○			
乳香、炒乳香		○		○			
醋乳香	○	○		○			
藤黄碎块或细粉*、制藤黄		○					○
其他类							
天竺黄	○	○		○			○
五倍子*			○	○			
六神曲、炒神曲、焦神曲、麸炒神曲				○	○	○	
西瓜霜	○			○			○
没食子			○	○			○
阿胶、阿胶珠		○		○			○
建神曲、炒建神曲、焦建神曲	○		○	○		○	○
海金沙			○	○			
动物类							
人指甲、制指甲				○	○		
九香虫、炒九香虫	○		○	○		○	○
广角片、广角粉	○	○		○			
干蟾、制干蟾	○			○		○	
土鳖虫、炒土鳖虫				○		○	
五灵脂、醋五灵脂			○	○			

饮片名称	密闭	阴凉	通风	干燥	防霉	防蛀	防潮
山羊血		○		○		○	
瓦楞子*、煅瓦楞子				○	○		
牛黄	○	○		○			○
乌梢蛇、乌蛇肉、酒乌蛇				○		○	
凤凰衣				○	○	○	
制水蛭				○		○	
水牛角				○	○		
石决明、煅石决明、盐石决明		○					
地龙、酒地龙				○	○	○	
全蝎				○			
血余炭				○			
牡蛎、煅牡蛎				○			
龟板、醋龟板				○		○	
青娘子*、米炒青娘子	○			○			
鸡内金、制内金、炒内金、醋内金				○		○	
刺猬皮*、制刺猬皮				○		○	
虎骨、醋虎骨				○			
鱼脑石、煅鱼脑石				○			
鱼鳔胶、制鱼鳔胶				○		○	○
夜明砂			○	○			
玳瑁、制玳瑁	○			○			

续表

饮片名称	密闭	阴凉	通风	干燥	防霉	防蛀	防潮
豹骨、醋豹骨、油制豹骨			○	○		○	
珍珠、珍珠粉	○		○	○			
珊瑚		○		○			
哈士蟆油（哈蟆油）		○		○		○	
虻虫、炒虻虫、米炒虻虫			○	○		○	
穿山甲、炮山甲（炮甲珠）			○	○			
醋山甲	○		○	○			
蚕砂（晚蚕砂）*			○	○			
蚕茧炭*				○			
海马、制海马		○		○		○	
海龙		○		○		○	
海狗肾、制海狗肾		○		○			
海螵蛸、炒海螵蛸			○	○		○	
桑螵蛸、盐桑螵蛸			○	○		○	
蛇蜕、酒蛇蜕			○	○		○	
象皮*、制象皮			○	○		○	
象牙粉		○		○			
鹿角、鹿角粉			○	○			
鹿角霜			○	○			
鹿茸	○	○		○		○	
羚羊角			○	○		○	
生斑蝥*、米炒斑蝥			○	○		○	

饮片名称	密闭	阴凉	通风	干燥	防霉	防蛀	防潮
紫贝齿*、煅紫贝齿				○			
紫草茸			○	○			
紫河车*			○	○		○	
紫梢花				○	○		
蛤壳*、煅蛤壳				○			
蛤蚧、酒蛤蚧	○		○			○	
犀角片、犀角粉	○	○		○			
蜈蚣*					○	○	○
蜂房（露蜂房）*				○		○	
蝉蜕*			○	○			
熊胆			○				
蕲蛇、蕲蛇肉、酒蕲蛇			○	○	○	○	
蝼蛄、焙蝼蛄	○		○			○	
螃蟹壳（方海）		○		○			
僵蚕、麸炒僵蚕				○		○	
蟋蟀				○		○	
蟾酥粉、酒蟾酥、乳蟾酥	○			○			○
鳖甲、醋鳖甲				○		○	
麝香*	○	○		○			○
矿物类							
大青盐*、青盐	○		○	○			○
云母石*、煅云母石				○			
无名异				○			

续表

饮片名称	密闭	阴凉	通风	干燥	防霉	防蛀	防潮
水银*、制水银	○			○			
石膏*、煅石膏			○	○			
石燕、煅石燕、醋石燕				○			
石蟹、醋石蟹				○			
龙齿、煅龙齿				○			
龙骨、煅龙骨				○			○
白矾、枯矾(明矾)				○			
白石英*、醋白石英				○			
白石脂、醋白石脂				○			
玄精石				○			
代赭石(赭石*)、醋赭石				○			
芒硝*、玄明粉	○		○	○			○
朱砂*		○		○			
自然铜、醋自然铜				○			
阳起石*、煅阳起石、酒阳起石				○			
阴起石、酒阴起石				○			
花蕊石*、煅花蕊石				○			
赤石脂、煅赤石脂				○			
醋赤石脂	○	○		○			○
针砂、醋针砂				○			
金精石、煅金精石					○		
炉甘石*、煅炉甘石、制炉甘石							
信石(砒石)*							
钟乳石*、煅钟乳石					○		
禹余粮、煅禹余粮、醋禹余粮					○		
胆矾*			○	○			
海浮石、煅海浮石*				○			
浮石				○			
硇砂、醋硇砂	○	○		○			○
密陀僧*				○			○
蛇含石、煅蛇含石				○			
皂矾(绿矾)*、煅皂矾			○	○			○
琥珀			○	○			
硫黄*、制硫黄				○			
硝石*、火硝			○	○			○
雄黄*		○			○	○	
紫石英*、醋紫石英				○			
鹅管石、煅鹅管石				○			

续表

饮片名称	密闭	阴凉	通风	干燥	防霉	防蛀	防潮	饮片名称	密闭	阴凉	通风	干燥	防霉	防蛀	防潮
滑石*、滑石粉				○				礞石*、							
寒水石*、								青礞石、							
煅寒水石				○				煅青礞石、							
硼砂*、煅硼砂				○				金礞石、							
磁石*、醋磁石				○				煅金礞石				○			

注*

1. 炒炭炮制品在炒炭时应排放浓烟，炒炭后应及时散热，防止复燃。

2. 《全国中药炮制规范》中收载毒性中药饮片有大戟片、生川乌、生南星、生白附子、生半夏、光慈菇、红大戟、生关白附、附片、生草乌、重楼片、狼毒片、藜芦、香加皮、闹羊花、洋金花、生马钱子、木鳖子、生巴豆、苦杏仁、莨菪子、干漆炭、藤黄、水银、朱砂、信石、胆矾、硇砂、密陀僧、硫黄、全蝎、青娘子、生斑蝥、蜈蚣、蟾酥和麻醉中药饮片罂粟壳、蜜罂粟壳，在加工炮制、贮藏、养护与使用时应严格按照国家有关规定执行。

3. 需防热的饮片有火麻仁、母丁香、柏子仁、枸杞子、松香块。

4. 需防鼠的饮片有亚麻子、麦芽、谷芽、苍耳子、芡实、苦杏仁。

5. 需防压的饮片有五倍子、瓦楞子、蚕砂、蜂房、蝉蜕。

6. 需防火的饮片有松香块、硫黄、硝石、火硝、雄黄、海金沙，要有安全和消防设施。

7. 需防尘的饮片有马勃块、象皮、紫贝齿、紫河车、蛤壳、大青盐、云母石、石膏、石燕、白石英、代赭石、阳起石、花蕊石、炉甘石、信石、钟乳石、禹余粮、浮石、密陀僧、蛇含石、皂矾、紫石英、鹅管石、滑石、寒水石、硼砂、磁石、礞石。

8. 需避光的饮片有番泻叶；需遮光的有瓦楞子、麝香。

9. 需防风化的饮片有胆矾、硼砂、芒硝。

10. 需单独存放的饮片有阿魏小块或脂膏、墓头回片。

11. 含挥发油，忌高温干燥的有酒川芎、羌活片。

12. 需埋砂中，并注意防冻的有生姜、鲜石斛、鲜地黄、鲜芦根。

13. 严禁与火硝同研的有雄黄。

14. 刺猬皮烫时火力不宜过强。

15. 软化时不可浸泡，干燥时不宜火烘的有荆芥。

16. 与花椒同贮的有蛤蚧。

17. 狗脊去毛时人需戴口罩。

九、中成药贮藏条件与养护方法表

中成药名称	密封	密闭	阴凉	防潮	其他	中成药名称	密封	密闭	阴凉	防潮	其他
丸剂						万氏牛黄清心丸	○				
二十五味松石丸	○					山楂化滞丸	○				
二十五味珊瑚丸	○					山楂止带丸	○				
二至丸	○					千金止带丸（水丸）			○	○	
二陈丸		○		○		川芎茶调丸			○	○	
二妙丸		○		○		女金丸	○				
十一味能消丸		○		○		小儿化食丸	○				
十五味沉香丸		○		○		小儿百寿丸	○				
十全大补丸	○					小儿至宝丸	○				
十香止痛丸	○					小金丸	○				
十香返生丸	○					小活络丸	○				
七十味珍珠丸	○					开胸顺气丸			○	○	
七味广枣丸	○					天王补心丸	○				
七味都气丸	○					天麻丸	○				
七味铁屑丸		○		○		木瓜丸	○				
七味榼藤子丸		○		○		木香分气丸	○				
七珍丸	○					木香槟榔丸			○		○
八宝坤顺丸	○					五子衍宗丸	○				
八珍丸	○					五味麝香丸	○				
八珍益母丸	○					五福化毒丸	○				
人参再造丸	○					牙痛一粒丸			○		○
人参养荣丸	○					止痛紫金丸	○				
人参健脾丸	○					止嗽化痰丸	○				
儿童清肺丸	○					少腹逐瘀丸	○				
九气拈痛丸	○					中风回春丸	○				
二妙丸		○		○		中华跌打丸	○				
大山楂丸	○					牛黄上清丸	○				
大补阴丸	○					牛黄至宝丸	○				
大黄清胃丸	○					牛黄抱龙丸	○				
大黄䗪虫丸	○					牛黄降压丸	○				

续表

中成药名称	密封	密闭	阴凉	防潮	其他	中成药名称	密封	密闭	阴凉	防潮	其他
牛黄清心丸	○					仲景胃灵丸	○				
牛黄解毒丸	○					华佗再造丸	○				
牛黄镇惊丸	○					血脂宁丸	○				
仁青常觉	○					壮骨关节丸	○				
分清五淋丸		○		○		羊胆丸		○		○	
乌鸡白凤丸	○					安坤赞育丸	○				
六合定中丸		○		○		安宫牛黄丸	○				
六应丸	○					安神补心丸	○				
六味地黄丸	○					导赤丸	○				
艾附暖宫丸	○					防风通圣丸		○		○	
左金丸		○		○		妇科分清丸		○		○	
石斛夜光丸	○					妇科通经丸		○		○	
龙胆泻肝丸（大蜜丸）	○					麦味地黄丸	○				
龙胆泻肝丸（水丸）		○		○		苏合香丸	○				
戊己丸		○		○		杞菊地黄丸	○				
平肝舒络丸	○					抗骨增生丸	○				
归芍地黄丸	○					医痫丸		○			
归脾丸	○					龟鹿补肾丸	○				
四正丸	○					沉香化气丸		○		○	
四君子丸		○		○		启脾丸	○				
四神丸		○		○		补中益气丸	○				
生血丸	○					补中益气丸（水丸）		○		○	
白带丸		○		○		补肾固齿丸	○				
加味逍遥丸		○		○		灵宝护心丹		○		○	
耳聋左慈丸	○					附子理中丸	○				
芎菊上清丸		○		○		妙济丸	○				
再造丸	○					纯阳正气丸	○				
百合固金丸（浓缩丸）	○					青果丸	○				
当归龙荟丸	○					青娥丸	○				
当归养血丸	○					抱龙丸	○				
竹沥达痰丸		○		○		拨云退翳丸	○				

续表

中成药名称	密封	密闭	阴凉	防潮	其他	中成药名称	密封	密闭	阴凉	防潮	其他
明目地黄丸	○					前列舒丸	○				
固经丸		○		○		首乌丸	○				
知柏地黄丸	○					洁白丸	○				
金嗓利咽丸	○					济生肾气丸	○				
金嗓散结丸	○					洋参保肺丸	○				
肥儿丸	○					冠心苏合丸	○				
河车大造丸	○					祛风舒筋丸	○				
定坤丹	○					荷叶丸	○				
参苏丸	○					桂附地黄丸	○				
参茸白凤丸	○					桂附理中丸	○				
参茸保胎丸	○					桂枝茯苓丸	○				
参精止渴丸		○				柴胡舒肝丸	○				
驻车丸		○		○		逍遥丸（大蜜丸）	○				
茴香橘核丸		○		○		逍遥丸（水丸）			○		
枳术丸		○		○		健步丸	○				
枳实导滞丸		○		○		健脾丸	○				
柏子养心丸	○					脏连丸	○				
栀子金花丸		○		○		脑立清丸	○				
胃肠安丸	○					脑得生丸	○				
香苏正胃丸	○					狼疮丸	○				
香连丸	○					消瘿丸	○				
香附丸	○					调经促孕丸	○				
香附丸（水丸）	○					通宣理肺丸	○				
香砂六君丸	○					黄氏响声丸	○				
香砂枳术丸	○					黄连上清丸	○				
香砂养胃丸	○					黄连羊肝丸	○				
复方皂矾丸	○					梅花点舌丸	○				
保和丸	○					控涎丸		○		○	
保和丸（水丸）		○		○		银翘解毒丸	○				
保济丸		○		○		得生丸	○				
养阴清肺丸	○					麻仁丸	○				

续表

中成药名称	密封	密闭	阴凉	防潮	其他
麻仁润肠丸	○				
羚羊清肺丸	○				
清气化痰丸	○				
清宁丸	○				
清肺抑火丸	○				
清肺消炎丸	○				
清胃黄连丸（大蜜丸）	○				
清咽丸	○				
清音丸	○				
清眩丸	○				
清瘟解毒丸	○				
琥珀抱龙丸	○				
越鞠丸		○		○	
葛根芩连丸（葛根芩连微丸）	○				
跌打丸	○				
蛤蚧定喘丸	○				
锁阳固精丸	○				
舒肝丸	○				
舒肝和胃丸	○				
舒筋丸	○				
痧药	○				
痛经丸	○				
强阳保肾丸		○		○	
疏风定痛丸	○				
槐角丸	○				
催汤丸		○		○	
解肌宁嗽丸	○				
槟榔四消丸（大蜜丸）	○				
槟榔四消丸（水丸）		○		○	
豨莶丸	○				

中成药名称	密封	密闭	阴凉	防潮	其他
橘红丸	○				
礞石滚痰丸			○	○	
鹭鸶咯丸	○				
蒮胆丸	○				
麝香保心丸	○				
散剂					
一捻金	○				
十二味翼首散	○				
十三味榜嘎散			○	○	
七味葡萄散			○	○	
七厘散	○		○		
八味沉香散			○	○	
八味清心沉香散			○	○	
八味檀香散			○	○	
九一散	○			○	*
九分散			○	○	*
九圣散			○	○	
三子散			○	○	
三味蒺藜散			○	○	
川芎茶调散				○	
小儿化毒散			○	○	
小儿惊风散	○				
小儿腹泻外敷散	○				
马钱子散	○				
五苓散			○		
五虎散	○				
五味沙棘散			○	○	
五味清浊散			○	○	
牛黄千金散	○				
乌贝散			○	○	
六一散			○	○	

续表

中成药名称	密封	密闭	阴凉	防潮	其他	中成药名称	密封	密闭	阴凉	防潮	其他
六味安消散		○		○		小儿肝炎颗粒	○				
玉真散		○		○		小儿咳喘颗粒	○				
四味土木香散		○		○		小儿感冒颗粒			○	○	
冰硼散	○					小儿解表颗粒	○				
安宫牛黄散	○					小青龙颗粒	○				
如意金黄散	○					小建中颗粒	○				
红灵散	○					小柴胡颗粒	○				
坎离砂	○				*	午时茶颗粒	○				
局方至宝散	○					气滞胃痛颗粒	○				
参苓白术散	○					风寒咳嗽颗粒	○				
保赤散		○		○		六味地黄颗粒			○	○	*
活血止痛散	○					双黄连颗粒	○				
珠黄吹喉散	○					龙牡壮骨颗粒	○				
桂林西瓜霜		○				乐脉颗粒	○				
疳积散		○		○		玄麦甘桔颗粒	○				
益元散		○		○		加味生化颗粒	○				
通关散		○				产复康颗粒	○				
蛇胆川贝散	○					阴虚胃痛颗粒	○				
蛇胆陈皮散	○					妇宝颗粒	○				
雅叫哈顿散		○				抗感颗粒	○				
紫雪	○					利咽解毒颗粒	○				
跌打活血散	○					辛芩颗粒	○				
避瘟散	○		○		*	板蓝根颗粒	○				
黛蛤散		○		○		齿痛消炎灵颗粒	○				
颗粒剂						乳疾灵颗粒	○				
一清颗粒	○					宝咳宁颗粒	○				
乙肝宁颗粒	○					胃舒宁颗粒	○				
二丁颗粒	○					复方瓜子金颗粒	○				
七宝美髯颗粒	○					根痛平颗粒	○				
九味羌活颗粒	○					热炎宁颗粒	○				
口炎清颗粒	○					益心通脉颗粒	○				

续表

中成药名称	密封	密闭	阴凉	防潮	其他	中成药名称	密封	密闭	阴凉	防潮	其他
益肾灵颗粒	○					丹参片	○				
通乳颗粒	○					风湿马钱片	○				
排石颗粒	○					心宁片	○				
虚寒胃痛颗粒	○					双黄连片	○				
银翘解毒颗粒	○					功劳去火片	○				
断血流颗粒	○					石淋通片	○				
清淋颗粒	○					北豆根片	○				
清喉利咽颗粒	○					再造生血片	○				
颈复康颗粒	○					西瓜霜润喉片	○				*
感冒退热颗粒	○					伤痛宁片	○				
感冒舒颗粒	○					华山参片	○				
精制冠心颗粒	○					血脂灵片	○				
片剂						安中片	○				
七叶安神片	○					安胃片	○				
三七片	○					妇科十味片	○				
三七伤药片	○					妇科千金片	○				
三金片	○					妇科调经片	○				
三黄片	○					芩连片	○				
万通炎康片	○					芩暴红止咳片	○				
山菊降压片						更年安片	○				
（山楂降压片）	○					护肝片	○				
千柏鼻炎片	○					利胆排石片	○				
小儿金丹片	○					肠胃宁生	○				
小儿清热片	○					补肾益脑片	○				
小柴胡片	○					青叶胆片	○				
天麻首乌片	○				*	刺五加片	○				
元胡止痛片	○					昆明山海棠片	○				
止咳宝片	○				*	固本咳喘片	○				
牛黄消炎片	○					金水宝片	○				
牛黄解毒片	○					金果含片	○				
化癥回生片	○					乳块消片	○				

续表

中成药名称	密封	密闭	阴凉	防潮	其他	中成药名称	密封	密闭	阴凉	防潮	其他
乳癖消片	○					羚羊感冒片	○				
肿节风片	○					断血流片	○				
参芪五味子片	○					清火栀麦片	○				
参茸固本片	○					清脑降压片	○				
骨刺消痛片	○					葛根芩连片	○				
香连片	○					暑症片	○				
复方川贝精片	○					舒胸片	○				
复方丹参片	○					愈风宁心片	○				
复方鱼腥草片	○					新清宁片	○				
复方草珊瑚含片	○					鼻炎片	○				
复方黄连素片	○					精制冠心片	○				
胆宁片	○					颠茄片	○				
穿心莲片	○					癣清片	○				
冠心丹参片	○					蠲哮片	○				
祛风止痛片	○					**锭剂**					
蚕蛾公补片	○					万应锭	○				
荷丹片	○					紫金锭			○		○
夏天无片	○					**煎膏剂**					
健民咽喉片	○					养心定悸膏	○		○		
健胃消食片	○					养阴清肺膏	○		○		
脑得生片	○					夏枯草膏	○				
益心酮片	○					益母草膏	○				
消栓通络片	○					**糖浆剂**					
消银片	○					儿康宁糖浆	○		○		
消渴灵片	○					川贝枇杷糖浆	○		○		
通窍鼻炎片	○					小儿百部止咳糖浆	○				
桑菊感冒片	○					小儿腹泻宁糖浆	○				
黄杨宁片	○				*	杏仁止咳糖浆	○		○		*
银杏叶片	○					夜宁糖浆	○				
银翘解毒片	○					急支糖浆	○				
痔康片	○					脑乐静	○				

续表

中成药名称	密封	密闭	阴凉	防潮	其他	中成药名称	密封	密闭	阴凉	防潮	其他
消咳喘糖浆	○					四物合剂	○	○			
消食退热糖浆	○					四逆汤	○	○			
镇咳宁糖浆	○					生脉饮	○	○			
贴膏剂						血康口服液	○	○			
少林风湿跌打膏	○		○			安神补脑液	○				
代温灸膏		○	○			柴胡口服液	○		○		
伤湿止痛膏	○		○			益气养血口服液	○				
安阳精制膏		○	○			通天口服液	○				
红药贴膏		○	○		*	银黄口服液	○		○		
复方牵正膏		○	○		*	清开灵口服液	○				
跌打镇痛膏	○					清热解毒口服液	○				
合剂						舒心口服液	○				
八正合剂	○		○			鼻渊舒口服液	○				
小青龙合剂	○				*	鼻窦炎口服液	○		○		*
复方扶芳藤合剂	○					橘红痰咳液	○				
复方鲜竹沥液	○					藿香正气口服液	○				
清喉咽合剂	○					**滴丸剂**					
口服液						复方丹参滴丸	○				
九味羌活口服液	○					**胶丸**					
小儿肺热咳喘口服液	○					牡荆油胶丸	○		○		*
小儿热速清口服液	○				*	满山红油胶丸	○				
小儿清热止咳口服液	○					**软胶囊剂**					
小建中合剂	○				*	十滴水软胶囊			○		*
止咳橘红口服液	○		○			藿香正气软胶囊	○				
止嗽定喘口服液	○					**硬胶囊剂**					
化积口服液	○		○			三宝胶囊	○				
心通口服液	○		○			万应胶囊	○				
双丹口服液	○					止痛化癥胶囊	○				
双黄连口服液	○		○		*	贝羚胶囊	○				
玉屏风口服液	○		○			牛黄降压胶囊	○				
滋心阴口服液	○		○		*	风湿骨痛胶囊	○				

续表

中成药名称	密封	密闭	阴凉	防潮	其他	中成药名称	密封	密闭	阴凉	防潮	其他
乌灵胶囊	○					三两半药酒	○		○		
左金胶囊	○					冯了性风湿跌打药酒	○		○		
地奥心血康胶囊	○					国公酒	○				*
百令胶囊	○					胡蜂酒	○		○		
血栓心脉宁胶囊	○					舒筋活络酒	○		○		
全天麻胶囊	○					**酊剂**					
壮骨伸筋胶囊	○					十滴水	○				*
安神胶囊	○					正骨水	○		○		
妇炎净胶囊	○					远志酊	○				
抗骨增生胶囊	○					姜酊	○				
龟龄集	○					烧伤灵酊	○		○		*
松龄血脉康胶囊	○					颠茄酊	○		○		
金水宝胶囊	○					藿香正气水	○				
金蒲胶囊	○					癣湿药水	○				
胃康灵胶囊	○					**流浸膏剂**					
复方仙鹤草肠炎胶囊	○					大黄流浸膏	○				
胆乐胶囊	○					甘草流浸膏	○				
独一味胶囊	○					当归流浸膏	○		○		
养血生发胶囊	○					远志流浸膏	○				
宫血宁胶囊	○					姜流浸膏	○				
冠心丹参胶囊	○					益母草流浸膏	○				
桂龙咳喘宁胶囊	○					颠茄流浸膏	○		○		
桂枝茯苓胶囊	○					**浸膏**					
脂脉康胶囊	○					甘草浸膏	○		○		*
消栓通络胶囊	○					刺五加浸膏	○				
通心络胶囊	○					颠茄浸膏	○		○		
银翘解毒胶囊	○					**膏药**					
羚羊角胶囊	○					阳和解凝膏		○	○		*
猴头健胃灵胶囊	○					阿魏化痞膏		○	○		*
镇脑宁胶囊	○					狗皮膏		○	○		*
酒剂						暖脐膏		○	○		*

续表

中成药名称	密封	密闭	阴凉	防潮	其他	中成药名称	密封	密闭	阴凉	防潮	其他
软膏剂						注射用双黄连（冻干）	○	○			*
马应龙麝香痔疮膏		○				清开灵注射液	○				
老鹳草软膏		○				**搽剂**					
紫草膏		○			*	克伤痛搽剂	○				
露剂						麝香祛痛搽剂					
丁香罗勒油	○		○		*	（30℃以下）	○				*
八角茴香油	○		○		*	**栓剂**（30℃以下）					
广藿香油（不锈钢罐装）	○		○		*	化痔栓		○			
肉桂油	○		○		*	双黄连栓		○	○		*
牡荆油	○		○		*	保妇康栓		○			*
松节油	○		○		*	消糜栓		○			
莪术油	○		○		*	野菊花栓		○			
桉油	○		○		*	银翘双解栓		○			
满山红油	○		○		*	麝香痔疮栓			○		
薄荷素油（薄荷油）	○		○		*	**眼用制剂**					
茶剂						四味珍层冰硼滴眼液					
小儿感冒茶		○		○		（珍视明滴眼液）					
板蓝根茶	○					（20℃以下）	○		○		*
注射剂						**气雾剂**					
止喘灵注射液		○			*	麝香祛痛气雾剂					
灯盏细辛注射液	○					（20℃以下）		○	○		*

注*

1. 需防热的有九分散。

2. 需贮藏于干燥环境的有滋心阴口服液、避瘟散、六味地黄颗粒、天麻首乌片、杏仁止咳糖浆、十滴水软胶囊、双黄连栓、红药贴膏、复方牵正膏、阳和解凝膏、阿魏化痞膏、狗皮膏、暖脐膏。

3. 需避光的有九一散、止咳宝片、西瓜霜润喉片、双黄连口服液、小儿热速清口服液、止喘灵注射液、注射用双黄连（冻干）、保妇康栓、四味珍层冰硼滴眼液、麝香祛痛气雾剂。

4. 需遮光的有小青龙颗粒、黄杨宁片、小建中合剂、小青龙合剂、鼻窦炎口服液、牡荆油胶丸、十滴水、烧伤灵酊、紫草膏、丁香罗勒油、八角茴香油、广藿香油、肉桂油、牡荆油、松节油、莪术油、麝香祛痛搽剂、桉油、满山红油、薄荷素油（薄荷油）。

5. 需防晒的有坎离砂、国公酒。

参考文献

1. 国家药典委员会. 中华人民共和国药典 2005 年版一部. 第 1 版. 北京：化学工业出版社. 2005

2. 中华人民共和国卫生部药政管理局. 全国中药炮制规范 1988 年版. 第 1 版. 北京：人民卫生出版社. 1989

3. 康廷国. 中药鉴定学. 第 1 版. 北京：中国中医药出版社. 2003

4. 商业部医药局. 中药材商品养护. 第 1 版. 北京：中国财政经济出版社. 1975

5. 朱圣和. 中药材贮藏保管知识. 第 1 版. 北京：人民卫生出版社. 1983

6. 张紫洞. 中药药材保管技术. 第 1 版. 北京：人民卫生出版社. 1983

7. 胡世林. 中国道地药材. 第 1 版. 哈尔滨：黑龙江科学技术出版社. 1989

8. 朱圣和. 中国药材商品学. 第 1 版. 北京：人民卫生出版社. 1990

9. 田乐. 中药材经营. 北京：中国中医药出版社. 1993

10. 徐良，岑丽华. 现代中药养护学. 第 1 版. 北京：中国中医药出版社. 1998

11. 国家药品监督管理局人事教育司. 中药学综合知识与技能（国家执业药师资格考试应试指南）. 第 1 版. 北京：中国医药科技出版社. 2000

12. 曾俊超，卢先明. 中药商品学. 第 1 版. 成都：四川人民出版社. 2002

13. 张贵君. 中药商品学. 第 1 版. 北京：人民卫生出版社. 2002

14. 张西玲. 中药养护学. 第 1 版. 北京：中国中医药出版社. 2005